Prof. Dr. Norbert Fessler

Business Yoga

Breaks im Büro und im Homeoffice

Es ist nicht wenig Zeit, die wir haben, sondern es ist viel Zeit, die wir nicht nutzen.

Lucius Annaeus Seneca (1 - 65 n. Chr.)

Reihe Körperbildung und Sport

Geschäftsführende Herausgeber

Prof. Dr. Norbert Fessler & Prof. Dr. Michaela Knoll

Die Reihe 'Körperbildung und Sport' versteht sich als Diskussionsforum für aktuelle Themen der Körperbildung und des Sports aus theorie- wie praxisbezogener Perspektive. Ergebnisse wissenschaftlicher Projekte, Kongressberichte, qualifizierte Dissertationen und Habilitationen, aber auch theoriefundierte Praxisbände können so einer breiten Leserschaft zugänglich gemacht werden.

Die Reihe ist offen für eine Vielfalt von Themen. Sie nimmt verschiedene Zielgruppen in unterschiedlichen Settings in den Blick: Erzieher, Sportlehrer, Therapeuten, Übungsleiter und Trainer ebenso Sportwissenschaftler, Sportstudierende, Fachkräfte in Sport- und Gesundheitseinrichtungen sowie Bewegungsmultiplikatoren in der betrieblichen Gesundheitsförderung.

Mit den theoriefundierten Praxisbänden zur Körperbildung sollen insbesondere auch Bewegungs- und Sportinteressierte angesprochen werden, die Anregungen für die Praxisarbeit mit Gruppen suchen und auch selbst etwas für ihre Körperbildung tun wollen.

Bisher erschienen

Band 1 - Gesundheitsförderung in der Gemeinde von Prof. Dr. Klaus Bös, Prof. Dr. Alexander Woll, Prof. Lothar Bösing, Prof. Dr. Gerhard Huber (Hrsg.)

Band 2 - Gesundheit zum Mitmachen von Prof. Dr. Alexander Woll, Prof. Dr. Klaus Bös

Band 3 - Erlebniswelt Sport von Dr. Manfred Schraag, Frank-Joachim Durlach, Christel Mann (Hrsg.)

Band 4 - Sporttreiben und Gesundheit von Prof. Dr. Michaela Knoll

Band 5 - Gesund durch Schwimmen von Dr. Jürgen Kozel, Johannes Schmitz, Prof. Dr. Kurt Wilke (Hrsg.)

Band 6 - Kooperation zwischen Schule und Sportverein von Prof. Dr. Sergio Ziroli

Band 7 - Soziale Funktionen des Sports von Prof. Dr. Volker Scheid, Dr. Joachim Simen (Hrsg.)

Band 8 - Moderner Tanz und Tanzerziehung von Dr. Gabriele Postuwka

Band 9 - Innovation aus Tradition von Prof. Dr. Michael Krüger (Hrsg.)

Band 10 - Gesundes Altern, Aktivität und Sport von Prof. Dr. Hermann Rieder (Hrsg.)

Band 11 - Gemeinsam etwas bewegen! Schule und Sportverein in Kooperation von Prof. Dr. Norbert Fessler, Prof. Dr. Volker Scheid, Prof. Dr. Gerhard Trosien, Dr. Joachim Simen, Prof. Dr. Frank Brückel (Hrsg.)

Band 12 - Jugendsport als Dienstleistung von Prof. Dr. Klaus Cachay, Prof. Dr. Ansgar Thiel, Heiko Olderdissen

Band 13 - Gesundheitssportprogramme in Deutschland von Prof. Dr. Walter Brehm, Prof. Dr. Klaus Bös, Dr. Elke Opper, Joachim Saam

Band 14 - Qualitätsmanagement von Gesundheitssport im Verein von Prof. Dr. Herbert Hartmann, Dr. Elke Opper, Artur Sudermann

Band 15 - Talente fördern mit System von Prof. Dr. Volker Scheid, Dr. Markus Eppinger, Dr. Helga Adolph

Band 16 - Standards, Kompetenzen und Lehrpläne von Prof. Dr. Günter Stibbe (Hrsg.)

Band 17 - Qualitätsentwicklung an Partnerschulen des Leistungssports von Dr. Sascha Creutzburg, Prof. Dr. Volker Scheid

Band 18 - Praxisorientierte Biomechanik im Sportunterricht – Vom Tun zum Verstehen von Dr. Axel Schnur, Prof. Dr. Hermann Schwameder

Band 19 - Körperbasiertes Entspannungstraining im Elementarbereich von Dr. Marcus Müller

Band 20 - Körper-Achtsamkeit – Das Basistraining von Prof. Dr. Norbert Fessler

Band 21 - Yoga der Achtsamkeit – für jedes Alter jeden Tag von Prof. Dr. Norbert Fessler, Volker Linder

Band 22 - Tennis 4ever – Achtsam mit dem Körper und sich selbst von Dr. Marcus Müller, Prof. Dr. Norbert Fessler

Band 23 - ballstars – Zielschussspiele im Grundschulalter integrativ vermitteln von Prof. Dr. Volker Scheid, Philip Julius, Dr. Andreas Albert

Band 24 - Progressive Muskel-Relaxation nach Jacobson – für den täglichen Gebrauch von Prof. Dr. Norbert Fessler

Band 25 - Faszien low intensity – Training für Vielsitzer im Beruf, für zuhause oder unterwegs von Prof. Dr. Norbert Fessler, Dr. Marcus Müller

Band 26 - Business Yoga – Breaks im Büro und im Homeoffice von Prof. Dr. Norbert Fessler

Bibliografische Informationen der Deutschen Nationalbibliothek

Die Deutsche Nationalbibliothek verzeichnet diese Publikation in der Deutschen Nationalbibliografie; detaillierte bibliografische Daten sind im Internet über http://dnb.d-nb.de abrufbar.

Bestellnummer 3237

Hinweis: In der Reihe Körperbildung und Sport wird darauf geachtet, geschlechtergerechte Formulierungen zu verwenden. Dies betrifft z.B. die explizite Verwendung weiblicher und männlicher Formen oder auch die Verwendung geschlechtsneutraler Ausdrücke. Allerdings bitten wir um Nachsicht, wenn wir zugunsten einer verbesserten Lesbarkeit auf die Verwendung von Vollformen verzichten.

Erschienen in der Reihe
Körperbildung und Sport als Band 26

Wichtiger Hinweis: Wissenschaften sind ständiger Entwicklung unterworfen und erweitern durch ihre Forschung unsere Erkenntnisse. Bei allen in diesem Werk erwähnten Dosierungen oder Applikationen, bei Übungsanleitungen, bei Empfehlungen und Tipps dürfen Sie darauf vertrauen: Autoren, Herausgeber und Verlag haben große Sorgfalt darauf verwandt, dass diese Angaben dem Wissensstand bei Fertigstellung des Werkes entsprechen. Die Übungen und Programme haben sich in der Praxis erfolgreich bewährt. Eine Garantie kann jedoch nicht übernommen werden. Eine Haftung des Autors bzw. der Autoren, der Herausgeber oder des Verlags für Personen-, Sach- oder Vermögensschäden ist ausgeschlossen.

Hofmann-Verlag, 73614 Schorndorf;
www.hofmann-verlag.de
Druck & Verarbeitung: Medienhaus Plump,
53619 Rheinbreitbach

Printed in Germany. ISBN 978-3-7780-3237-4

Vorwort

Die Programmgruppe 'SeKA-Yoga' für Erwachsene – SeKA steht für Selbstinstruktives Körper-Achtsamkeitstraining – will den Yoga so entwickeln, dass er von allen genutzt werden kann. Die Entwicklungsarbeiten hierzu liefen seit 2014. Zuerst erschien 2015 bei TRIAS die Schrift 'Einfach.Yoga. 6 Asana-Reihen für mehr Gesundheit, Achtsamkeit und Energie'. Ziel war es, grundlegende Yoga-Haltungen, die ohne Gesundheitsrisiko selbsttätig durchgeführt werden können, unter wichtigen, gesundheitsrelevanten Themenstellungen – wie etwa den Rücken stärken oder die Verdauung in Schwung bringen – in Programme zu fassen. Diese sollten innerhalb von 15 bis 20 Minuten durchführbar sein. Dann erschien 2018 der Band 'Yoga der Achtsamkeit. Für jedes Alter jeden Tag', um Menschen 50+ den leichten Einstieg in den Yoga zu ermöglichen. Da aber heutzutage viele Gesundheitsprobleme auch Jugendliche und jüngere Erwachsene betreffen, sind sie genauso Adressaten dieses Yoga-Übungssystems, das zu den Themen Atmung, Beweglichkeit, Kraft und Gleichgewicht insgesamt 17 Workouts anbietet, die zwischen fünf und acht Übungsmodule beinhalten und 10 bis 12 Minuten dauern.
Der nun vorliegende Band 'Business Yoga. Breaks im Büro und im Homeoffice' bildet den vorläufigen Abschluss der Programmgruppe 'SeKA-Yoga'. Business-Yoga ist ein Trainingssystem, das die betriebliche Gesundheitsförderung in den Fokus nimmt. Minutenschnell mit seinen Übungen am Arbeitsplatz und mit seinen Workouts als Bewegungspause im Arbeitsalltag einsetzbar, steht Business-Yoga mit gezielten Übungen zum schnellen Cool-Down in Stresssituationen und als Energie- wie auch Frischekick zur Verfügung – wirksam auch in vielen beruflichen Kontexten, etwa vor wichtigen Gesprächen mit Vorgesetzen, Kollegen oder Kunden, in Workshops oder auch unterwegs. Selbstverständlich können die Übungen über Büro und Homeoffice hinaus im After-Work-Alltag genutzt werden und für Entspannung sorgen.
Inhaltlich handelt es sich bei den Business-Yoga-Programmen um eine Symbiose von traditionellem Hatha-Yoga und modernen Bewegungskonzepten aus dem Rücken- oder Faszientraining, aber auch ausgewählten Körperwahrnehmungstechniken, beispielsweise der Eutonie.

Zur Handhabung dieses Buches: Business-Yoga ist als modulares Trainingssystem mit 120 Yoga-Breaks konzipiert. Sie sind zu 24 Workouts zusammengefasst, dauern 8 bis 14 Minuten und können für die Bewegungspause (nicht nur) am Arbeitsplatz eingesetzt werden. Das Besondere daran: 12 Programme mit jeweils 5 Übungen sind für den externen Arbeitsplatz im Betrieb, nämlich das Büro, vorgesehen und in Berufskleidung durchführbar. Gemeinsam mit den Arbeitskolleginnen und -kollegen durchgeführt, verbessern sie das Arbeitsklima. Weitere 12 Programme mit ebenfalls je 5 Übungen sind für das Homeoffice gedacht, somit kann in legerer oder sportlicher Kleidung trainiert werden.
Die Workouts sprechen wichtige Präventionsfelder am Arbeitsplatz an, die den erfolgreichen Umgang mit Stress ermöglichen, nämlich Psychoregulation, Körperwahrnehmung und Körpermotorik mit je 8 Programmen für Büro und Homeoffice. Unter Psychoregulation werden Programme angeboten zu: Energie ausgleichen, Stress reduzieren, Emotionen regulieren sowie Verdauung anregen. Unter Körperwahrnehmung sind es: Aufrichtung von unten, Durchlässige Körpermitte, Aufrichtung von oben sowie Nacken, Schultern und Kopf. Unter Körpermotorik findet man: Koordination schulen, Gleichgewicht steuern, Beweglichkeit fördern sowie Kraft erhalten. Kurzum: In wenigen Minuten zur Ruhe kommen und entspannen. Zwischendurch zu sich finden. Entschleunigen, um danach beschleunigen zu können. Effizienter werden. In Ruhe konzentrieren für unruhige Zeiten.
Nicht zuletzt ist das Handbuch so gestaltet, dass jede der 120 Übungen auf ein Trainingsblatt passt. Dies eröffnet vielfältige Möglichkeiten zur Zusammenstellung persönlicher Programme. Dabei sind viele Übungen nahezu unsichtbar ausführbar, falls Sie nicht allein und ungestört im Raum sind.

Prof. Dr. Norbert Fessler
September 2021

Dank

Mit Hilfe von Studierenden aus dem von mir geleiteten Studiengang Sport–Gesundheit–Freizeitbildung an der Pädagogischen Hochschule Karlsruhe konnten Übungen und Workouts auf eine solide empirische Grundlage gestellt werden. Erste Pilotstudien zur Implementierung von Yoga in die betriebliche Gesundheitsförderung erfolgten in zwei Großbetrieben 2015 bis 2016 unter Mitwirkung von Pia Bläsius, Katrin Geiger, Angelina Ulrich und Christina Wurm. Kurz darauf folgte 2016 bis 2017 das Projekt 'Körperschulung durch Yoga – Entwicklung und Evaluation alltagstauglicher Mini-Workouts'. Hier wurden yogische Übungen getestet, die in Alltagskleidung sowohl Indoor wie Outdoor durchzuführen waren. An diesem Projekt nahmen Sophia Förster, Peter Popow, Hanna Rotzler, Lena Siebert und Romy Schweizer teil. Die abschließenden Studien von 2019 bis 2020 dienten der weiteren Sammlung von Erfahrungen zur Implementierung von Yoga in drei mittelständischen Betrieben und zwei Behörden. Daraus entstanden auch die Bachelor-Arbeiten von Lara Heß und Sara Keller. Ihnen allen sei an dieser Stelle herzlich gedankt.
Das Forschungsteam des Karlsruher EntspannungsTrainings hat mich bei der Fertigstellung dieses Buches maßgeblich unterstützt. Hier sind insbesondere Nina Linse zu erwähnen, die als Yogalehrerin tätig ist, ebenso James Koch und Vanessa Speier.
Das Lektorat für diese Schrift erfolgte in gewohnter Professionalität von meiner Frau und Kollegin Prof. Dr. Michaela Knoll.

Selbstinstruktives Körper-Achtsamkeitstraining SeKA

Die Grundlagen

Vor dem Einstieg in die Praxis bitte lesen

Lesenswertes zur Vertiefung

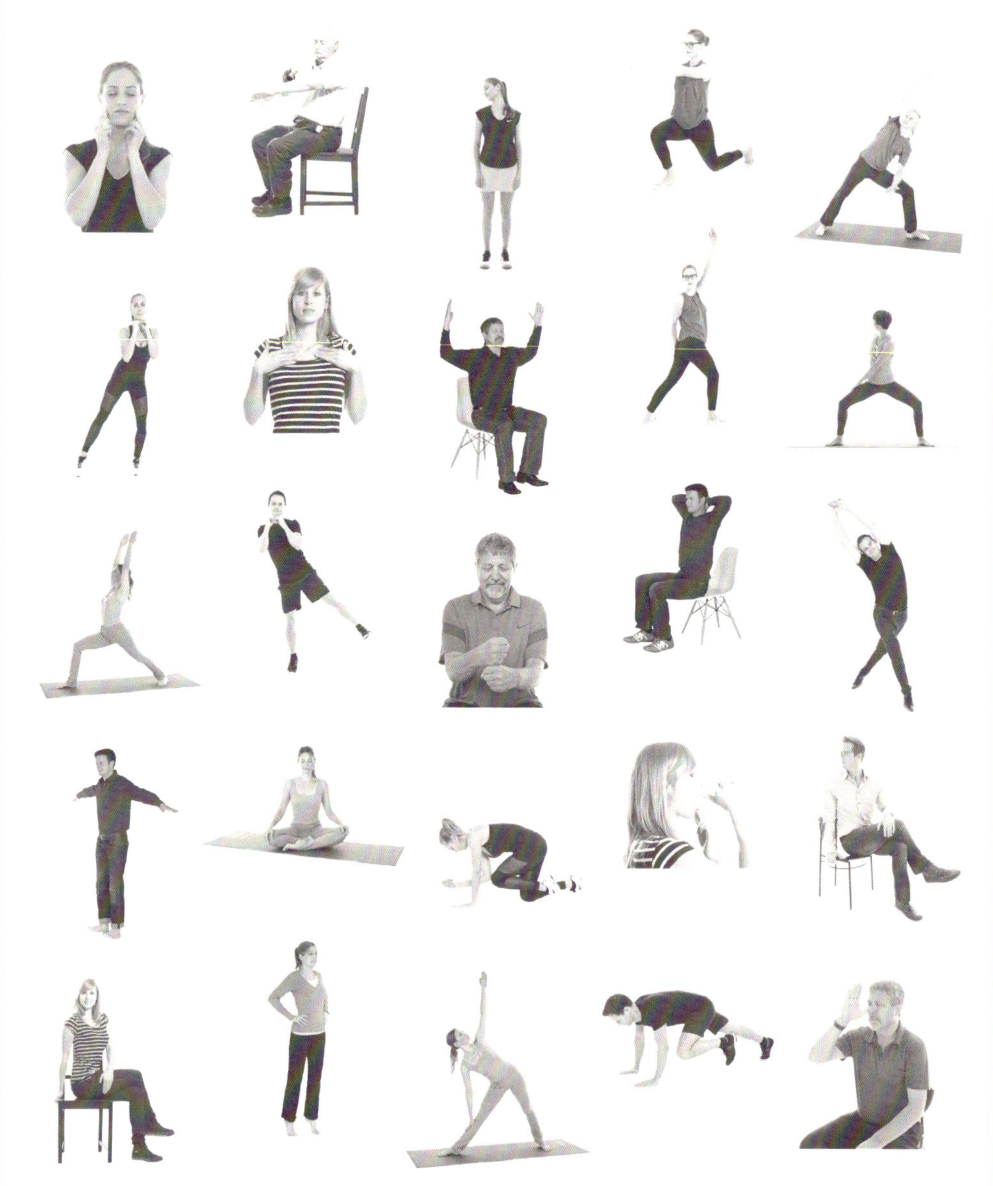

SeKA steht für Selbstinstruktives Körper-Achtsamkeitstraining. Es ist ein Trainingssystem, das aus systematisch auf Wirksamkeit getesteten Programmen und Übungen besteht, die vielfältig miteinander kombinierbar sind und an individuelle Bedürfnisse angepasst werden können.

SeKA – Die Idee

Achtsamkeitstechniken, die selbst erlernt werden können, die jederzeit durchführbar sind, ohne Übungsgeräte auskommen, spürbar entspannend wirken und nicht viel Zeit in Anspruch nehmen, also zugleich effizient und effektiv sind – ist das möglich?

Dieser Herausforderung haben wir uns im Karlsruher EntspannungsTraining (ket) gestellt, als wir nach mehrjährigen Vorarbeiten 2010 begonnen haben, systematisch entsprechende körperbasierte Achtsamkeitstechniken zu entwickeln. Der Körper steht dabei stets im Fokus. Denn über den Körper eröffnen sich schnelle und wirksame Entspannungsmöglichkeiten, die leicht zu erlernen sind und zugleich Achtsamkeitsprozesse fördern. Deshalb tragen alle unsere Programme das Kürzel SeKA, das für „Selbstinstruktives Körper-Achtsamkeitstraining" steht.

> Mit jedem Gedanken, jeder Emotion, jedem geistigen Geschehen geht eine entsprechende Körperempfindung einher. Wenn wir also die Empfindungen des Körpers beobachten, beobachten wir zugleich den Geist.
>
> S.N. Goenka
> 1994, S. 143

Unsere Programme nutzen die Körperklugheit für die individuelle leibseelische Gesundheit und eine damit einhergehende Persönlichkeitsentfaltung. Denn achtsame Bewegungsausführungen trainieren die Fähigkeit, den eigenen Körper bewusster wahrzunehmen und so Verspannungen, muskuläre Dysbalancen oder Bewegungsblockaden zu erspüren, die eng mit der Psyche verknüpft sind. Das Durchdringen der eigenen Körper-Geist-Struktur führt zu intensiverem Erkennen und der aus dem Inneren heraus gespeisten Erfahrung, das eigene Wohlbefinden gezielt steigern zu können.

Das SeKA-System beinhaltet hunderte von Übungen, die systematisch auf Wirksamkeit getestet und in Programmen zusammengefügt sind. Da die Übungen aus den Programmen heraus miteinander kombinierbar sind, kann dieses Trainingssystem persönlich ausgestaltet, also individuell an die eigenen Bedürfnisse angepasst werden.

Die folgenden Abschnitte zeigen auf, was wir unter Körper-Achtsamkeit verstehen, erläutern Ziele, methodische Ansätze und Konstruktionsprinzipien sowie die wissenschaftlich geleitete Entwicklung und Evaluation der Programme.

SeKA auf einen Blick

Handlungsprofil: achtsamkeitsfördernd und entspannend; selbstbestimmt und selbstinstruktiv; körperbasiert und progressiv

Anwendungsprofil: jederzeit und überall – im Alltag und bei der Arbeit; einfach und mit wenig Zeitaufwand durchführbar

Wirksamkeitsprofile: physisch stärkend und funktional als Prävention gegen Zivilisationskrankheiten wie Rückenschmerzen oder Herz-Kreislauf-Erkrankungen; psychisch entlastend, energiefördernd, konzentrationsstärkend und persönlichkeitsbildend

Achtsam werden

Eigentlich geht es uns gut. Dennoch fühlen wir uns öfter unwohl in unserer Haut, sind gestresst, ja dauergestresst. Eine Ursache liegt in uns, unseren Erwartungen, die wir an unser Leben stellen. Diese sind häufig sehr hoch und mitunter unerreichbar. Scheitern ist dann vorprogrammiert. Vernünftiger wäre es, den Ratschlag von Immanuel Kant zu befolgen, der bereits 1764 empfahl: „Denn derjenige, welcher jederzeit nur etwas Mittelmäßiges erwartet, hat den Vorteil, dass der Erfolg seine Hoffnung nur selten widerlegt, dagegen bisweilen ihn wohl auch unvermutete Vollkommenheiten überraschen.“(zitiert nach Ritzel, 1985, S. 101).

Selbstinduzierter Stress ergibt sich zudem aus den Erwartungen, die von anderen an uns gestellt werden und dem Erwartungsdruck sozialer Umgebungen, in die wir eingebunden sind. Leben in der Gemeinschaft bedeutet, dass wir lebenslang sozialisiert und dabei auch zwangsläufig fremdbestimmt werden, sei es im Beruf durch Vorgesetzte, in der Familie durch Partner und Kinder oder in der Freizeit durch Freunde. Konkurrenzdenken und Leistungsdruck im beruflichen Umfeld, familiäre Anforderungen, alltägliche Belastungen durch Lärm oder Verkehr, bis hin zu Erwartungen an die Freizeitgestaltung verursachen ernst zu nehmende Stresssituationen. Wenn diese überhand nehmen, schwächen sie Körper und Geist und können die Gesundheit auf Dauer beeinträchtigen.

Kennzeichnend für den Stress unserer Zeit ist, dass das Gegenwartserleben durch den allzu häufigen Blick in die Zukunft verdrängt wird. Wer kennt nicht das Problem, den Abend nicht genießen zu können, weil man ständig an den nächsten Tag denken muss. Beim morgendlichen Frühstück kreisen die Gedanken um das Tagewerk und am Vormittag wiederum will schon überlegt sein, was alles noch am Nachmittag zu tun ist. Ein Zen-Meister hat diese Stressfalle einmal wie folgt beschrieben: 'Wenn ich stehe, dann stehe ich, wenn ich gehe, dann gehe ich, wenn ich sitze, dann sitze ich. Ihr aber in Europa denkt beim Stehen an das Gehen und beim Gehen an das Sitzen.'

Gedanken um die Zukunft sind natürlich und sinnvoll, um verantwortungsvoll für sich selbst und andere handeln zu können. Wer aber zu sehr an das Morgen denkt, läuft Gefahr, das Heute zu verlieren. Es kommt darauf an, Augenblicksorientierungen nicht immer der allgegenwärtigen Zukunftsorientierung zu opfern. Mit anderen Worten: Es geht nicht nur darum, dem Leben mehr Jahre zu geben, sondern auch den Jahren mehr Leben. Konkret bedeutet dies, immer wieder Situationen des Innehaltens in den Alltag zu implementieren und ab und zu die Kunst des Müßiggangs zu praktizieren, wie sie in den alten Kulturen beispielsweise von den Stoikern angeleitet wurde.

Gesund bleibt, wer motiviert und leistungsfähig den beschleunigten Lebenswandel bewältigt. Dazu gehört im täglichen Leben, nicht ständig im Bereitschaftsmodus zu sein, sondern gezielt Auszeiten zu schaffen, um der Gefahr einer sich chronifizierenden Über-Spannung zu begegnen. Dies verlangt gesunden Egoismus. Nur wer seine eigenen Bedürfnisse kennt und achtsam mit ihnen umgeht, ist mit sich im Reinen, kann angemessen auf andere eingehen, sich sozial einbinden und wertvolle Beiträge für die Gemeinschaft leisten.

Achtsamkeit

Achtsamkeit wird seit Jahrhunderten nicht nur in den verschiedenen buddhistischen Traditionen geschult, auch im Hinduismus oder der christlichen Mystik wird damit gearbeitet. Dass dieses Konzept vor allem auf die Lehre des Buddha bezogen wird, rührt daher, dass Achtsamkeitstechniken meist mit Meditationspraxen verknüpft werden, die aus buddhistischen Quellen stammen.

Achtsamkeit erfordert Fokussieren statt Abschweifen. Es ist ein Prozess, bei dem ich meine Aufmerksamkeit auf das Hier und Jetzt lenke, mich also zentriere und zugleich beobachtend öffne. Bewusst beobachten bedeutet, dass ich alle im gegenwärtigen Moment stattfindenden Phänomene unvoreingenommen, also nicht bewertend, wahrnehme. Achtsamkeit ist somit bewusste Wahrnehmung – ein Gewahrwerden.

Aus den religiösen Traditionen heraus versammelt sich heute unter dem Begriff Achtsamkeit ein immer umfangreicher werdendes Repertoire verschiedener Techniken und Übungssysteme. Zu den derzeit populärsten Beispielen zählt sicherlich 'MBSR', die Mindfulness-Based Stress Reduction, die von Jon Kabat-Zinn entwickelt wurde (vgl. Kabat-Zinn, 1994).

Dem Grunde nach stützt sich Achtsamkeit auf eine uralte, im Trubel des Alltags häufig vernachlässigte, aber überaus menschliche Fähigkeit: unsere Gabe der beobachtenden Wahrnehmung. Indem ich bewusster wahrnehme, schaffe ich einen besonderen Rahmen, in dem Veränderung begünstigt wird.

Wenn ich etwa wütend bin, dann verdränge ich den Zorn nicht, sondern versuche, ihn aus einer objektivierenden Distanz wahrzunehmen, also zu beobachten. Das Wunderbare daran ist, dass sich dann solche Emotionen häufig relativieren und so leichter regulieren lassen. Oder wenn ich meine eigenen körperlichen Symptome in einer Stresssituation beobachte, ohne sofort zu handeln, entschärft sich die Situation, und ich werde freier, nach neuen Reaktionsweisen zu handeln.

Die mentale Kraft, die solch ein Achtsamkeitstraining mit sich bringen kann, zeigt eindrucksvoll ein Experiment von Jon Kabat-Zinn. Er verglich die Schmerztoleranz zweier Gruppen – die eine mit, die andere ohne Achtsamkeitspraxis – beim Eintauchen eines Arms in Eiswasser. Festgestellt werden konnte, dass die Kältetoleranz mit bewusster, achtsamer Wahrnehmung deutlich höher war. Die objektiven Effekte der eintretenden Unterkühlung waren zwar bei beiden Gruppen die gleichen, allerdings machte die Perzeption, die subjektive Art der Wahrnehmung von Schmerz, den Unterschied aus (vgl. Kabat-Zinn, Lipworth & Burney, 1985).

Achtsamkeit ist ein zugleich aktives wie auch passives Tun mit offenem Ausgang. Denn Achtsamkeit nimmt für sich das paradox anmutende Erfahrungswissen in Anspruch, wonach in der Wahrnehmung Veränderung keimen kann. Gerade dadurch, dass ich wahrnehme und nicht handle, leite ich auf dem scheinbaren Umweg der Achtsamkeit eben doch Veränderungsprozesse ein, die im Idealfall wesentlich nachhaltiger sind, als immer so weiterzumachen wie bisher. Das Werkzeug richtig verstandener Achtsamkeit macht mich auf diese Weise zum wirklichen Gestalter meiner eigenen Lebensrealität und führt zu mehr Zufriedenheit mit mir selbst – oder aus der Perspektive der neueren Glücksforschung zu vermehrt glückhaftem Erleben (vgl. Bormanns, 2011; Esch, 2012; Thomä, Henning & Mitscherlich-Schönherr, 2011).

Doch Achtsamkeit will gelernt sein. Achtsamkeitstraining fängt, wie vieles im Leben, im Kleinen an – Erfolge zeigen sich Schritt für Schritt. Achtsamer werden erzieht dazu, der alltäglichen Hektik entgegenzuwirken, und damit das eigene Leben im rechten Maß selbstbezogener und weniger fremdbestimmt zu gestalten.

Körper-Achtsamkeit

Achtsames Innehalten ist keineswegs rein geistiger Natur. Denn mit jedem Gedanken, jeder Emotion gehen Körperempfindungen einher. Achtsamkeitsprozesse können deshalb auch über den Körper initiiert werden. Wenn wir also Empfindungen des Körpers beobachtend wahrnehmen, beobachten wir zugleich ein geistiges Geschehen. Ganzheitlich betrachtet gehört somit zum Umgang mit sich selbst, das biotische System mit dem mentalen System in Balance zu halten, nämlich Organe und Funktionen des Körpers mit Kognitionen, Emotionen und Einstellungen zu verbinden.

Aus der Körperperspektive steht Achtsamkeit mit Entspannung in enger Wechselbeziehung. Achtsam sein setzt die Fähigkeit voraus, entspannt in sich selbst ruhen zu können. Beim Prozess der Ruhefindung steht, neurowissenschaftlich betrachtet, unser Nervensystem im Mittelpunkt. Es ist immer auf der Hut und versucht stetig, zwischen außen (Umwelt) und innen (Körper und Geist) zu vermitteln. Unsere Nervenzellen stehen deshalb ständig unter Spannung und reagieren auf Wahrnehmungen, Gedanken, Empfindungen oder körperliche Anforderungen, indem sie situativ erregenden oder hemmenden Einfluss auf die Aktivität unserer Organsysteme ausüben.

Wenn also äußere Reize auf uns einwirken, dann senden die auf eine Erregungsleitung spezialisierten Nervenzellen, sogenannte Neuronen, die Botschaft über Axone, die faserartigen Fortsätze einer Nervenzelle, zu anderen Zellen, beispielsweise in Herz, Magen oder Darm.

Diese Informationsübertragung erfolgt mittels Botenstoffen wie Adrenalin und Noradrenalin, welche auf den Sympathikus, einen Teil des vegetativen Nervensystems, erregend wirken. Der Körper gerät aus seiner Grundspannung heraus in einen höheren Spannungszustand, um den von außen kommenden Ereignissen sofort und angemessen begegnen zu können.

Dabei unterscheidet der Körper nicht zwischen freudvollen Ereignissen, Empfindungen wie Angst, Ärger oder Gefahrensituationen – also nicht zwischen positivem Stress, der auch Eustress genannt wird, und negativem Stress, dem Dysstress. Auch wenn heute Stress wissenschaftlich nach Dauer, Dosis und Form differenziert wird, ist dies zwar ein vereinfachendes, aber immer noch tragfähiges Denkmodell.

Die (überlebens-)wichtigen biologischen Reaktionen auf Stress werden zum Problem, wenn die auf uns einwirkenden Reize zu intensiv, aber auch zu häufig sind, und über Tage und Wochen andauern. Die Nervenzellen werden dann überlastet, feuern vorschnell und ständig Botschaften in den Körper. Sie 'melden' permanent stressige Umweltsituationen. Die Folge: Chronischer Stress stellt sich ein. Besonders schädlich ist dies, wenn Stress nicht mehr abgeleitet werden kann – auch nicht über den Körper – und der Kopf deshalb nicht mehr abschaltet.

Hier setzen unsere Programme an. Die geforderte Körperkonzentration bei der Übungsausführung legt den Schalter um: Die Außenwelt und damit verbundene Umwelteinflüsse werden ausgeblendet, weil man sich gedanklich voll und ganz auf den eigenen Körper und hier die jeweiligen Körperbereiche konzentrieren muss. Physisch hat dies zur Folge, dass die Muskelspannung während des Übens oder danach reduziert wird und Atmung, Puls und Blutdruck reguliert werden. Dadurch wird auch der Kopf frei: Es wird innere Einkehr gehalten, die Reizüberflutung für die Zeit des Übens gestoppt, psychische Belastungen werden relativiert, Aggressionen vermindert und Stress abgebaut.

Immer mehr Studien belegen, dass sich dieser Mechanismus auch hirnphysiologisch auswirkt. Bestimmte Hirnareale werden aktiviert, und bei dauerhaftem Training lassen sich positive Veränderungen der Hirnanatomie feststellen, wie etwa eine Zunahme an grauer und weißer Hirnsubstanz. Aus der Perspektive der Gerontologie könnte dies im Altersgang durchaus als Verjüngungseffekt interpretiert werden, denn es gehört zum normalen Alterungsprozess, dass die Hirnsubstanz abnimmt.

SeKA – Die Ziele

Ein entspannter Körper entspannt den Geist und fördert Achtsamkeitsprozesse. Selbstinstruktives Körper-Achtsamkeitstraining (SeKA) ist ein Achtsamkeitstraining, das aus der Körperperspektive heraus entwickelt wurde und selbst erlernbar ist.

Das SeKA-Trainingssystem orientiert sich an den Prinzipien des entspannten Bewegens und des bewegten Entspannens – ein wichtiges Alleinstellungsmerkmal. Grundsätzlich sollen unsere Programme über eine Konzentration auf körperliche Prozesse zu einer Verbesserung der Entspannungs- und Resilienzfähigkeit führen, also der Widerstandsfähigkeit gegenüber psychischen Belastungen. Damit leisten sie einen Beitrag zu Gelassenheit und besserem Stressmanagement. Die

SeKA-Programme ermöglichen die tägliche kleine Auszeit, um Energie und Kraft zu tanken und Balance in den persönlichen Lebens- und Berufsalltag zu bringen.
Die mit den Übungen einhergehenden Körpermeditationen helfen, sich zwischendurch Momente des Wohlfühlens zu gönnen und die persönliche Mitte zu finden. Denn ein harmonisch arbeitender Körper wirkt auf Person und Persönlichkeit.
SeKA-Training leitet an, sich seiner selbst und der eigenen Lebensführung bewusster zu werden und über die erlernte Achtsamkeit die Beziehung zwischen Körper und Geist im Alltag selbsttätig regulieren zu können.

Stärkung der Physis, also die Förderung motorischer Fähigkeiten wie Beweglichkeit, Kraftausdauer oder Koordination, kombinieren wir zugleich mit der Entlastung der Psyche.

Physis stärken

Körperliche Praktiken sind bei Achtsamkeits- und Entspannungspraxen keineswegs nachrangig und auch nicht nur komplementär, um geistige Prozesse zu schulen. Ein einfacher Selbsttest zeigt Ihnen das: Versuchen Sie, ohne körperliche Vorübung die Augen zu schließen, und sich auf ihren Atem zu konzentrieren. In der Regel werden Sie sehr schnell feststellen, dass nicht nur die Gedanken Kreise ziehen und Sie wegtragen von der fokussierten Konzentration. Auch der Körper wird sich bemerkbar machen: Vielleicht zwickt es hier und da, die Schultern wollen nicht richtig entspannen, oder die verspannte Muskulatur im Bauch und Brustbereich verhindert einen fließenden Atem. Immer wieder werden Sie dadurch abgelenkt und aus der meditativen Versenkung gerissen.

Natürlich müssen wir nicht zuerst körperlich fit werden, um dann mit einem Achtsamkeitstraining beginnen zu können. Aber: Jede geistige Übung geht mit körperlichen Voraussetzungen einher, um den gewünschten Erfolg zu zeitigen. Kraft, angemessene Spannung und Körperstatik brauchen Sie, um über das kognitive Wissen vom richtigen Sitzen etwa das Ziel einer entspannten und aufrechten Sitzhaltung in der Praxis zu erreichen. Andernfalls sinken Sie immer wieder zusammen, oder die betroffenen Muskelgruppen benötigen zu viel Energie, und eine ungeteilte Aufmerksamkeit im mentalen Bereich wird schwierig bis unmöglich. Noch stärker werden die Störimpulse, wenn Sie körperliche Probleme und Schmerzen haben. Damit wird es für Sie noch schwieriger, sich geistig zu fokussieren. Deshalb gilt die alte Weisheit des Yoga gleichermaßen für alle SeKA-Programme: Die richtige Mischung aus einem kräftigen, beweglichen und entspannten Körper ist Ziel des Übungssystems.

SeKA bringt körperlich-funktionelle Wirkungen, wie etwa die Förderung von Ausdauer, Beweglichkeit oder Kraft, in Einklang mit geistigen Praktiken und verfolgt das Ziel, Menschen in verschiedenen Lebensaltern und Lebenssituationen für ein körperbasiertes Achtsamkeitstraining zu motivieren. Aus dieser Perspektive wirkt solch ein Training einem gesundheitlichen Grundproblem unserer Zeit entgegen: Die durch fehlende, falsche und einseitige Bewegung des Körpers verursachten muskulären Verspannungen oder Probleme mit inneren Organen, wie Verdauungsprobleme, werden nicht erst dann bemerkt, wenn es bereits zu spät ist, also ein fortgeschrittenes und akutes Stadium erreicht ist.

Psyche entlasten

Körperfunktionen wie etwa die Reduzierung der Muskelspannung oder auch die Senkung von Puls und Blutdruck regulieren zu können, bedeutet, auf die eigene Psyche Einfluss zu nehmen, etwa auf Gefühle oder psychisch belastende Stresssituationen. SeKA-Training verbessert nicht nur die Fähigkeit, auf physische Belastungen, etwa muskuläre Dysbalancen, unmittelbar und differenziell mit gezieltem körperbasiertem Üben zu reagieren, sondern auch die Fähigkeit, Emotionen zu regulieren und damit im weiteren Sinn mit persönlich kritischen Situationen besser umzugehen. Gut erforscht sind etwa die Auswirkungen von Angst. So befindet sich das Angstgedächtnis vor allem in der

Amygdala, einer zentral gelegenen Hirnregion. Sind wir einer akuten Angstsituation ausgesetzt, spüren wir die Folgen zunächst im Körper mit Symptomen wie einem erhöhten Herzschlag, hohem Muskeltonus oder gar verkrampften Muskeln. Ein Angstzustand kann deshalb nicht zugleich mit einem entspannten Körper und entspannten Muskeln einhergehen.
Werden nun bewusst die Muskeln entspannt, beispielsweise durch Übungen der Methode der 'Progressiven Muskel-Relaxation', dann signalisiert dies dem Körper, dass sich die Stresssituation vermindert. Über diesen Mechanismus verschaffen unsere Programme Entlastung, wenn ein durch Stress hervorgerufenes Angstgefühl zu entstehen droht: Das sich anbahnende 'Unheil' kann durch entspannte Muskeln mit dem nötigen Abstand betrachtet werden, die Angstsituation wird vielleicht nicht mehr als so bedrohlich empfunden wie zuerst gedacht. Denn der entspannte Muskel signalisiert den Hirnzellen, weniger zu feuern. Der gesamte Organismus reguliert die Spannung, und wir sehen wieder klarer. Die Spannungsspirale kann unterbrochen, das Angstgefühl relativiert werden.

Mit der Zeit wird es gelingen, bewusst und kontrolliert die eigenen Erregungszustände zu beeinflussen. Das ist ein wesentlicher Fortschritt auf dem Übungsweg und ein geradezu aufklärerischer Akt. Wir lernen, Stressreaktionen zu beeinflussen. Im Extremfall bedeutet dies, die Kontrolle über die eigenen Stressreaktionen, die durch ungünstige Verhaltensmuster verloren gegangen ist, wieder übernehmen zu können.

SeKA – Die Prinzipien

Unsere Programme integrieren das Wissen über die für die leibseelische Gesundheit förderlichen Aspekte der Achtsamkeit, die sich aus einem immer wieder geübten wertfreien und wohlwollenden Beobachten des gegenwärtigen Moments ergeben. Zugleich gehen sie ein gutes Stück über marktübliche Angebote hinaus. Neben der Körper-Achtsamkeit, also dem somatopsychischen Zugang, wirken weitere Aspekte zusammen, in denen wir uns von anderen Achtsamkeits-Schulungen unterscheiden: Selbstinstruktivität, Selbstbestimmung, Focusing und Progression.

Selbstinstruktivität

Unsere Programme sind speziell auf das eigenständige Lernen und Üben von Achtsamkeit ausgerichtet. Sie richten sich an Menschen, die gerne eigenverantwortlich etwas für sich selbst tun wollen, oder schlichtweg keine Zeit oder Lust haben, Kurse zu besuchen. Die Selbstinstruktivität unserer Programme haben wir in Implementierungsstudien mit verschiedenen Zielgruppen (z. B. Kinder, Erwachsene) in unterschiedlichen Settings (z. B. Kitas, berufliche Umgebungen) überprüft – vgl. hierzu das Kapitel 'Die Wissenschaft hinter SeKA' (S. 21 f.).

Unsere Selbstlernarchitekturen sind programmspezifisch und bestehen in der Regel aus mehreren Modulen: Wir setzen für unsere Übungen präzise Beschreibungen ein und achten darauf, dass diese dennoch verständlich sind. Zugleich werden die Schlüsselbewegungen wie auch die Haltungen, beispielsweise im Yoga, mit Bildmaterial verdeutlicht. Lesen und Sehen werden wiederum bei einfachen

Achtsamkeitsprogrammen durch angeleitetete Hör-CDs ergänzt. Bei komplexeren Achtsamkeitsthemen gehen wir noch einen Schritt weiter und vermitteln die Inhalte in Film und Ton, wobei unsere Filme in Echtzeit entwickelt werden, also 1:1 mitgeübt werden können. Nicht zuletzt können einzelne Übungen mit Unterstützung digitaler Technologien überall und jederzeit genutzt werden.

Selbstverantwortliches Üben ist die logische Konsequenz der Selbstinstruktivität unserer Programme. Sie können Ihren individuellen Bewegungsspielraum ausreizen und Ihre eigenen Grenzen erfahren, ohne allerdings über diese hinweg zu gehen. Deshalb sollten Sie Übungen auslassen, wenn sie nicht guttun, wenn dabei Unwohlsein entsteht oder gar Schmerzen auftreten! Gegebenenfalls konsultieren Sie einen Arzt. Liegen gesundheitliche Probleme vor, dann sollten Sie zuvor mit dem Arzt klären, ob und wie ein Training durchgeführt werden kann.

Auf keinen Fall sollte das Ausüben unserer Programme unter Leistungsdruck erfolgen. Maßgebend sind das individuelle Lerntempo und Ihr eigener Trainingsfortschritt. Auch wenn Sie in der Gruppe üben, ist ein Vergleich mit anderen unwichtig.

Selbstbestimmung

Selbstbestimmung steht deshalb im Zentrum der Programme, weil die Vielfältigkeit der Lebenssituationen, Fitnessgrade und Interessen ein differentes Üben erfordert. Bei uns haben Sie nicht nur die Möglichkeit, die einzelnen Übungen je nach aktueller körperlicher und geistiger Verfassung anzupassen. Es steht Ihnen auch eine große Fülle unterschiedlichster Programme und Techniken zur Verfügung (siehe hierzu das Kap. 'Trainingssystem im Überblick', S. 19). Die Möglichkeit, nach persönlicher Neigung und Interesse auszuwählen, erhöht die Motivation und damit die Wahrscheinlichkeit positiver Effekte.

Focusing

Focusing ist ein in der systemischen Körpertherapie geläufiger Begriff (vgl. Gendlin, 1981) und ein weiteres Merkmal unserer Achtsamkeitsprogramme. Focusing in unserem Trainingssystem bedeutet das Erlernen der uneingeschränkten Konzentration auf Körperteile, auf das innere Körpererleben, auf Bewegungsabläufe oder auch auf die Atmung. Wenn Sie Focusing lernen, werden Sie entdecken, dass Ihr Körper seinen eigenen Weg und seine eigene Antwort auf viele Probleme findet. Focusing liegen drei Aspekte zugrunde, die in allen unseren Programmen und Übungen berücksichtigt sind: Entschleunigung, geführte sowie bewusste Atmung. Sie unterstützen eine vertiefte Wahrnehmung von körperäußerlichen und -innerlichen Prozessen. Wenn im Übungsverlauf das Denken dann seine Macht verliert und die Bewegung sensorisch wahrgenommen und gefühlt wird, kommt der Übende in Fluss, und das führt zu körperlicher Ruhe und Entspannung, bis hin zu einer vollständigen inneren Entkrampfung.

- **Entschleunigung:** In den Sportwissenschaften wird vor allem die Beschleunigung des Körpers thematisiert. SeKA-Übungen hingegen werden immer bewusst, fließend und meist langsam durchgeführt. Dies hilft, sich verstärkt auf Körperprozesse im Gesamten oder auch auf die jeweilige Körperpartie im Detail zu konzentrieren, denn nur mit ruhigen Bewegungen entwickeln sich Körperwahrnehmung und Körper-Achtsamkeit: Läuft die Bewegungsausführung rund oder ist der Bewegungsspielraum eingeengt? Welche Übungen finde ich besonders angenehm? Aber auch: Wo sind meine Wohlfühlgrenzen bei einzelnen Übungen? Sind sie unangenehm, habe ich Beschwerden oder gar Schmerzen während der Bewegung? Dieselbe Übung, beschleunigt oder entschleunigt ausgeführt, kann deshalb unterschiedliche Bewegungsqualitäten und Zielsetzungen haben.

Ruhiges und bewusstes Üben konzentriert voll und ganz auf den Bewegungsablauf. Das Drumherum wird ausgeblendet, der Geist wird ruhig und das Bewusstsein hellwach.

■ **Geführte Atmung** ist ein methodisches Grundprinzip in unseren Programmen. Ziel ist, das persönliche Atemtempo rhythmisch in Einklang mit den Bewegungen zu bringen. Ein ruhiger Atem fördert insbesondere bei komplexeren Übungen eine fließende Bewegungsabfolge. Den Atem anzuleiten führt auch dazu, verschiedene Körperteile intensiver erspüren zu können, etwa über Atembewegungen den Bauch, den Rücken oder die Flanken. Schließlich ist ein zu schneller oder gar stockender Atem ein deutliches Anzeichen dafür, dass das körperliche Training übertrieben wird und man sich selbst überfordert. So schützt Atem-Achtsamkeit auch vor Verletzungen.

■ **Bewusste Atmung** ist die Implementierung einer weiteren Qualität von Atemprozessen in unseren Programmen. Bei der bewussten Atmung steht nicht die Rhythmisierung der Bewegung durch Atmungsvorgänge im Vordergrund, sondern das ruhige Beobachten des Einatem und Ausatem als eigenständiger Prozess. Dies fördert körpermeditative Prozesse und wirkt kontemplativ. Mit bewusstem Atmen fällt das Einfinden in das Übungsprogramm leichter, ebenso die Aufrechterhaltung einer hohen Konzentration beim Üben. Auch lassen sich innerhalb des Bewegungsflusses Atemvorgänge vergegenwärtigen, die energetisch spürbar sind.

Progression

Progression meint schließlich den stufenweisen Aufbau unserer Programmlinien. Sie bleiben nicht stehen, wenn Ihnen ein Programm in 'Fleisch und Blut' übergegangen ist, sondern Sie können weiter gehen. Entweder steigen Sie immer tiefer ein, indem Sie fortgeschrittenere Variationen derselben Übungsreihe praktizieren, oder Sie nehmen sich ein weiterführendes Programm vor. Dies unterstützt Sie darin, Ihre Körperwahrnehmungsgrenzen durch ein besser werdendes Körpererspüren zu verschieben und garantiert sowohl die Nachhaltigkeit des steten Übungsprozesses, als auch die Weiterentwicklung auf mentaler Ebene.

Trainingssystem im Überblick

Das SeKA-System differenziert sich in verschiedene Programmlinien, die in Abbildung 1 im Überblick dargestellt werden. Die Programmlinie *Basic* beinhaltet die SeKA-Basisprogramme, nämlich das Grundprogramm zur Körper-Achtsamkeit, sowie, vertiefend, das Atemtraining. Weiterhin finden Sie die Programmlinie *Relaxation* mit klassischen Entspannungstechniken wie 'Progressive Muskel-Relaxation' (PMR) nach Jacobson, 'Autogenes Training' (AT) nach

Schultz oder Yoga, die im Kontext SeKA neu interpretiert werden. Programme wie SeKA-Active, SeKA-Faszien oder SeKA-Cardio sind unter *Functional* zusammengefasst. Und schließlich die Kombination von SeKA-Techniken mit Sportarten in der Programmlinie *Exercise*. Sie sind mit Blick auf die Förderung motorischer Fähigkeiten und Fertigkeiten sportartspezifisch ausgerichtet. Jede dieser Programmgruppen beinhaltet eine Reihe von Einzelprogrammen, die je nach Thema von wenigen Minuten bis zu 30 Minuten dauern.

Jeder kann den Schwerpunkt innerhalb unseres Trainingssystems für sich wählen: Wer in hohem Maße körpermeditativ tätig werden will, konzentriert sich auf unser Basistraining zur Entwicklung von Körper-Achtsamkeit oder das Atemtraining. Wer auf intensives Entspannen Wert legt, wird nach den SeKA-Prinzipien in der 'Progressiven Muskel-Relaxation' oder im 'Autogenen Training' angeleitet. Wer den Körper im Gesamten im Fokus haben will, arbeitet mit unserem Yoga- oder Faszientraining. Und wer sich achtsam und zugleich intensiver bewegen will, führt beispielsweise das Cardio-Training durch oder wählt ein Programm, das einen Sportartbezug haben kann, etwa unser Tennis-Achtsamkeitstraining.

Mit diesen Wahlmöglichkeiten innerhalb unseres Trainingssystems gehen wir auch motivatorisch auf verschiedene Lebens-

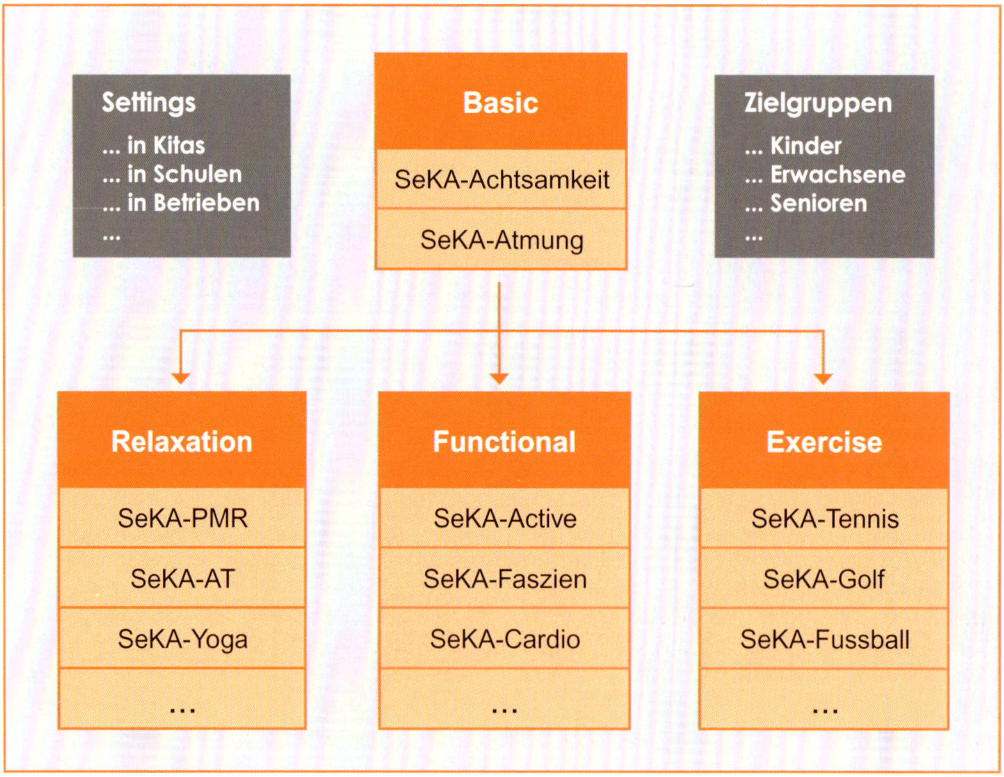

Abb. 1: SeKA-Welten – Programmlinien und Programmgruppen
(PMR: 'Progressive Muskel-Relaxation'; AT: 'Autogenes Training')

abschnitte ein: Ältere Erwachsene wollen sich vielleicht eher auf Körperfunktionen konzentrieren, beispielsweise Beweglichkeit und Gleichgewichtsfähigkeit bis ins hohe Alter erhalten oder die Kraft verbessern. Für jüngere Erwachsene mag körperfunktionell eher die allgemeine Fitness im Vordergrund stehen.

Die einzelnen Übungen aus den Programmen können aber auch individuell zusammengestellt werden, sodass das SeKA-System als ein modulares Personal-Trainingssystem ausgelegt ist, das aus hunderten Übungen eine individuell zugeschnittene Nutzung für Anfänger und Fortgeschrittene ermöglicht. Nicht zuletzt können aus diesem Fundus heraus jederzeit einzelne Übungen als persönliche Micro-Wellness-Einheiten ausgewählt und nach Bedarf in den individuellen Alltag eingebracht werden.

SeKA ist jedoch nicht nur für Erwachsene gedacht. Weitere Zielgruppen profitieren davon. So wurde das Basisprogramm zur Körperachtsamkeit auch für Kinder entwickelt (vgl. Fessler & Knoll, 2019), ebenso wurden Studien mit Hochaltrigen sowie Kindern und Jugendlichen mit einer Behinderung durchgeführt.

SeKA-Implementierungsstudien zeigen, dass die Programme in verschiedenen Settings wie Kindertagesstätten, Schulen, Betrieben oder Heimen einsetzbar sind. Selbstinstruktivität bedeutet hier, dass die Programme zunächst von den Lehrenden unterrichtet und anschließend von den Teilnehmenden zunehmend eigenständig durchgeführt werden können.

Einen Überblick zu den bisher öffentlich zugänglichen SeKA-Programmen finden Sie im Schlusskapitel dieses Bandes.

Die Wissenschaft hinter SeKA

SeKA ist multidisziplinär nach modernsten bewegungswissenschaftlichen, sportwissenschaftlichen, medizinischen und psychophysiologischen Erkenntnissen wie auch physiotherapeutischen Ansätzen entwickelt und verfolgt Ziele der 'evidence-based practice' für eine nachhaltigere und individuell verantwortete Gesundheitsförderung, wie sie von der Weltgesundheitsorganisation (WHO), der EU-Kommission und der International Union for Health Promotion and Education gefordert werden. Mehrstufige und in der Regel mehrjährige Prüfverfahren sichern die Qualität der Programme:

(1) Systematische Sichtung: Zu den jeweiligen SeKA-Themen werden wirksame Übungen auf Basis internationaler Recherchen gefiltert. Der resultierende Übungspool wird zunächst auf gesundheitliche Unbedenklichkeit geprüft. Ein weiteres wichtiges Kriterium für die Auswahl der Übungen ist deren Alltagstauglichkeit, etwa schnelle Erlernbarkeit, zeitliche Effizienz oder vielfältige Einsetzbarkeit auch in beengten Räumlichkeiten.

(2) Pilotstudien: In einem zweiten Schritt erfolgt die Entwicklung von Programmen mit Qualitätsprüfungen. Hierzu gehören Wirkungsprüfungen mit psychophysiologischer und hormoneller Diagnostik, Prüfung der psychologischen Wirksamkeit durch Befragungen und die Evaluation der Praktikabilität im individuellen Lebensalltag. Außerdem werden Implementierungsstudien bei unterschiedlichen Altersgruppen und in verschiedenen Settings, beispielsweise in der Schule oder im Betrieb, vorgenommen.

(3) Programmstudien: Schließlich erfolgt die Feinjustierung der Programme und abschließende Tests mit hunderten Probanden.

Die Programmentwicklung und -evaluation wird ergänzt durch Grundlagenforschung: Drei Dissertationen des SeKA-Forschungsteams haben sich mit Kernthemen der SeKA-Forschung befasst und aus verschiedenen methodischen Zugängen wie auch bei unterschiedlichen Zielgruppen nachgewiesen, dass sich die untersuchten Probanden bereits nach einem circa zehnminütigen Training nicht nur subjektiv wohler, frischer, entspannter und konzentrierter fühlten, sondern auch signifikante psychophysiologische Reaktionen mit Blick auf entspannungsinduzierende und stressreduzierende Wirkungen auf SeKA zeigten.

Marcus Müller (2016) hat für Kinder im Alter von 4-6 Jahren verschiedene Kurz-Entspannungsprogramme zu 'Autogenem Training', 'Progressiver Muskel-Relaxation', Qigong, Yoga und auch Massage entwickelt. Diese hat er dann mittels psychophysiologischer Parameter (z.B. elektrodermale und neuromuskuläre Aktivitäten, Herzratenvariabilität) auf Wirksamkeit getestet. Im Ergebnis zeigt sich, dass schon jüngeren Kindern verschiedene Entspannungstechniken nach dreiwöchiger Intervention nicht nur vermittelt werden können, sondern auch zu einer signifikant messbaren Spannungsreduktion führen.

Tobias Rathgeber (2017) kann an hormonellen Stressparametern wie Cortisol nachweisen, dass nach den SeKA-Konstruktionsprinzipien entwickelte moderat-intensive körperliche Aktivitäten aus der Programmgruppe SeKA-Cardio gegenüber Entspannungstechniken vergleichbar hohe spannungsreduzierende Effekte besitzen. Auch sind präventive Effekte nachweisbar hinsichtlich Herz-Kreislauf-Problematiken. Die Übungen sind niedrigschwellig im Sinn von 'low effort'-Aktivitäten und damit insbesondere für Menschen im Alter von 18 bis ca. 50 Jahren ohne Vorerkrankungen mit angemessenem Fitness-Level geeignet. In differenzierungstheoretischer Perspektive ist beachtenswert, dass die Prüfung der Wirksamkeit der SeKA-Cardio-Programme per Messung unterschiedlicher Intensitäten (Varianz: 10%) erfolgt, also SeKA-Cardio-Ausführungen von 60, 70, 80 und 90 Prozent der individuellen Ausbelastung. Dabei stellt sich heraus, dass je nach Intensität unterschiedliche stressreduzierend-anabole Effekte auftreten.

Alexia Kaiser (2017) überprüfte unter Einsatz einer Kontrollgruppe die kurz- und mittelfristige Wirksamkeit des SeKA-Basisprogramms zur Körper-Achtsamkeit in verschiedenen betrieblichen Settings, z.B. bei Büroarbeit oder der Arbeit in der manuellen Produktion. Sie kann unter anderem nachweisen, dass die regelmäßige Durchführung der Körper-Achtsamkeitsprogramme am Arbeitsplatz eine signifikante Reduktion des Beanspruchungsniveaus sowie eine Verbesserung des körperlichen Erholungszustandes hervorruft. Ebenso wurde eine Abnahme körperteilspezifischer Beschwerden festgestellt.

Business-Yoga
Die Grundlagen

Vor dem Einstieg in die Praxis bitte lesen

Lesenswertes zur Vertiefung

Business-Yoga im Überblick

- 24 *Programme* mit jeweils 5 Übungen und somit *insgesamt 120 Übungen* basieren auf einer ausgewogenen Mischung klassischer Yoga-Haltungen (sog. Asanas) sowie begleitender Übungen und ermöglichen ein *selbstinstruktives Training.*

- 12 der 24 Programme sind für *externe Settings* wie etwa das betriebliche Büro gedacht und können in Berufskleidung durchgeführt werden.

- Additiv dazu wurden 12 Programme für *private Umgebungen* wie das Homeoffice oder im Freien konstruiert und werden in Alltags- oder Trainingskleidung durchgeführt.

- Die 24 Programme ermöglichen ein Training *mit individuellen Zielsetzungen von Entspannung bis Fitness.* Denn je 8 Programme wurden gezielt zu den Themen Psychoregulation, Körperwahrnehmung und Körpermotorik entwickelt.

- Innerhalb der drei Gruppierungen Psychoregulation, Körperwahrnehmung und Körpermotorik sind die einzelnen Programme auf 12 *konkrete Zielsetzungen* ausgerichtet, etwa 'Emotionen regulieren', 'Aufrichtung von unten' oder 'Kraft erhalten'. Zu jedem dieser Themen werden 2 Programme angeboten, nämlich eines für externe Settings wie das Büro und eines für private Umgebungen wie das Homeoffice.

- Jedes der 24 Programme beansprucht *zwischen 8 und 14 Minuten Übungszeit* und kann damit problemlos in den persönlichen Alltag integriert werden.

- Aus den Programmen heraus können auch einzelne Übungen zu einem *Mini-Workout* zusammengestellt werden, das nur wenige Minuten dauert.

- Auch ermöglicht der *modulare Aufbau* des Trainingssystems, dass die Programme zu *längeren Übungseinheiten,* etwa einer kompletten Yogastunde, kombiniert werden können.

- In den Übungsanleitungen wird auf *Atemachtsamkeit* und *atemsynchrone Bewegungsabläufe* geachtet, um die konzentrationssteigernde Wirkung des Yoga zu intensivieren.

- Die *Entwicklung und Evaluation* der Programme erfolgte nach wissenschaftlichen Vorgaben auf Basis von Studien mit hunderten Probanden.

- Die Übungen sind auch als VideoClips verfügbar.

In diesem Kapitel werden die Grundlagen des Trainingssystems 'Business-Yoga' erläutert, Programm- und Übungsstrukturen dargestellt und Tipps zur Optimierung des Trainingsprozesses gegeben. Zuletzt werden Evaluationsergebnisse vorgestellt.

Yoga heute

Yoga zeigt heute eine nahezu unübersichtliche Vielfalt an Stilen und Techniken. Wer sich hier kundig machen will, findet viele Beispiele online im Netz. Einige wenige Hinweise zum Yoga sind der beigefügten Infotafel zu entnehmen und sollen hier genügen.

Business-Yoga konzentriert sich in gesundheitlicher Perspektive auf die Körperpraxis des Hatha-Yoga. Hierbei ist mit einem Mißverständnis aufzuräumen. Der neuzeitliche Yoga-Boom, der ein Boom des körperbetonenden Hatha-Yoga ist, hat dazu geführt, dass viele Menschen mit Yoga noch immer gut durchtrainierte Frauen- oder Männerkörper im besten Alter assoziieren – leider. Dieses Bild wird von der Omnipräsenz der Hochglanzmedien transportiert und am Leben gehalten. Doch Yoga hat per se nichts mit Jugendlichkeit, Schönheitsidealen oder überdurchschnittlicher Beweglichkeit zu tun. Denn Yoga ist lebensbegleitend und wird in jeder Lebensspanne unterschiedlich interpretiert: Ein Kind von acht Jahren benötigt andere, seinem Alter entsprechende Übungen und eine andere didaktisch-methodische Herangehensweise als etwa ein Jugendlicher, ein Erwachsener oder ein älterer Mensch.

Zwar gilt Yoga auch traditionell als probates Mittel zur Erhaltung von Jugendlichkeit und Gesundheit, doch niemand wäre vor Jahrhunderten auf die Idee gekommen, dass Yoga nur oder in erster Linie in einem bestimmten Alter praktiziert werden sollte. Im Gegenteil: In den historischen Gesellschaften des indischen Subkontinents diente das Alter traditionell dazu, sich zunehmend der spirituellen Praxis und damit auch dem Yoga zu wid-

Yoga – kurz erklärt

Yoga ist Jahrtausende alt. Ursprünglich dem männlichen Teil der Eliten Indiens vorbehalten, ist Yoga heute allen Menschen zugänglich. In Amerika und Europa wurde Yoga erst Ende des 19. Jahrhunderts bekannt: vor allem durch Persönlichkeiten wie Vivekananda und Ramakrishna, die ihn über eine religiös motivierte Mission anpriesen. In der zweiten Hälfte des 20. Jahrhunderts verbreitete und kommerzialisierte sich Yoga rasant in der westlichen Welt. Das ging einher mit dem Siegeszug der Yoga-Körperhaltungen – im Sanskrit als Asanas bezeichnet –, die mit gezielten Atemtechniken verbunden werden.

Diese Ausrichtung des Yoga ist als Hatha-Yoga bekannt: Körper und Körpererleben stehen im Fokus. In der symbolischen Terminologie steht ‚ha' für die Sonne oder die männliche Energie und ‚tha' für den Mond oder die weibliche Energie. Ein nachhaltig betriebener Hatha Yoga soll demnach den Ausgleich körperlicher und geistiger Energien bewirken. Etwas weniger esoterisch ausgedrückt, ist Hatha-Yoga ein Übungsprinzip, das die jeden durchströmende Lebensenergie, die in verschiedenen Hochkulturen als Prana, Pneuma, Qi oder Ki thematisiert wurde, erfahren und aktivieren lässt und darauf abzielt, alle Ebenen des Menschen (physisch, psychisch, geistig und seelisch) in ein kontrolliertes, ausgewogenes und konzentriertes Miteinander zu bringen. Körperliche Gesundheit und mentale Stabilität sind Ausdruck davon.

men. Das ist auch nachvollziehbar, denn im Alter nehmen die häuslichen Pflichten in der Regel deutlich ab. Für Yoga bleibt mehr Zeit und Raum.

Halten wir fest: Praxis und positive Wirkungen des Yoga beschränken sich nicht auf eine bestimmte Altersgruppe. Es gibt sogar Hinweise darauf, dass Yoga im Alter besonders wirksam ist. Eine Studie hat zum Beispiel gezeigt, dass bereits nach sechs Monaten Yoga die Rundung des Rückens bei über 60-Jährigen signifikant abgenommen hat (Greendale et al., 2009). Bedenkt man, dass das eine wesentliche Komponente nicht nur der Rückengesundheit ist, sondern auch entscheidend bei Nacken- und Schulterproblemen, kann man ermessen, wie tiefgreifend die Praxis in den Alltag wirkt. Yoga hält Heilsames für viele gesundheitliche Symptome bereit, die im Lebenslauf und naturgemäß im Alter vermehrt auftreten.

Wichtigster Faktor ist die Bewegung. Wir wissen heute, dass der altersbedingten Abnutzung der Gelenke (Arthrose) am besten durch Mobilisation und Bewegung entgegengewirkt werden kann. Unsere Business-Yoga-Programme haben hier einen Schwerpunkt. Auch der einseitige Gebrauch der Gelenke, der häufig Ursache für Arthrose ist, kann etwa durch asymmetrische Haltungen etwas ausgeglichen werden. Weil Muskelschwund und der Verlust der Knochensubstanz ab dem 30. Lebensjahr zunehmen, ist es umso entscheidender, in Bewegung und im Training zu bleiben.

Was Yoga kann, ist mit wissenschaftlich evidenten Studien längst nachgewiesen (vgl. z.B. Cramer, Lauche & Dobos, 2014). Im Jahr 2021 sind in der medizinischen Fachdatenbank PubMed mehr als 6000 Veröffentlichungen verzeichnet – mit einer steil ansteigenden Kurve ab 2007. Yoga wird in präventiver Perspektive zunehmend als wirksame Methode anerkannt und deshalb in Deutschland von den Krankenkassen bezuschusst. Die folgend exemplarisch – also ohne Anspruch auf Vollständigkeit – aufgezeigten Einblicke zu spezifischen, wissenschaftlich erforschten psychischen und physischen Effekten des Yoga verdeutlichen dies.

> Wer Yoga übt, entfernt das Unkraut aus dem Körper, so dass der Garten wachsen kann.
>
> B.K.S. Iyengar

- **Stressreduktion:** Nicht selten sind die Ursachen körperlicher Probleme psychischer Natur und allzu oft Folgen von gesellschaftlich induziertem Stress. Hier wirkt Yoga aufgrund seiner stressreduzierenden Eigenschaften, die gerade auch durch die mentalen Aspekte wie die bewusste Atmung herbeigeführt und verstärkt werden. Bereits 1851 wies der Mediziner N. C. Paul in einer frühen wissenschaftlichen Studie nach, dass die kontrollierte Atmung im Yoga zu weniger Atemzügen pro Minute führt – die Atmung wird effizienter.
Laut der Studie von Chaya et al. (2006) lassen sich durch Yoga Stoffwechselaktivität und Grundumsatz deutlich verringern. Dieses Ergebnis verdeutlicht die Wirksamkeit yogischer Praktiken auf nicht direkt beeinflussbare Faktoren: Bei Stresssymptomen ist das Gleichgewicht zwischen Sympathikus und Parasympathikus – den aktivierenden und beruhigenden Gegenspielern des Nervensystems – aus dem Lot geraten. Yoga hilft, die Balance wiederzuerlangen. Unter anderem dadurch, dass eine Praxis den zu wenig aktiven Parasymphatikus anregt,

während der Sympathikus beruhigt wird. Es entsteht ein inneres Gleichgewicht (Streeter et al., 2012).
Dass sich stressreduzierende Folgen auch mit harten Daten belegen lassen, zeigen klinische Studien. Nimmt man hormonelle Stressparameter, so zeigen mittlerweile eine Vielzahl von Studien die regulierende Wirksamkeit von Yoga auf Cortisol, das als Stresshormon gilt. Beispielsweise konnte eine signifikante Senkung des Cortisol-Spiegels nach einer dreimonatigen Intervention mit Yogatraining nachgewiesen werden (Michalsen et al., 2005). Dieses eindeutige Ergebnis findet sich zwar nicht in allen Studien, aber eine Senkung des Cortisols im Blut lässt sich im Einzelnen sowohl bei jungen Erwachsenen (West et al., 2004), als auch bei Personen mittleren Alters (Rocha et al., 2012; Yadav et al., 2012) und bei Senioren (Beena et al., 2013) nachweisen.
Eigene Forschungen an der Pädagogischen Hochschule Karlsruhe (vgl. Rathgeber, 2017) bestätigen die Ergebnisse vorliegender Studien und erweitern diese. So wurden die Effekte von Yoga-Kurzprogrammen (10-15 Minuten, vgl. Fessler, 2015) mit moderat-intensiven körperlich-sportlichen Aktivitäten (60-70 Prozent der individuellen maximalen Herzfrequenz) hinsichtlich resultierender physiologischer Spannungszustände verglichen. Der Fokus wurde hierbei auf das Verhältnis von Stress- zu Sexualhormonen (Cortisol vs. Estradiol/Testosteron) gelegt, weil spannungsbedingte energetische Defizite durch diese Hormone abgebildet werden können. Im Ergebnis zeigt sich, dass Yoga im Unterschied zu moderat-aeroben Aktivitäten insbesondere bei Frauen eine effiziente Methode hinsichtlich spannungsreduzierender Wirkungen darstellt.

■ **Stimmung verbessern:** Die Psyche spielt eine gewichtige Rolle für das Gesamtbefinden. Hier gibt die Yogapraxis entscheidende aktivierende und stimmungsaufhellende Impulse. Depressive Verstimmungen und Antriebslosigkeit werden sich weniger leicht bemerkbar machen, wenn man regelmäßig übt. Eine Pilotstudie der Boston University School of Medicine aus dem Jahr 2007 zeigt auf, dass eine Stunde Yoga die Konzentration des Neurotransmitters GABA um 27 Prozent ansteigen lassen kann (Streeter et al., 2007). GABA ist einer der wichtigsten hemmenden Neurotransmitter. Er beruhigt und mindert die Angst. Bei Depression und Angstzuständen sind die Werte dieses Botenstoffs meist im Keller. Bei einer Folgestudie hat sich gezeigt, dass zwar auch Sport (Walking) positive Effekte auf die GABA-Konzentration und die Stimmung hat, Yoga hat sich im Vergleich aber als wirksamer erwiesen (Streeter et al., 2010).
Auch als komplementäres Instrument der gesundheitlichen Vorsorge punktet die ganzheitliche Körperkunst mit indischen Wurzeln. Durch den ergänzenden Einsatz von Yoga zur medikamentösen Therapie können depressive Verstimmungen signifikanter reduziert werden als bei einer rein medikamentösen Behandlung (Cramer, 2015, S. 10).

■ **Förderung der Konzentration:** Fragt man nach den mentalen Wirkungen des Yoga, bestätigen sich auch hier die positiven Effekte. Eine Studie von Rocha et al. (2012) dokumentiert eine gestiegene Gedächtnisleistung nach sechsmonatiger Yogapraxis unter Angehörigen des brasilianischen Militärs. Eine Studie mit 60-Jährigen hat gezeigt, dass das Arbeitsgedächtnis des Menschen bereits nach acht Wochen Yogapraxis bessere Leistungen aufweist (Gothe et al., 2016). Wesentlicher Faktor hierfür ist die in der Yogapraxis erforderliche permanente achtsame Konzentration im Übungsprozess. Es gibt außerdem Hinweise auf sich verbessernde visuelle, verbale und kognitive Fähigkeiten durch yogische Praktiken (Manjunath & Telles, 1999; Rangan et al., 2009; Garg et al., 2016). Außerdem konnte eine verbesserte Gedächtnisleistung unmittelbar nach einer Yogaintervention nachgewiesen werden (Subramanya & Telles, 2009). Solche Ergebnisse sind gerade auch für den Alterungsprozess von großem Interesse, bedenkt man, dass in der Verbesserung kognitiv-konzentrativer Leistungen zumindest die Hoffnung auf eine Vorbeugung von Demenzerkrankungen besteht.

- **Motorische Funktionen erhalten und verbessern:** Mangelnde Beweglichkeit, Abnutzung und Versteifung der Gelenke in Kombination mit verkürzten Muskeln, Sehnen und Bändern beeinflussen die Qualität des neuromuskulären Zusammenspiels mit dem Ergebnis, dass es zu einem unsichereren Gang und damit zu einer erhöhten Sturz- und Verletzungsgefahr kommt. Die Folge können Schonhaltungen sein, die wiederum Gift sind für die Gelenke. Ein sinkendes Selbstvertrauen und der schrittweise Verlust der Eigenständigkeit können mit einhergehen, von einer sozialen Isolation ganz zu schweigen. Somit gehen die positiven Wirkungen der Yogapraxis weit über die unmittelbaren Vorteile für den Bewegungsapparat hinaus und wirken ins Leben und den Alltag hinein. Die folgenden ausgewählten Studien belegen die Wirksamkeit des Yoga für ausgewählte motorische Funktionen:

Yoga verhilft zu einer allgemeinen Körperkräftigung und damit einhergehend zu einer Verbesserung der Haltung und der Beweglichkeit sowie einer Schulung des Gleichgewichts (vgl. Montalbetti & Eggenschwiler, 2016, S. 2). Weitere Studien zeigen bereits nach achtwöchiger Durchführung signifikante Verbesserungen der Muskelkraft, der Ausdauer, der Flexibilität sowie des Gleichgewichts auf (Lipton, 2008, S. 38ff.). Die verbesserte Gelenkigkeit ist auf die durch regelmäßiges Training erhöhte Elastizität des Muskelgewebes zurückzuführen (vgl. O'Neill, Comber & Macdonald, 2015, S. 16f.) und die verbesserte Balancefähigkeit auf die ganzheitliche Trainingsweise des Yoga, bei der viele Positionen außerhalb des eigentlichen Schwerpunkts gehalten werden. Dadurch werden die Bänder der Knie- und Fußgelenke zur Stabilisation angeregt und somit das Gleichgewicht verbessert (vgl. ebd., S. 19).

Durch den hohen Krafteinsatz, der benötigt wird, um bestimmte Positionen zu halten, kann Yoga auch als Krafttraining mit dem eigenen Körpergewicht gesehen werden. Der Vorteil gegenüber einem normalen Krafttraining ist dabei, dass gleichzeitig die Muskulatur gestreckt wird, sodass eine Muskelverkürzung und ein dadurch bedingtes erhöhtes Verletzungsrisiko verringert werden (vgl. O'Neill, Comber & Macdonald, 2015, S. 17f.). Hauptsächlich die stabilisierende Rumpfmuskulatur wird bei den meisten Asanas gestärkt, was bei vielen Erkrankungen des Bewegungsapparates wichtig ist (vgl. Niessen, 2013, S. 29f.). Dabei ist das angestrebte Ziel des Yoga keine Vergrößerung des Muskelumfangs oder der Maximalkraft, sondern eine ausreichende physiologische Kraft für die Bewältigung des Alltags (vgl. ebd., S. 31).

- **Schmerzreduktion:** Im Vergleich mit herkömmlichen therapeutischen Übungen und normalen Pflegemaßnahmen hat sich Yoga, folgt man Posadzki et al. (2011), mit Bezug auf die verschiedensten Schmerzleiden als überlegen herausgestellt. Insbesondere ist die Wirksamkeit des Yoga bei chronischen Rückenbeschwerden, deren Ursache häufig in der Insuffizienz der Rumpfmuskulatur liegt, in diversen Studien nachgewiesen (vgl. Lipton, 2008; Sherman et al., 2011; Cramer, 2015). Dabei wird Yoga in erster Linie zur Linderung unspezifischer Rückenschmerzen eingesetzt und weist bereits nach mehreren Wochen regelmäßigen Trainings eine signifikante Reduktion der Schmerzen und damit einhergehender Einschränkungen auf, was anschließend mehrere Monate anhält. Cramer resümiert in einem Artikel, dass „etwa zwei Drittel aller RückenschmerzpatientInnen von der Teilnahme an einem Yoga-Kurs profitieren" (2016, S. 40).

■ **Entspannung:** Eine Hauptwirkung der Yogapraxis sind muskuläre Entspannungseffekte. Unter anderem konnte nachgewiesen werden, dass sich der Muskeltonus in Ruhe signifikant absenken lässt (Kühnemann, 1998). Dass dies bereits im jungen Alter der Fall ist, zeigt die Yogagruppe in einer Studie zur Wirksamkeit verschiedener Entspannungstechniken bei 4- bis 6-jährigen Kindern von Müller (2016).
Die Beruhigungseffekte betreffen aber nicht nur die Muskulatur, sondern sämtliche Körperfunktionen. Dafür verantwortlich ist nach neuesten wissenschaftlichen Erkenntnissen das Zusammenspiel zweier Systeme, die maßgebliche Auswirkungen auf Stresssymptome haben. Zum einen das Herunterregulieren der Hypothalamus-Hypophysen-Nebennieren-Achse – ein komplexes hormonelles Zusammenspiel, das sich maßgeblich auf den Hormonhaushalt auswirkt. Zur positiven Beeinflussung dieses Stresshormonsystems kommt darüber hinaus auch die Beruhigung des Sympathikus (Ross & Thomas, 2010) hinzu, wie bereits unter der Rubrik Stressreduktion beschrieben.

Vor allem primärpräventive Aspekte sind angesichts der epidemischen Ausbreitung von chronisch-degenerativen Erkrankungen, wie etwa Gelenkarthrose, im Altersgang von zunehmender Bedeutung. Yoga zielt aber nicht nur auf die Symptome, sondern auf die Verursachungsfaktoren. Gut durchdachte und altersgemäße Bewegungsfolgen beugen beispielweise sowohl Verspannungen, als auch Muskelschwund vor – und bieten damit ein wirksames Mittel, um Haltungsschwächen, späteren Haltungsschäden und Stoffwechselstörungen vorzubeugen. Verdauungsbeschwerden oder Entzündungen müssen gar nicht erst entstehen, und eine gute neuromuskuläre Koordination wird länger erhalten. Aber auch in therapeutischer Perspektive wird Yoga ergänzend zu herkömmlichen schulmedizinischen Therapien zur Aktivierung selbstheilender Ressourcen des Menschen empfohlen.

■ **Fitness:** Aufgrund der körperlichen Anforderungen überrascht es wenig, dass Yoga auch für die generelle Fitness deutliche Vorteile bringt und den allgemeinen Gesundheitszustand verbessern kann. Bei jungen Erwachsenen zeigte sich in einer Studie eine signifikante Verbesserung der Herz-Kreislauf-Ausdauer. Bei längerem Training zeigten sich auch verbesserte Werte im Herz-Lungen-System. Insofern wird Yoga mit Blick auf Herz-Kreislauf-Erkrankungen präventiv empfohlen (Bhavanani, 2014, S. 401).

■ **Verdauung:** Verdauungsbeschwerden entstehen vielfach durch Stress und andere negative Gefühle (Oellerich & Wessels, 2013, S. 106f.). Dass Yoga die Verdauung in Schwung zu bringen vermag, liegt nicht nur darin begründet, dass Yoga allgemein beruhigend wirkt, sondern auch, dass mit einem spezifisch ausgerichteten Yogaprogramm die Verdauungsorgane in Bewegung gebracht werden können und die Durchblutung angeregt wird (vgl. Fessler, 2015, S. 78f.).

■ **Osteoporose:** Eine Pilotstudie von Fishman aus dem Jahr 2009 zeigt auf, dass sich Yoga zur Behandlung von Osteoporose eignet, da er die Knochenmineraldichte anregt (S. 244).

■ **Primäre Hypertonie:** Das Thema Bluthochdruck nimmt im Alter enorm an Bedeutung zu. Bedenkt man, dass der Bluthochdruck nicht nur für Herzinfarkt, sondern auch für chronische Nierenleiden und für die arterielle Verschlusskrankheit ein Hauptrisikofaktor ist, kommt diesem Forschungsgebiet große Bedeutung zu.
Dass Ausdauersport einen positiven Effekt auf den Blutdruck hat, ist vielfach belegt. Für Menschen, die Joggen, Radfahren Schwimmen und andere Ausdauersportarten nicht mögen, ist Yoga eine vielversprechende Alternative.
Signifikante Senkungen des Blutdrucks nach Yoga-Übungseinheiten wurden immer wieder repliziert. Darauf verweist die Metastudie von Ali, Katz & Bracken (2007), die 12 zum Teil randomisierte Studien im Zeitraum von 1975 bis 2005 umfasst. Das Ergebnis: Im Unterschied zu den Kontrollgruppen, die nichts taten, konnten die Yogagruppen ihren systolischen Blutdruck durchschnittlich um 11,5 mm Hg und den diastolischen Blutdruck um 6,8 mm Hg senken. Bemerkenswert ist weiterhin, dass die Yogagruppen vergleichbare Blutdrucksenkungen erreichten wie Kontrollgruppen mit medikamentöser Behandlung. Auch eine neuere Metastudie von 2014 kommt zu dem Schluss, dass „die Effektivität des Yoga als eine Therapie für Bluthochdruck ermutigend" ist (Posadzki et al., 2014).
Im Ergebnis gilt Yoga als eine der wirksamsten nicht-pharmakologischen Therapieverfahren zur Reduktion von Bluthochdruck.

> **Primäre Hypertonie**
>
> Die primäre Hypertonie, auch als essentieller Bluthochdruck bezeichnet, ist mit 90% die häufigste Hypertonieform. Die Erkrankung ist multifaktoriell, nämlich eine Mixtur genetischer Komponenten sowie Einflüsse von Umwelt und Lebensstil. Primäre Hypertonie kann eine Folge chronfizierter Stresszustände sein.

Aus den vorgenannten Indikationen von Yoga ist festzuhalten: Vor allem primärpräventive Aspekte sind angesichts der epidemischen Ausbreitung chronisch-degenerativer Erkrankungen von zunehmender Bedeutung. Yoga zielt aber nicht nur auf die Symptome, sondern auch auf die Verursachungsfaktoren. Gut durchdachte Bewegungsfolgen beugen beispielweise sowohl Verspannungen als auch Muskelschwund vor – und bieten damit ein wirksames Mittel, um Haltungsschwächen, späteren Haltungsschäden und Stoffwechselstörungen vorzubeugen. Verdauungsbeschwerden oder Entzündungen müssen gar nicht erst entstehen, und eine gute neuromuskuläre Koordination wird länger erhalten. Aber auch in therapeutischer Perspektive wird Yoga ergänzend zu herkömmlichen schulmedizinischen Therapien zur Aktivierung selbstheilender Ressourcen des Menschen empfohlen. Nicht selten sind die Ursachen körperlicher Probleme psychischer Natur und allzu oft Folgen von gesellschaftlich induziertem Stress. Hier wirkt Yoga aufgrund seiner stressreduzierenden Eigenschaften, die gerade auch durch die mentalen Aspekte wie die bewusste Atmung herbeigeführt und verstärkt werden.

Business-Yoga

Yoga im Betrieb

Der Yoga-Leitfaden ['Yoga-Sutra'] des Patanjali mit seinen 196 Aphorismen wurde zwischen dem 2. Jhd. vor Christus und dem 4. Jhd nach Christus niedergeschrieben und bringt die dem Yoga innewohnende Weisheit zum Ausdruck. Einige der Zielsetzungen (vgl. Infotafel) können, in die Moderne übersetzt, als Ziele der Gesundheitsförderung im Betrieb verstanden werden. Wohl deshalb wird Yoga, auch für Menschen in Führungspositionen, immer beliebter. Um ein paar Aspekte anzuführen – Business-Yoga ...

- ... bringt Energie zurück, hält Energie aufrecht und fördert konzentratives Arbeiten,
- ... trägt zu Ausstrahlung und persönlichem Charisma bei,
- ... bringt den Menschen zu sich selbst und stärkt sein Selbstbewußtsein,
- ... verbessert das Empathievermögen und stärkt somit Sozialkompetenz und Kooperationsfähigkeit,
- ... macht den Geist freier und kreativer und verhilft zu guten und neuartigen Ideen,
- ... hält körperlich fit.

Fasst man all dies in wenigen Worten zusammen, dann trägt Business-Yoga dazu bei, sich selbst besser zu managen und im Flow zu halten zwischen externen Anforderungen, persönlichen Ansprüchen und persönlichen Ressourcen.

Unser Business-Yoga will all diejenigen ansprechen, die den ganzen Tag arbeiten, aber immer weniger Zeit haben, weil der Terminkalender überfüllt ist, weil eine Besprechung die andere jagt und immer mehr Verantwortung übernommen werden soll. Yoga kommt zu denen ins Büro, die Yoga am meisten brauchen, aber am wenigsten Zeit dafür haben, geschweige denn dafür, einen Yoga-Kurs zu besuchen. Und: Business-Yoga will alle erreichen. Denn es geht nicht um Körperakrobatik, sondern um grundständiges Üben, in das jeder hineinwachsen und mit entsprechend kontinuierlichem Training sichtbare körperliche und unsichtbare mentale Fortschritte erzielen kann.

Das war der Ausgangspunkt, Business-Yoga mit den Grundthemen Psychoregulation, Körperwahrnehmung und Körpermotorik zu konzipieren.

Business-Yoga gestern und heute

Eine Analyse des Buchmarktes sollte zunächst Aufschluss darüber geben, ob es Sinn macht, ein weiteres Business-Yo-

Yoga-Leitfaden des Patanjali

- Yoga ist das Stillstellen der Bewusstseinsbewegungen. (Sutra 1.2)
- Yoga ist Bemühen, im Stillstand der Bewusstseinsbewegungen zu verharren. (Sutra 1.13)
- Aus der Zufriedenheit erwächst höchster Glücksgewinn. (Sutra 2.42)
- Vortrefflichkeit des Körpers ist Schönheit der Form, Kraft und diamantene Festigkeit. (Sutra 3.47)
- Unmittelbare Wahrnehmung und logische Forderung bilden die richtige Erkenntnis. (Sutra 1.7)
- Aus der Reinheit entstehen innere Heiterkeit, die Beherrschung der Sinne und die Fähigkeit für die Schau des Selbst. (Sutra 2.41)
- Künftiges Leid ist zu vermeiden. (Sutra 2.16)

ga-Buch in den Markt zu geben: In die Auswahl kamen nicht etwa Schriften, die allgemein gehaltene Entspannungsübungen mit eingestreutem Yoga beinhalten (vgl. bereits Höhnke & Ramme-Wichmann, 1990; dann Saltzwedel, 2005; Lichtblau, 2009) oder Mini-Workouts im Trainingsdress (vgl. z.B. Zylla & Mießner, 2008), sondern 15 Schriften, die sich explizit auf den Yoga in Betrieb bzw. Büro beziehen.
Klassiker des Business-Yoga sind in den 90er Jahren des 20. Jhds mit den Schriften von Friedeberger (1994) und Freedman & Hankes (1997) entstanden. Sie enthielten bereits das Grundkonzept des späteren Schrifttums, nämlich eine Mixtur aus klassischen Asanas wie etwa das 'Dreieck' oder die 'Katze' und aus Übungen, die man oberflächlich als Bürogymnastik bezeichnen könnte, die aber insbesondere durch die mit den Übungen verbundene Atemarbeit yogisch interpretiert wurden.
In einer zweiten Publikationswelle ist zehn Jahre später auf die Schriften von Rohnfeld (2004), Cichon & Fichtl (2005) und Iding & Kaiser (2005) zu verweisen. Die Schrift von Rohnfeld ist von Beginn an praxisorientiert ausgelegt, mit vielerlei Übungen (vgl. S. 21-145) und daraus resultierenden Programmen (vgl. S. 151-159). Gleiches gilt für Cichon & Fichtl auf den Seiten 15 bis 126, darunter viele wichtige Übungen für das Büro (vgl. S. 67-90). Hingegen hat das Buch von Iding & Kaiser eine esoterisch-missionarische Grundlage, die über viele Seiten dargelegt wird, und bietet erst danach ein differenziertes Übungsrepertoire mit einigen, für das Büro ausgelegten Asanas an wie etwa der 'Berg' auf S. 86 oder der 'Drehsitz' auf S. 118.
Wiederum eine Dekade später werden solche Übungsmixturen nach wie vor angeboten. Man könnte fast meinen, dass Iding & Kaiser als Photopause für "Yoga im Büro" von Vuccino (2018) diente. Auch hier werden philosophische Belehrungen gegeben, die zu ayurvedisch ausgerichteten Themen ausgearbeitet sind, wie nämlich ein "Yogist" insbesondere ernährungsphysiologisch zu leben hat (vgl. S. 19-46).
Weiterhin sind diesem Themen-Genre Hauptmann (2010), Sterzenbach (2012) und Schoen & Pearl (2013) zuzuordnen, die eine Mixtur aus tradierten Yogaübungen und yogisch interpretierter Bürogymnastik anbieten. Oder auch Bleis (2014) mit einer Reihung von insgesamt 18 bürotauglichen Übungen, die weniger didaktisch-methodisch begründet werden, vielmehr eine Ansammlung aus der Praxis der Autorin darstellen. Zweifellos eine Fundgrube für Business-Yoga-Übungen bietet Kugler (2015). Allerdings ist diese Schrift komplex strukturiert und wohl mehr für Yoga-Lehrende gedacht als für Anwender.
Weniger zielgerichtet sind Veröffentlichungen wie "Yoga-Break - Überleben im Büro" von Wüllner (2016). Sie gehören zu den Schriften, die Yoga auf der Verpackung haben und z.T. auch mit klassischen Asanas arbeiten, die ins Büroformat übersetzt werden, aber eben auch ein Vielzahl von gymnastischen Übungen, die nicht yogisch interpretiert werden, mit Themen wie Entschleunigung, Atemführung oder meditative Versenkung. Unter dem Label Business-Yoga läßt sich schließlich auch Fragwürdiges finden. So die "Yoga-Tools für Supermanager" (Czotscher & Hetjens, 2011), die "Yoga-Pause für den Job" von Reiche (2017) – ein Buch das ohne Bildmaterial und sonstige Medien auskommt – oder das von Linnartz (2015) mit "Business Yoga" betitelte Buch, das zwar Bürobilder (ohne Bewegung) im Hochglanzformat präsentiert, allerdings im praktischen Teil schweißtreibende Trainingsformen inklusive komplexerer Asanas in Trainingskleidung. Fragwürdig, hier allerdings bezüglich der inhaltlichen Qualität,

sind die "Yogaübungen im Alltag, im Büro, zum Abnehmen" von Tabaray (2018): Auf 28 Seiten werden wenig ausformulierte Übungen vorgestellt, die z.T. fragwürdig erscheinen. So ist etwa der Schulterstand (vgl. S. 12f.) weder bürotauglich, noch ist diese Position für die Allgemeinheit zu empfehlen, da hier die Gesundheitsrisiken ohne entsprechende fachliche Anleitung immens sind.

Ist also ein neues Buch zum Business-Yoga sinnvoll? Wir haben die Frage letzlich bejaht, da mit unserem Trainingssystem 'Business-Yoga' ein neues Format entwickelt werden konnte, das gegenüber dem bisherigen Schrifttum einen Mehrwert bietet. Der folgende Abschnitt fasst die konzeptionellen Facetten dieses Trainingssystems zusammen.

SeKA-Konzeption Business-Yoga

'Business-Yoga' wurde auf Basis der Yogabücher von Fessler (2015) und Fessler & Linder (2018) für die betriebliche Gesundheitsförderung entwickelt. Es vermittelt Yoga ganzheitlich und gesundheitlich dem modernen Lebensstil angepasst. Jeder kann mithilfe dieses Trainingssystems Yoga für sich entdecken und erarbeiten. Das lohnt sich, denn Yoga setzt auf ganzheitliche Wirkzusammenhänge: Da Yoga die angemessene Mischung aus Selbstdisziplin und Beachtung eigener physischer wie auch psychischer Grenzen vermittelt, ist diese Technik das Mittel der Wahl, wenn es gilt, den zunehmenden An- und Überforderungen in einem stressgeplagten und körper- wie auch bewegungsunfreundlichen Lebensumfeld angemessen zu begegnen – am Arbeitsplatz, unterwegs oder zu Hause. Die Entwicklungsprinzipien und Zielsetzungen unseres Business-Yoga können wie folgt zusammengefasst werden:

- Das Trainingssystem zielt darauf ab, präventiv wirksam zu sein. In gesundheitlicher Perspektive sollen wichtige Basishaltungen des Hatha-Yoga eingebunden und um sinnvolle Zusatzübungen ergänzt werden.

- Business-Yoga soll für den modernen Menschen, der in seinem Alltag in der Regel bewegungseingeschränkt ist, ohne Verletzungsrisiko durchführbar sein. Denn die Übungspraxis ist sanft und legt viel Wert auf die Atmung und die Atemführung.

- Das Trainingssystem soll auch dann anwendbar sein, wenn als Folge überlanger täglicher Sitzzeiten im Büro und wenig Bewegung im Alltag die Muskeln (vor allem die Bauch- und Rückenmuskulatur) anfangs nur gering belastbar sind und behutsam gekräftigt werden müssen.

- Präzise Bewegungsvorgaben, die falschen Ausführungsweisen entgegenwirken, und in die Bewegungszyklen eingebaute Aufwärm- und Mobilisierungsübungen sollten die Potentiale für Schädigungen, beispielsweise durch zu hohe Belastungen der angespannten Muskulatur, minimieren.

- Statisch und dynamisch ausgewogen: Die Asanas sollen meist für mehrere Atemzüge in Position gehalten werden, um die yogatypische Konzentration zu erreichen und damit die Übungen ihre wohltuenden Wirkungen entfalten können – andererseits sind in den Programmen dynamische Bewegungsabläufe eingebaut, die nachlassender Konzentration und Ablenkung entgegenwirken.

- Im Kontext funktioneller Zielsetzungen wurden bei der Entwicklung der Übungen und Programme folgende Fragen gestellt: Welche funktionellen Zielsetzungen, etwa die Ansteuerung von langen myofaszialen Muskelketten, erfüllen die Übungen? Welche motorischen Fähigkeiten, wie Kraft, Ausdauer, Koordination, werden primär gefördert? Welche der Übungen sind im Sitzen und welche im Stehen durchführbar? Bei welchen Indikationen sind die Übungen wirksam? Welche psychischen Auswirkungen werden den Übungen zugeschrieben? Können die Übungen mit einer gezielten Atemführung kombiniert werden, die dazu beiträgt, die Fähigkeit zu fördern, sich auf seinen Körper intensiv zu konzentrieren und sich zu sammeln? Ist jede einzelne Übung effizient genug, um die Zielsetzungen des jeweiligen Programms zu realisieren und dessen körperlich-psychische Wirkungen zu intensivieren?

- Praktikabilität: Die einzelnen Programme können je nach Zeitbudget kürzer oder länger ausgeführt werden. Ebenso wird ermöglicht, die Übungen durch Kombination verschiedener Themenstellungen quer zu vernetzen und so individuell und situativ wirksame Übungskombinationen für tägliche Situationen und Rituale zu erstellen.

- Die Konzentration verbessern, Achtsamkeit schulen und nachhaltig chronifiziertem Stress entgegenzuwirken, ist die psychische Dimension. Stressreduzierende Wirkungen werden durch atemrhythmisch geleitete Bewegungsausführungen erzielt, aber auch mit ausschließlichen Atemübungen meist zu Beginn oder am Ende eines Programms.

- Physisch sollten die Übungen den Körper kräftigen und beweglich halten, ebenso gezielt und wohltuend auf Organ- und Körperfunktionen wirken. Es geht darum, Verspannungen oder gar Schmerzen, die durch ständiges Sitzen und überlange Bildschirmarbeit entstehen, zu lindern und auf Dauer zu beseitigen. Das Geheimnis besteht in Form des Zusammenspiels verschiedener Wirkmechanismen. Diese sind körperlich-sportliche Wirkungen, die Muskeln und Faszienstrukturen im Körper tiefgreifend kräftigen. Ebenso präventive Wirkungen wie etwa das Ansprechen der Stützmuskulatur des Rückens, die für unsere Haltung und die Rückengesundheit wichtig sind. Schließlich therapeutische Wirkungen durch bewusst entschleunigte und sanfte Bewegungen. Sie lindern chronisch-degenerative, also abbauende Erkrankungen wie etwa Rückenschmerzen.

- Selbstinstruktivität: Die 24 Yoga-Programme ermöglichen Anfängern den leichten Einstieg in die Methode, denn sie beinhalten Übungen, die Erwachsene ohne Yoga-Erfahrungen und auch Menschen mit leichten Bewegungseinschränkungen selbst erlernen und selbsttätig durchführen können. Das Trainingssystem wurde vor allem auf Selbstinstruktivität hin entwickelt und geprüft (vgl. S. 39ff.). 'Business-Yoga' ist deshalb persönlich sofort verfügbar. Eine Anleitung durch einen Trainer oder Therapeuten ist hilfreich, aber nicht erforderlich.

Abb. 2 gibt einen Überblick zum Trainingssystem 'Business-Yoga', das 24 Programme mit insgesamt 120 Übungen umfasst. Das Neue an diesem Trainingssystem besteht darin, dass Übungen nicht nur aneinandergereiht werden, sondern unter verschiedenen Themenstellungen und Indikationen zu Programmen zusammengefaßt sind. Wer also an weitverbreiteten und spezifischen Rückenschmerzen leidet, weil die Sitzzeiten zu lang und die Bewegungszeiten zu kurz sind, kann beispielsweise unter dem Thema 'Körperwahrnehmung' mit den Programmen 'Durchlässige Körpermitte' im Büro (Abb. 2: Programm 3) oder

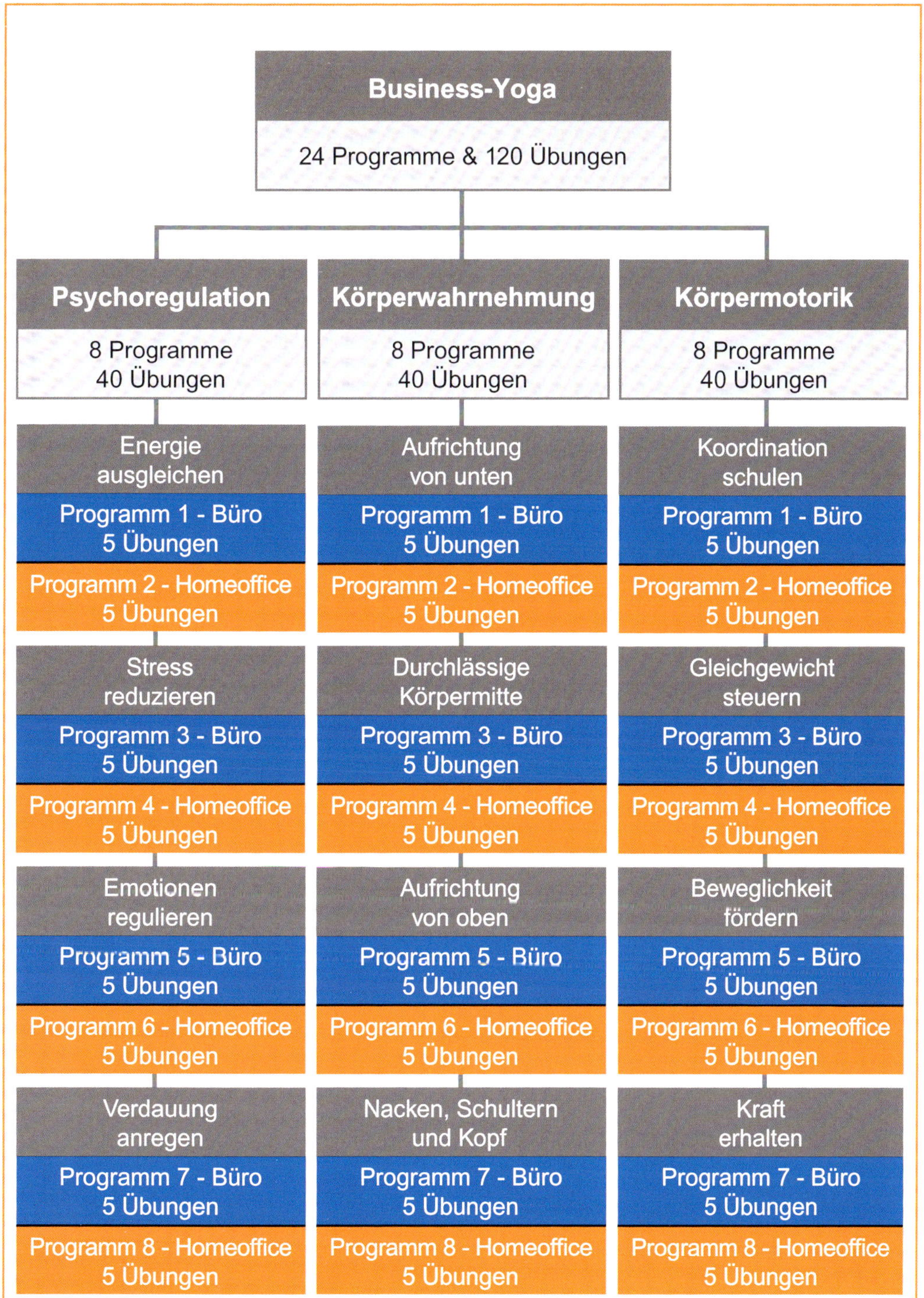

Abb. 2: Das SeKA-Trainingssystem 'Business-Yoga'

Homeoffice (Programm 4) in das Training einsteigen. Interessierte werden also dort abgeholt, wo die persönlich höchste Motivation verspürt wird, mit einem Business-Yoga-Training zu beginnen.
Weiterhin besteht die Modularität dieses Trainingssystems darin, dass jedem der drei Grundthemen, nämlich 'Psychoregulation', 'Körperwahrnehmung' und 'Körpermotorik', jeweils 8 Programme zugeordnet sind, die allesamt 5 Übungen umfassen. Alle 24 Programme sind in 8 bis 14 Minuten durchführbar. Dies bewirkt, dass sie in einem zeitlich überschaubaren Rahmen durchgeführt werden können, die in den Rahmen einer Bewegungspause in der betrieblichen Gesundheitsförderung passen. Ein innovatives Merkmal ist auch darin zu sehen, dass jedes Thema, z.B. 'Emotionen regulieren' zwei Programme mit unterschiedlichen Übungen beinhaltet, nämlich ein Büro-Programm, das in Berufskleidung durchgeführt werden kann (in Abb. 2 als 'blaue' Programmlinie gekennzeichnet) oder als Homeoffice-Programm in Alltags- bzw. Trainingskleidung (siehe Abb. 2, S. 35 – Programmlinie 'orange'), wo dann z.B. die Yogamatte zum Einsatz kommen kann. Entsprechend farblich sind dann auch die Programme auf den Seiten 48 bis 221 gehalten. Kombiniert man die jeweils einem Thema zugehörigen beiden Programme, etwa als Training zuhause, resultieren daraus vollwertige Yogaeinheiten über ca. 20 bis 30 Minuten mit insgesamt 10 Übungen.

Evaluation

Die Entwicklung des Trainingssystems 'Business-Yoga' erfolgte in drei Projektphasen.

Projektphase 1 (2015 - 2016): Sie hatte zum Ziel, [1] Pilotstudien zum Business-Yoga für Erwerbstätige an Büroarbeitsplätzen zu entwickeln, [2] Implementierungspotentiale der Programme in betrieblichen Settings im Rahmen von Bewegungspausen (Gruppenrahmen), aber auch mit Blick auf die individuelle Umsetzung von Kurzprogrammen am Arbeitsplatz zu prüfen und [3] im Rahmen einer empirischen Studie die Umsetzung der Programme in betrieblichen Kontexten durch die Programmteilnehmer bewerten zu lassen. Die Entwicklung der Mini-Workouts sollte zu verschiedenen Themenstellungen (vgl. Abb. 2, S. 35) als auch zu verschiedenen Körperbereichen erfolgen.

Projektphase 2 (2016 - 2017): Parallel zu den betrieblichen Pilotstudien erfolgte [1] die Entwicklung und [2] Evaluation alltagstauglicher Mini-Workouts für Indoor und Outdoor. Sie sollten, wie auch im Betrieb, hier aber in individuellen Settings, dazu dienen, den Anforderungen des Alltags entspannter begegnen zu können und einem stressgeplagten wie auch körper- und bewegungsunfreundlichen Lebensumfeld zumindest zeitweise zu entkommen. Die Entwicklung der Mini-Workouts erfolgte zu den Themenstellungen 'Körpermotorik', nämlich Schulung des Gleichgewichts, Beweglichkeit und Kräftigung, sowie 'Psychoregulation', u.a. mit dem Thema 'Energie ausgleichen'.

Projektphase 3 (2019 - 2020): Aufbauend auf den Erfahrungen der Projektphasen 1 und 2 wurde nun der Fokus darauf gelegt, [1] die Programme auf Basis der finalen SeKA-Konzeption 'Business-Yoga' (vgl. hierzu S. 33 ff.) zu entwickeln, [2] weitere Erfahrungen beim Einsatz der

Programme in betrieblichen Kontexten zu sammeln, [3] die Programme wiederum durch die Teilnehmenden bewerten zu lassen, um die Quantität der empirischen Datensätze zu erhöhen und damit zu einer repäsentativen Datenbasis zu gelangen. Die Arbeiten hierzu konnten im März 2020 abgeschlossen werden.

Projektphase 4 (2020): Hier erfolgte die finale Zusammenstellung der Programme sowie die Ausarbeitung der Übungen zur Publikation in dieser Schrift.

Ergebnisse aus der Projektphase 3

Im Folgenden beschränkt sich die Präsentation und Interpretation der Zahlen auf die Projektphase 3, da hier das finale Business-Yoga-Konzept mit seinen 24 Programmen und 120 Übungen (vgl. Abb. 2, S. 35), das aus den Projektphasen 1 und 2 entwickelt wurde, weitgehend Anwendung fand. Nach einer kurzen Darstellung der Methoden und grundlegenden Angaben zum Datensatz werden die Ergebnisse zu drei wichtigen Themen vorgestellt, nämlich die Bewertung der Teilnehmenden bezüglich [1] der eigenen Befindlichkeit nach der Programmdurchführung, [2] der Selbstinstruktivität sowie Praktikabilität der Programme und [3] der Durchführungsbarrieren.

Methoden: Die empirischen Studien in der Projektphase 3 erfolgten mit Befragungsmethoden, da diese in den Sozialwissenschaften nach wie vor als Standardinstrumente der empirisch geleiteten Forschung gelten. Auch waren folgende Gründe maßgebend: In inhaltlicher Perspektive ist bei Thematiken wie Stress und Beanspruchung sowie bei der Bewertung von Erholungs- und Entspannungszuständen die Selbstauskunft entscheidend, da nur die individuelle kognitive und emotionale Bewertung beispielsweise einer Stresssituation Auskunft darüber geben kann, ob ein Reiz als Stressor eingestuft wird. In ökonomischer Perspektive sind bei repräsentativen Stichproben auch Kostenfaktoren zu beachten. Biofeedback-Methoden oder endokrinologische Ansätze wie etwa die Analyse von Stressparametern wie Cortisol – vgl. hierzu im ket-Team die Forschungsarbeiten von Müller (2016) und Rathgeber (2017) – konnten bislang aus Kostengründen nur bei kleineren Stichproben durchgeführt werden.
Im Ergebnis wurden bei den Befragungsmethoden drei Messinstrumente eingesetzt, nämlich ein Eingangs- und ein Abschlussfragebogen mit 46 und 60 Items für Pre-Post-Messungen, die Fragen zu mittelfristigen gesundheitlichen Auswirkungen der SeKA-Programme beantworten sollten, sowie ein Bewertungsbogen für das Business-Yoga-Programm mit 25 Items, der von den Teilnehmenden nach der Durchführung des Trainings zu bearbeiten war. Die Entwicklung der Fragebogen auf Basis publizierter Erhebungsinstrumente (insbesondere Krampen, 1991, AT-EVA; Krampen, 2002, ET-ANAM; Krampen, 2006, ASS-SYM; Müller & Basler, 1993, KAB; Kuhnt, 2004, Eingangsfragebogen für die allgemeine, präventive Rückenschule) und Eigenentwicklungen (vgl. Weiler & Fessler, 2012) wird von Kaiser (2017; vgl. S. 146–167) ausführlich referiert.

Datensatz: Die Implementierung der Programme erfolgte in drei mittelständischen Betrieben sowie zwei Behörden. Die vorliegenden Datensätze aus den Settings wurden kumuliert, sodass der folgenden Darstellung ausgewählter Ergebnisse ein N von 133 Probanden zugrundeliegt. Diese nahmen an einem oder mehreren Programmen teil, folglich wurden von den Probanden 377 Programme durchlaufen.

69,2% der Probanden waren weiblich und 30,8% männlich. Da die Programmteilnahme freiwillig war, ergab sich das übliche Bild bei der Implementierung von Entspannungsmethoden, nämlich das des aktiveren weiblichen Geschlechts. Die Altersrange betrug 19 bis 62 Jahre.
Wichtige Parameter im Eingangsfragebogen bezogen sich auf die Erfassung des subjektiven Gesundheitszustands und des Bewegungsverhaltens während der Arbeit. Insgesamt sind 68,4% der Meinung, einen guten Gesundheitszustand zu besitzen, während 28,6% diesen als weniger gut und 3,0% als schlecht einstufen. Vergleicht man hier die jüngeren Teilnehmer (19 bis 39 Jahre) mit den Älteren (40 bis 62 Jahre), ergeben sich zwar erwartungsgemäß signifikante Unterschiede (t=2,1; p=.038), jedoch sind bei den jüngeren Teilnehmern bereits 23,8% der Auffassung, dass ihr Gesundheitszustand nicht der beste sei. Bezüglich des Bewegungsverhaltens zeigt sich in den untersuchten Betrieben das übliche Bild: 98,6% verbringen ihren beruflichen Alltag über-

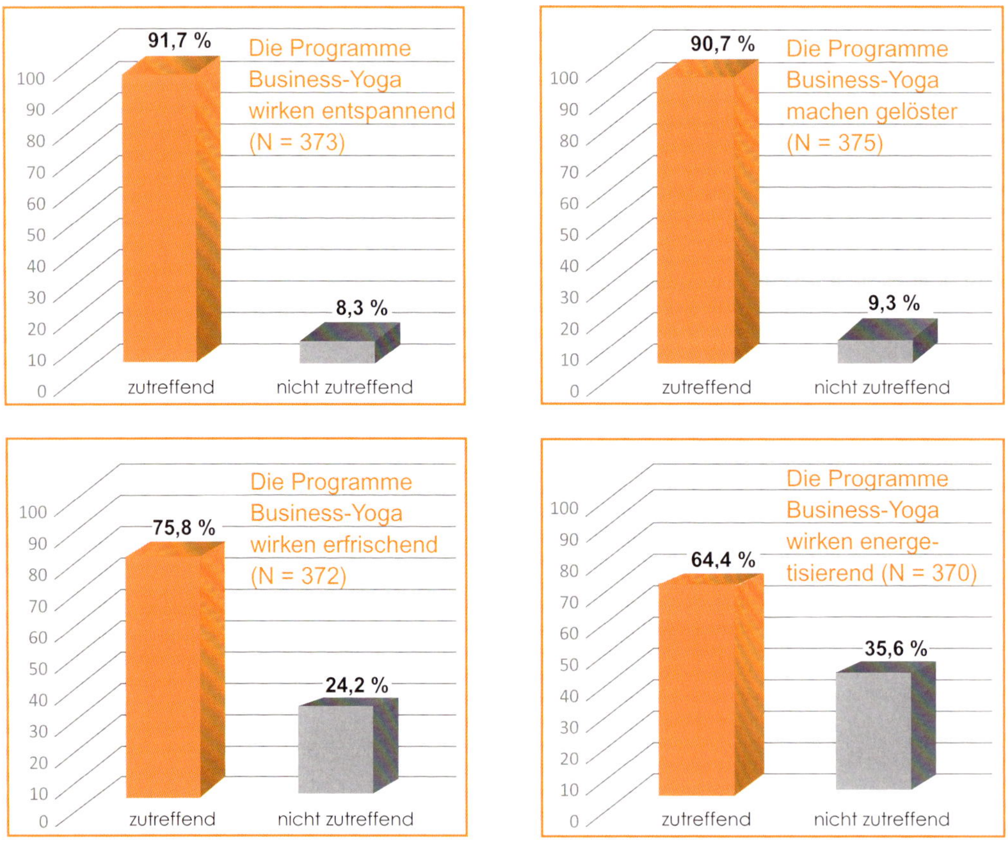

Abb. 3: Bewertungen der Programme Business-Yoga zur Befindlichkeit nach Programmdurchführung

Die Items hatten die Antwortmöglichkeiten 'trifft zu' = 1, 'trifft eher zu' = 2, 'trifft eher nicht zu' = 3 und 'trifft nicht zu' = 4. Die Bewertungen 'trifft zu' und 'trifft eher zu' wurden kumuliert und prozentual berechnet, ebenso 'trifft nicht zu' und 'trifft eher nicht zu'.

wiegend sitzend, in beiden Fallgruppen werden auf Dauer Überforderungen mit körperlichen Folgen wie etwa Rückenschmerzen und Verspannungen beklagt. Nur 1,4% sind im Berufsalltag überwiegend in Bewegung.

Befindlichkeit nach Programmdurchführung: Zunächst überzeugt die geäußerte Zustimmung von 91,7% zur Frage nach den Entspannungswirkungen der Programme (vgl. Abb. 3, S. 38). Ebenso erwartbar waren die hohen Zustimmungswerte von 90,7% bei der Frage, ob die Yoga-Programme gelöster machen.

Hingegen fallen die Werte zu den Programmwirkungen 'erfrischend' und 'energetisierend' mit 75,8% und 64,4% deutlich ab. Dies kann damit zusammenhängen, dass diese beiden Items eher mit Bewegungsthemen assoziiert werden, während die Yoga-Positionen vergleichsweise wenig Bewegung beinhalten. Dass diese Annahme stimmig sein könnte, zeigt sich daran, dass unsere SeKA-Functional-Programme hier höhere Werte aufweisen. So sind beispielsweise bei unserem Faszien-Trainingssystem – hier erfolgte eine Evaluation mit insgesamt 1530 Programmbewertungen – die Werte von 82,9% (wirken 'erfrischend') und 85,2% (wirken 'energetisierend') höher.

Eine Aufschlüsselung der Gesamtwerte in die einzelnen Programme zeigt, dass die vorgenannte Argumentation auch auf die Programmebene heruntergebrochen werden kann: Bei allen Programmen ist die zustimmende Wertung bei den Items zu Entspannung und Gelöstheit signifikant höher als zu den erfrischenden und energetisierenden Wirkungen der Programme.

Schließlich wurden in einem weiteren Auswertungsgang die Programmbewertungen in Abhängigkeit von Geschlecht und Alter geprüft (vgl. Tab. 1).

Betrachtet man die geschlechtsspezifischen Verteilungen, dann sind die Bewertungsunterschiede zwischen weiblichen und männlichen Teilnehmern bei allen Items nicht signifikant.

Bei der Auswertung der Variable 'Alter' wurden aus der Altersrange von 19 bis 62

Tab. 1: Bewertungen der Programme Business-Yoga zur Befindlichkeit nach Programmdurchführung in Abhängigkeit von Geschlecht und Alter

MW = Mittelwert - Item-Skalierung: 'trifft zu' = 1, 'trifft eher zu' = 2, 'trifft eher nicht zu' = 3 und 'trifft nicht zu' = 4; m = männlich (n=41); w = weiblich (n=92); t = Wert für t-Test - unabhängige Stichproben; p = Signifikanzniveau; G1 = jüngere Probanden (n=66); G2 = ältere Probanden (n=67)

Die Programme Business-Yoga ...	Gesamt	Geschlecht				Alter			
	MW	MW m	MW w	*t*	*p*	MW G1	MW G2	*t*	*p*
... wirken entspannend	1,5	1,6	1,5	1,45	.148	1,5	1,5	0,86	.390
... machen gelöster	1,8	1,7	1,8	0,20	.845	1,8	1,7	1,07	.285
... wirken erfrischend	2,1	2,1	2,0	1,24	.218	2,0	2,1	1,06	.292
... wirken energetisierend	2,3	2,2	2,3	0,71	.477	2,3	2,2	2,05	.041

Jahren zwei Gruppen mit je 50% der Teilnehmer gebildet. Entsprechend ergaben sich folgende Subgruppen: 19 bis 42 Jahre; n= 66; 43 bis 62 Jahre; n= 67. In Tab. 1 sind die jüngeren Probanden den älteren Probanden gegenübergestellt. Die Auswertung erfolgte mit t-Tests für unabhängige Stichproben. Auch hier weisen die Ergebnisse mit Ausnahme eines schwach signifikanten Items (... wirken energetisierend) auf keine Alterseffekte hin. Business-Yoga scheint demzufolge über alle Altersstufen der Befindlichkeit förderlich zu sein.

Erlernbarkeit und Praktikabilität der Programme: Dieser Auswertungsschritt veranschaulicht die Ergebnisse zur Selbstinstruktivität und Praktikabilität der Business-Yoga-Programme. Auch hier konzentriert sich die Ergebnisdarstellung auf den Bewertungsbogen für das einzelne Programm. Abb. 4 veranschaulicht die Ergebnisse von 4 aus insgesamt 25 Items, die hinsichtlich der Selbstinstruktivität und Praktikabilität der Programme im Gesamten aussagekräftig sind. Das erste Item dokumentiert, inwiefern die Programme den eigenen motorischen Fähigkeiten ent-

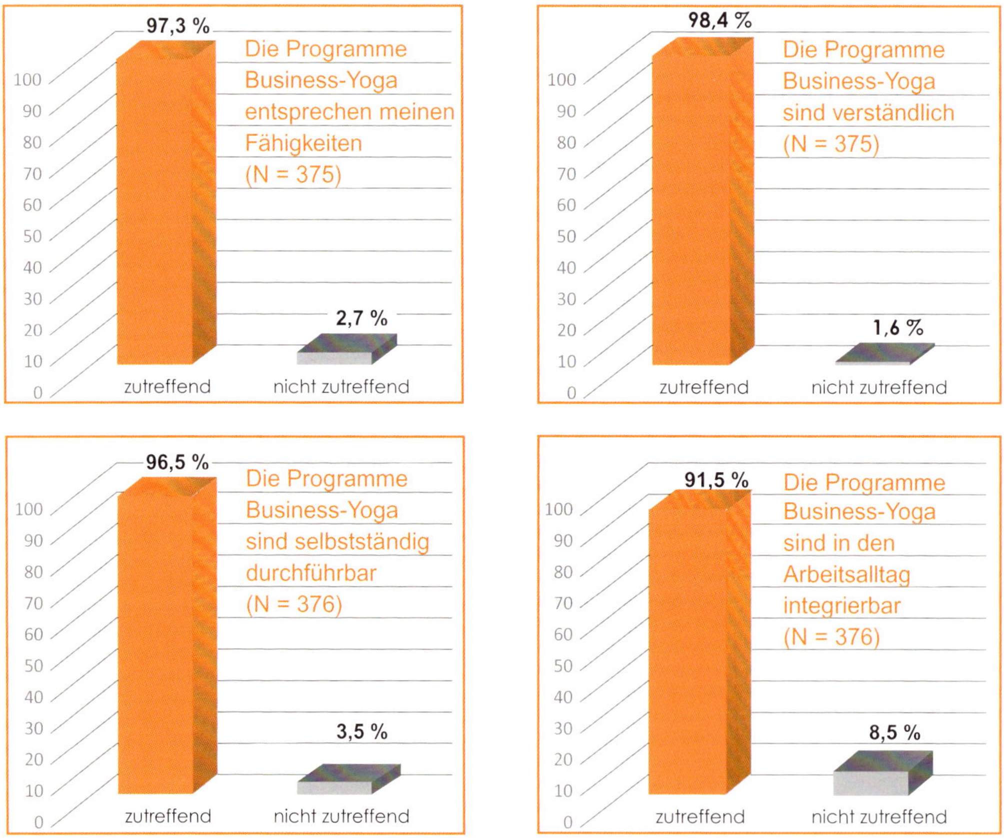

Abb. 4: Bewertungen der Programme Business-Yoga zur Erlernbarkeit und Praktikabilität

Die Items hatten die Antwortmöglichkeiten 'trifft zu' = 1, 'trifft eher zu' = 2, 'trifft eher nicht zu' = 3 und 'trifft nicht zu' = 4. Die Bewertungen 'trifft zu' und 'trifft eher zu' wurden kumuliert und prozentual berechnet, ebenso 'trifft nicht zu' und 'trifft eher nicht zu'.

sprechen: Der hohe Wert von 97,3% zeigt auf, dass dies bis auf wenige Teilnehmer der Fall ist. Würde ein erheblicher Anteil der Probanden bei der Programmausführung körperlich und geistig überfordert, wären Möglichkeiten der Selbstinstruktion eingeschränkt. Gleiches gilt für die Verständlichkeit der Bewegungsinstruktionen. Auch hier ist ein Wert von 98,4% Zustimmung überzeugend. Bei der direkten Frage nach der Selbstinstruktivität ist dann auch der sehr hohe Wert von 96,5% an Zustimmung nicht überraschend. Allgemein ist bekannt, dass Yoga eine gut geeignete Technik zur Implementierung in den Arbeitsalltag ist. Dem stimmen 91,5% aller Befragten zu.

Wird das Gesamtergebnis auf die einzelnen Programme heruntergebrochen, zeigt sich ein weitgehend homogenes Bild. Zieht man die Mittelwerte (MW) zur Orientierung heran, ist, angesichts einer möglichen Streuung der Mittelwerte von 1,0 bis 4,0, die Range innerhalb der Items minimal: 1,1 bis 1,3 beim Item 'Fähigkeiten'; 1,1 bis 1,3 bei 'Verständlichkeit'; 1,1 bis 1,4 bei 'Selbstinstruktion'; 1,1 bis 1,8 bei 'Integration in den Arbeitsalltag'.

In einem weiteren Auswertungsgang wurden wiederum die Programmbewertungen in Abhängigkeit von Geschlecht und Alter mittels t-Tests für unabhängige Stichproben geprüft. Hier stellt Tab. 2 die Ergebnisse im Überblick dar. Altersspezifisch sind keine signifikanten Unterschiede nachweisbar. Dies bedeutet, dass die Business-Yoga-Programme für Jung und Alt gleichermaßen geeignet sind. Geschlechtsspezifisch sind hingegen klare Trends zu erkennen: Ausgehend von sehr hohen Bewertungskennzahlen beider Geschlechter sind die Programmbewertungen des weiblichen Geschlechts in 3 von 4 Items besser ausgefallen – vgl. hierzu die geschlechtsspezifisch ausgewiesenen Mittelwerte in Tab. 2. Solch ein Ergebnis konnte erwartet werden, da Yoga bis heute eine dominant weiblich besetzte Bewegungs- und Entspannungsform ist: Laut einer 2014 durchgeführten

Tab. 2: Bewertungen der Programme Business-Yoga zur Erlernbarkeit und Praktikabilität in Abhängigkeit von Geschlecht und Alter

MW = Mittelwert - Item-Skalierung: 'trifft zu' = 1, 'trifft eher zu' = 2, 'trifft eher nicht zu' = 3 und 'trifft nicht zu' = 4; m = männlich (n=41); w = weiblich (n=92); t = Wert für t-Test - unabhängige Stichproben; p = Signifikanzniveau; G1 = jüngere Probanden (n=66), G2 = ältere Probanden (n=67)

Die Business-Yoga-Programme ...	Gesamt	Geschlecht				Alter			
	MW	MW m	MW w	t	p	MW G1	MW G2	t	p
... entsprechen meinen Fähigkeiten	1,2	1,3	1,1	2,72	.027	1,2	1,2	0,06	.952
... sind verständlich	1,2	1,3	1,2	2,20	.029	1,2	1,2	0,53	.595
... sind selbstständig durchführbar	1,2	1,4	1,2	3,97	.001	1,3	1,2	1,55	.122
... sind in den Arbeitsalltag integrierbar	1,5	1,4	1,7	4,01	.001	1,4	1,5	1,55	.123

und vom Berufsverband der Yogalehrenden (BDY) in Auftrag gegebenen repräsentativen Befragung praktizierten seinerzeit 2,6 Millionen Menschen Yoga, darunter nur 300.000 Männer. Diese Verhältnis dürfte sich in den letzten Jahren kaum verändert haben.

Auch beim vierten Item, nämlich der Integrierbarkeit von Business-Yoga in den Arbeitsalltag weisen die in der Tabelle beigefügten t- und p-Werte auf signifikante geschlechtsspezifische Unterschiede hin. Allerdings drehen sich hier die Vorzeichen um: Männer sind hier noch optimistischer als Frauen. Bei diesem eher überraschenden Bewertungsverhalten sind mehrere Aspekte denkbar. So könnte sein, dass nur diejenigen Männer an den Yoga-Bewegungspausen teilnahmen, die Entspannungstechniken und spezifisch Yoga besonders positiv gegenüberstehen. Ebenso denkbar ist, dass Büroformen des Yoga zwar in Anlehnung an tradierte Asana-Positionen durchgeführt werden, aber durchaus auch als körperlich mitunter anstrengende Gymnastik interpretiert werden können.

Durchführungsbarrieren: In den Studien der Projektphase 3 wurden die Teilnehmer auch befragt, welche Durchführungsbarrieren verhindern könnten, die Programme nachhaltig im Büro oder im Homeoffice durchzuführen. Die Ergebnisse dazu sind in Tab. 3 aufgeführt. Signifikante alterspezifische Effekte konnten hierbei nicht festgestellt werden.

Ersichtlich wird, dass 72,7% der Befragten im beruflichen Umfeld keine Zeit für solch ein Training finden. Frauen und Männer unterscheiden sich hier mit 72,0 zu 73,7% kaum. Dies deckt sich mit den Erkenntnissen einer Befragung von rund 20.000 bundesdeutschen Beschäftigten durch die Bundesanstalt für Arbeitsschutz und Arbeitsmedizin im Jahr 2012. Die Studie zeigt, dass ein Viertel der Befragten sogar die gesetzlich vorgeschriebenen Pausen ausfallen lässt – weil zu viel zu tun ist oder weil sie nicht in den Arbeitsablauf passen (vgl. Lohmann-Haislah, 2012, S. 164). Hier sind Führungskräfte gefragt, die Arbeitsabläufe so zu gestalten, dass die Mitarbeitenden die Durchführung von Kurzprogrammen in ihren Tagesablauf integrieren können.

Tab. 3: Prozentuale Häufigkeit der Nennung von Durchführungsbarrieren

Den einzelnen Durchführungsbarrieren wurden jeweils die Antwortmöglichkeiten 'trifft zu' = 1, 'trifft eher zu' = 2 'trifft eher nicht zu' = 3 und 'trifft nicht zu' = 4 zugeordnet. Die Antworten 'trifft zu' und 'trifft eher zu' wurden kumuliert und prozentual berechnet. Mehrfachantworten waren möglich.

Durchführungsbarrieren	%
In meinem Alltag habe ich keine Zeit für die Durchführung.	72,7
Die Durchführung der Übungen mit meinen Kollegen ist mir unangenehm.	26,7
Ich führe lieber andere Entspannungstechniken durch.	20,5
Ich empfand Übungen als anstrengend.	8,0
Ich empfand Übungen als unangenehm.	7,5
Ich empfand Übungen als schmerzhaft.	5,1
Ich glaube, dass ich mit den Programmen wenig für meine Gesundheit tun kann.	4,5

Ein nachhaltiges körperliches Training im Betrieb wird immer davon beeinflusst, mit welcher Selbstverständlichkeit es betrieben werden kann. Faktoren hierfür sind die individuelle Einstellung, aber auch die betriebliche Wertigkeit solchen Tuns während der Arbeitszeit. In den von uns geprüften Betrieben waren es immerhin 26,7%, denen das Training mit Kolleginnen und Kollegen unangenehm ist. Allerdings scheinen hier Männer mit 20% erheblich weniger Probleme zu haben als Frauen mit 32%.

Mit Blick auf Business-Yoga votiert schließlich ein kleiner, aber dennoch beachtlicher Anteil der Befragten, nämlich jeweils ca. ein Fünftel, dafür, lieber andere Entspannungstechniken durchführen zu wollen. Hier überraschen deutliche geschlechtsspezifische Unterschiede, wenn man bedenkt, dass Yoga, nimmt man die Yogatreibenden in Deutschland in den Blick, weiblich dominiert ist: 24% der Frauen, aber nur 15,8% der Männer gaben an, lieber andere Entspannungstechniken durchzuführen.

Alle weiteren, in Tab. 3 (siehe S. 42) aufgeführten Items zu Durchführungsbarrieren können mit Werten zwischen 4,5 und 8,0 Prozent vernachlässigt werden: Gesundheitliche Effekt der Yoga-Übungen überzeugen, denn nur 4,5% der Teilnehmer sind der Meinung, mit diesem Bewegungsangebot nur wenig für die eigene Gesundheit tun zu können. Andererseits werden werden trotz einfach gehaltener Yoga-Übungen diese von immerhin 8,0% aller Beteiligten als anstrengend, unangenehm (7,5%) oder gar als schmerzhaft (5,1%) empfunden.

Trainingsprinzipien

Für Ihr Training sollten Sie einige allgemeine Trainingsprinzipien beachten:

- **Zeitvorgaben:** Die einzelnen Programme nehmen zwischen 8 und 14 Minuten in Anspruch. Wir empfehlen Ihnen, sich zu Beginn des Trainings an unseren Zeitangaben zu orientieren. Mit der Zeit können Sie dann Übungen, die für Sie besonders wohltuend sind, ausdehnen. So können Sie bei Bedarf die Übungsdauer individuell regulieren, indem Sie die Wiederholungszahl entsprechend anpassen. Es gibt sicherlich auch Tage, an denen Sie sich matt oder gar erschöpft fühlen. Dann sollten Sie die von uns angegebenen Zeiten ignorieren und Ihrem Tagesempfinden entsprechend reduzieren. Zögern Sie deshalb nicht, von unseren Zeitangaben abzuweichen, wenn Sie klare Signale von Ihrem Körper erhalten oder Ihnen Ihr Kopf anderes signalisiert. Kein Tag ist dem anderen gleich.

- **Körperscan:** Die Übungen führen mit zunehmendem Training dazu, die jeweilige Körperregion als gefühltes Bild im Kopf visualisieren zu können und damit im Alltag schnell zu wissen, was dem Körper gerade guttut. Spüren Sie deshalb vor dem Üben in sich hinein, und beachten Sie Signale, die Sie aus der Selbstbeobachtung gewinnen.

- **Atemfluss:** Bewusstes, ruhiges Atmen bildet eine Grundlage des SeKA-Systems (vgl. hierzu Seite 19f.). Es gilt für alle Programmgruppen und somit auch für das Trainingssystem 'Business-Yoga'. Denn ohne bewusstes Atmen ist das konzentrierte Einfinden in die Übungsprogramme und die Aufrechterhaltung einer

Trainingseinschränkungen

Unser Yoga ist sanft, sicher und gesundheitsfördernd, auch für zunächst unerfahrene Übende. Aus diesem Grunde haben wir den Programmen keinen Warnkatalog beigefügt.

Unsere Programme sind selbstinstruktiv angelegt. Deshalb müssen wir auf Sie als mündige Übende setzen! Um ein paar Beispiele zu nennen: Selbstverständlich gilt es, bei Einschränkungen, wie sie z.B. bei Beschwerden im unteren Rücken auftreten können, Vorsicht walten zu lassen. Kontraindikationen sind je nach Übung oder Asana beispielsweise schwerwiegende Probleme mit der Wirbelsäule, mit bestimmten Gelenken, oder auch Durchblutungsstörungen und Venenentzündungen in den Beinen.

Prüfen Sie deshalb für jedes Programm selbst, ob Sie Beeinträchtigungen haben, die gegen eine Durchführung sprechen. Insbesondere bei akuten Verletzungen sowie kürzlich durchgeführten Operationen ist Vorsicht angeraten.

Wenn Sie Zweifel haben, fragen Sie einen Arzt. Klären Sie mit ihm, ob und wie Sie trainieren können.

hohen Konzentration schwierig. Deshalb ist die Atmung gezielt in die Übungen integriert. Achten Sie beim Üben auf einen fließenden Atem, der im Einklang mit den Bewegungen und Ihrem persönlichen Atemtempo ist. So können Sie sich auf Vorgänge im Inneren des Körpers konzentrieren, was wiederum die Voraussetzung für ein differenziertes Erspüren und Wahrnehmen gerade ablaufender Körpervorgänge ist. Das Außen wird ausgeblendet, der Geist beruhigt sich, Spannungszustände werden reguliert, neue Energie entfacht, die Verbindung zwischen Körper und Psyche intensiviert. Nicht zuletzt beeinflusst eine bewusste Atmung das vegetative Nervensystem positiv: Es bringt den Körper in die richtige Balance und regt Vitalfunktionen wie Verdauung, Stoffwechsel oder Herzschlag an.

- **Entschleunigung:** Auch entschleunigte Bewegungen tragen dazu bei, sich verstärkt auf sich selbst konzentrieren zu können. Denn nur mit ruhigen, achtsamen Bewegungen erhöhen Sie die Sensibilität Ihrer Sinne. Gleichzeitig entwickelt sich Ihre Wahrnehmung für die Wirkungen der einzelnen Yoga-Haltungen und Ihre Körperachtsamkeit, um Yoga in Ihren Alltag zu integrieren.

- **Reflexion:** Vor allem zu Beginn des Trainings erleichtert Ihnen das Innehalten zwischen den Übungen, sich Fragen zu beantworten: Läuft die Ausführung der Bewegung rund? Ist der Spielraum der Bewegung eingeengt? Ist die Übung unangenehm? Habe ich Beschwerden oder gar Schmerzen während der Bewegung? Wo genau tut eine Bewegung besonders gut? Wenn Sie also bedacht üben, verstärkt dies die Konzentration auf sich selbst. Denn erst das aufmerksame, spürende und sensorisch wahrnehmende Üben verleiht den Haltungen ihre Wirkung. Yoga fordert und fördert deshalb ein hohes Maß mentaler und körperlicher Präsenz. Der Geist wird ruhig und das Bewusstsein hellwach. Gleichzeitig entwickelt sich Ihre Wahrnehmung für deren Wirkungen. Dies hilft Ihnen, Yoga als Körper-Achtsamkeits-Praxis in Ihren Alltag zu integrieren.

Essen vor dem Training: Viele Yogastile empfehlen generell, etwa zwei Stunden vor dem Üben nichts zu essen. Bei unseren Kurzprogrammen müssen Sie das keineswegs streng einhalten. Der Grund: Sie üben bewusst verlangsamt und jedes Programm dauert nur wenige Minuten. Dennoch: Obwohl die Durchführung eines Programms nur wenig Zeit in Anspruch nimmt, sollten Sie keinesfalls mit vollem Magen üben. Gegen ein Training nach Zwischenmahlzeiten spricht nichts, wenn Sie sich dabei wohlfühlen. Sie werden aber merken, dass ein leerer Magen die Praxis erleichtert, indem Sie sich schneller in Achtsamkeitsprozesse einfinden und auch die körperlichen Übungen leichter fallen. Andererseits sollten Sie es vermeiden, mit einem knurrenden Magen in die Übungen zu starten.

Trainingsunterlage: Wenn Sie in vertrauter Umgebung trainieren, z.B. zu Hause, können Sie alle Programme uneingeschränkt üben – ein Teppich, ein weicher Teppichboden oder ein Rasen genügen. Wenn Sie eine Yogamatte verwenden, sollte diese aus etwas härterem Material bestehen und 0,4–0,7 Zentimeter stark sein. Bei Programmen, die Gleichgewichtsübungen beinhalten, sollten Sie auf einen härteren Untergrund achten, damit Sie die Balance besser halten können. Nehmen Sie sich gefaltete Decken oder (Meditations-)Kissen zur Hilfe, um sich die Ausführungen gegebenenfalls individuell zu erleichtern.

Alleine üben: Die Konzentration nach innen gelingt besser, wenn Sie Programme und Übungen zunächst in einer für Sie angenehmen Umgebung allein durchführen, auch wenn es vielleicht in einer Bürogruppe oder im Freundeskreis anfangs mehr Spaß macht. Zu Beginn und gegen Ende des Trainingsprogramms empfiehlt es sich auch, die Augen zu schließen. So können Sie Übungsabläufe besser verinnerlichen und körperinnere Prozesse intensiver wahrnehmen.

Kleidung: Generell sollte die Kleidung nicht beengt sein. Wichtig ist, dass diese Sie keinesfalls am Bauch oder in der Leistengegend einschnüren sollte. Demzufolge sollte Sie auch kein Gürtel beim Üben behindern.

Trainingsprozess

Der Zugang zu unserem Trainingssystem 'Business-Yoga' definiert sich entsprechend Ihrer körperlichen und emotionalen Bedürfnisse. Ihre individuelle Lebenssituation ist für Sie der Richtwert. Er wird maßgeblich durch Beruf und Familie, aber auch z.B. Sport und Ernährung geprägt. Entsprechend unterliegt Ihr Körper unterschiedlichen Beanspruchungen und kompensiert lebensstilbedingte Anforderungen individuell. Die Bandbreite kann groß sein, beginnend mit einfachen muskulären oder myofaszialen Verspannungen bis hin zu schwerwiegenden Kompensationsmustern wie Gelenkfehlstellungen. Jeder Mensch hat besondere Problemzonen, denen er gezielt und selbst aktiv werdend zu Leibe rücken will. Deshalb gibt es keinen einheitlichen Einstieg in unser Trainingsangebot, sondern verschiedene gleichwertige Zugänge. Wählen Sie den für Sie angemessenen Weg, dann können Sie sicher sein, dass Sie die positiven Auswirkungen der Übungen auf Körper und Geist von Beginn an erfahren. Sie werden feststellen, dass Ihnen einzelne Haltungen schnell leichterfallen und Sie Ihre Bewegungen immer feiner koordinieren können. In den folgenden Abschnitten geben wir Ihnen Hilfen zur Orientierung und Optimierung Ihres Trainings.

- **Einsteigen**: Um ein Gefühl für Yoga zu entwickeln, ist es sinnvoll, die einzelnen Programme zunächst in Gänze durchzuführen. Wählen Sie Programme, deren Wirkungen für Sie wichtig sind oder die Ihnen besonders gefallen.

Wenn sie wollen, genügend Zeit haben und fit wie auch konzentriert genug sind, kann sich Ihre Yoga-Übungseinheit aus mehreren Programmen zusammensetzen. Unterschiedliche Programme können auch über die Woche hinweg verteilt werden.

Je regelmäßiger Sie die Übungen praktizieren, desto schneller werden Sie in den tiefenentspannten Yoga-Modus kommen. Sie werden merken, dass sich der entspannende und konzentrationsfördernde Effekt mit jeder Wiederholung schneller einstellt.

Das liegt zum einen daran, dass Ihnen die Yogahaltungen nach und nach vertraut werden. Dann können Sie sich ganz natürlich auf Ihre Empfindungen, die Wirkungen der Haltungen und auf den Atem konzentrieren. Zum anderen werden Körper und Geist durch regelmäßige Wiederholungen auf Entspannung konditioniert. Das hat auch zur Folge, dass vielleicht vorhandene Trägheit und der sprichwörtliche innere Schweinehund mehr und mehr in den Hintergrund treten. Den Fortschritt beim Üben merken Sie also auch daran, dass es Ihnen leichterfällt, die Programme regelmäßig anzuwenden. Mit der Zeit stellen Sie intuitiv fest, dass Ihnen etwas fehlt, wenn Sie Ihr Üben aussetzen. Dabei lautet die Devise: Lieber kürzer und öfter üben, als selten und dann vielleicht übertrieben lang.

Üben Sie die einzelnen Programme einige Male und verfeinern Sie die Übungen, indem Sie mit unseren Übungsanleitungen und den Bildern Ihr Körper-Wissen zu den einzelnen Übungen und Asanas vertiefen. Spüren Sie vor und nach dem Üben in sich hinein, und nehmen Sie die Informationen ernst, die Sie aus dieser Selbstbeobachtung gewinnen.

Lassen Sie sich immer genügend Zeit, die eigene Körperwahrnehmung, Koordination und Konzentration so weit zu entwickeln, dass Sie die Übungen zwar entschleunigt, jedoch im Fluss ausführen. Sie verinnerlichen dann von selbst, worauf es bei den einzelnen Übungen und Asanas ankommt.

Versuchen Sie, angepasst an Ihre Kräfteverhältnisse, die einzelnen Asanas lange zu halten. Meist gehen wir bei statischen Asanas von fünf Atemzügen beziehungsweise einer Haltedauer von etwa 30 Sekunden aus. Mit zunehmender Erfahrung werden Sie Lust verspüren, in der einen oder anderen Haltung länger zu verweilen. Das können Sie selbstverständlich tun!

Steigern Sie langsam Ihr Können! Wenn Sie nach dem Üben einen leichten Muskelkater bekommen, ist das anfänglich ein Zeichen für eine kräftigende Praxis. Allerdings haben Sie dann Ihre momentanen Grenzen schon etwas überschritten. Bitte beachten Sie: Wenn kontinuierlich geübt wird, sollten Schmerzen oder andere Beschwerden auf keinen Fall auftreten – nicht einmal ein leichter Muskelkater.

Wenn Sie ein Programm konzentriert durchführen können, ohne nachschlagen zu müssen, sind die Übungen in Ihrem Bewegungsgedächtnis verankert.

- **Konditionieren:** Wenn Sie verschiedene Programme wie im Schlaf durchführen können, nach innen konzentriert sind

und das Außen ausblenden können, haben Sie einen fortgeschrittenen Übungsstand erreicht.
Das erkennen Sie daran, dass Sie ursprünglich grob koordinierte Bewegungen zunehmend feiner ausführen. Sie finden sich in die Stellungen und die Übergänge detaillierter ein und nehmen sie bewusster wahr. Das ist der Punkt, an dem Sie das Training noch persönlicher auf sich ausrichten können!

- **Individualisieren:** Nehmen Sie aus den zuvor geübten Programmen einzelne Übungen heraus, die Ihnen besonders guttun. Diese können Sie dann zu Ihrem ganz persönlichen Wohlfühlprogramm zusammensetzen. Probieren Sie es aus. Vielleicht stellen Sie dann fest, dass Ihnen das Üben noch mehr Freude bereitet und keinesfalls Last ist.

- **Varriieren:** Wenn Sie wissen, was Ihnen eine Übung vermittelt, können Sie eigene Variationen probieren. Zum Beispiel solche, bei denen Sie das Gefühl haben, dass Erleben und Wirkungen für Sie persönlich noch intensiver werden. Das können beispielsweise Änderungen der Fußwinkel sein, die Haltung der Arme oder unterschiedliche Geschwindigkeiten, mit denen Sie in die Stellung hineinfinden. Vertrauen Sie auf sich selbst und auf Ihre sich verfeinernde Selbst- und Körperwahrnehmung. Stellen Sie sich vor, Sie schauten mit zunehmend 'hellerem Scheinwerfer' nach innen. Dass Sie weit fortgeschritten sind, erkennen Sie auch daran, dass sich die nun vertrauten Übungen immer wieder, auch tagesformabhängig, aus neuen Perspektiven zeigen – sich neue Tiefen ausloten lassen und kleine individuelle Änderungen zu noch besserer Beherrschung führen. Stellen Sie – immer den Körper spürend – fest, was für Sie innerhalb der Haltung wirklich wichtig ist.

- **Trainingskontinuität:** Grundsätzlich gilt, lieber konstant, regelmäßig und öfter trainieren, als durch zu intensive Übungsausführungen oder zeitlich umfangreiche Trainingseinheiten eine Überlastung hervorzurufen. Weiterhin gilt, dass es allemal besser ist, nur ein bisschen oder immer mal wieder zu trainieren, als wegen eines schlechten Gewissens dauerhaft inaktiv zu bleiben.

- **Trainingsunterbrechung:** Wenn Sie mehrere Tage oder auch Wochen nichts mehr getan haben, brauchen Sie kein schlechtes Gewissen zu haben. Machen Sie entweder da weiter, wo Sie aufgehört haben, oder wählen Sie ein ganz anderes Programm aus. Achten Sie allerdings darauf, dass Sie die Intensität Ihrer momentanen körperlichen Verfassung anpassen.

Letztlich ist festzuhalten, dass Sie mit der Zeit lernen werden, die für Sie in der jeweiligen Lebenssituation und die für Ihren Lebensabschnitt passenden Programme und Übungen herauszufinden. Denn die Programme und deren Übungen können schließlich ein Leben lang durchgeführt werden.

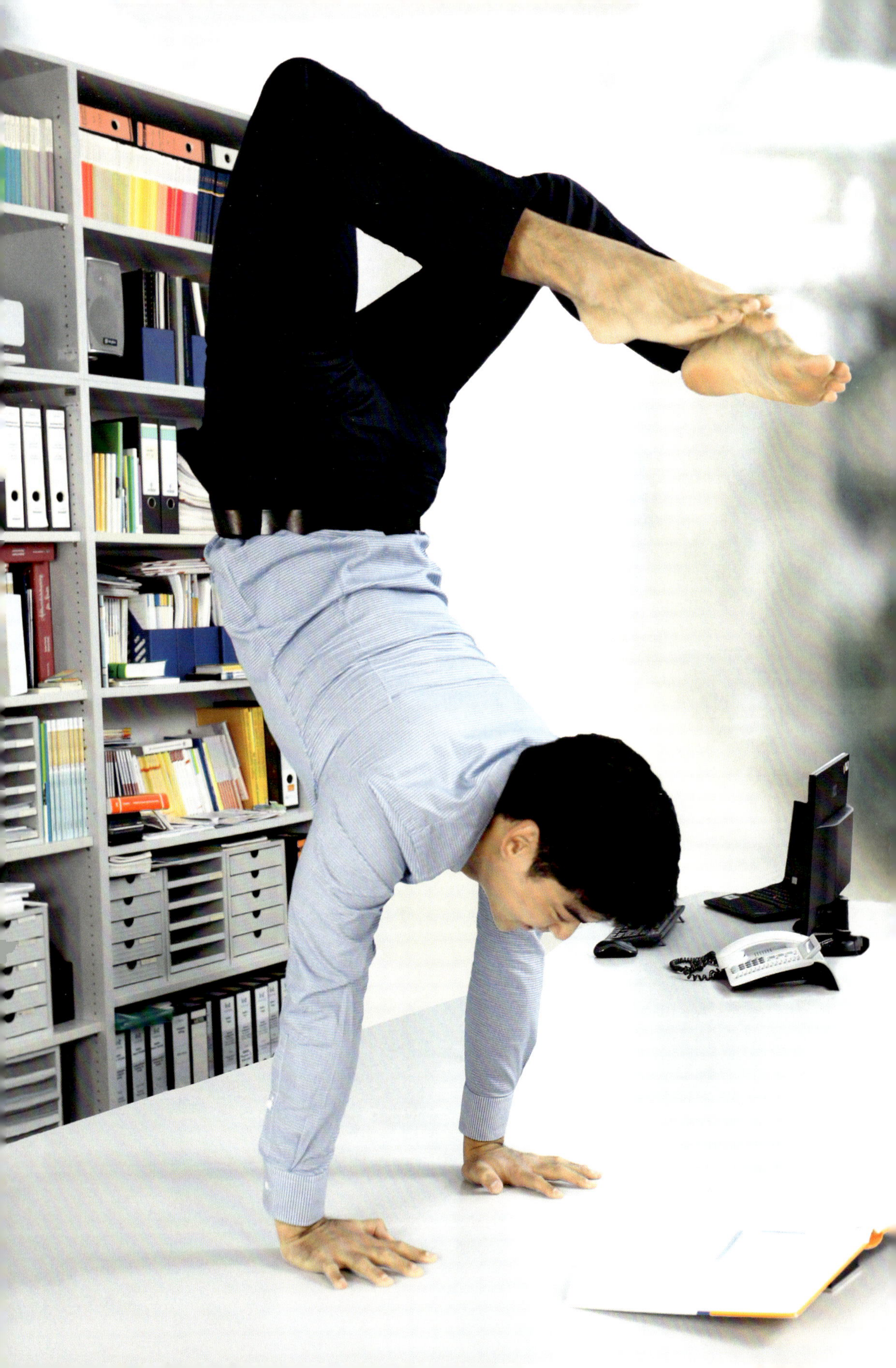

Business-Yoga – Übungen zur Psychoregulation

Energie ausgleichen

Im Yoga bildet der Atem eine Brücke zwischen Körper und Geist und verbindet beide miteinander. Der achtsame Atem ist Grundvoraussetzung für jeglichen Yoga und gilt nicht nur für die körperliche Praxis. Pranayama sind die reinen Atemübungen, die Ein- und Ausatmung in einen ebenmäßigen Fluss bringen.

Pump dich nicht so auf! Hol erstmal Luft! Halt die Luft an! Lass Dampf ab! Die Präsenz und Bedeutung der Atmung im alltäglichen Leben wird durch solche geläufigen Sprachfloskeln und Sprichwörter deutlich. Es kann nicht genug betont werden, wie wichtig es ist, Atmen bewusst zu erleben, die positiven Wirkungen kennenzulernen und vertieftes Atmen zunehmend und gezielt in den Alltag einfließen zu lassen. Um die Verhältnisse zu verdeutlichen: Ein Erwachsener atmet in der Minute durchschnittlich 15-mal ein und aus, bei einer tiefen Atmung können dies 50-75 Liter Luft sein, bei flacher Atmung um die 10 Liter. Wenn bei flacher Atmung die Stoffwechselvorgänge auf Sparflamme laufen, kann z.B. eine schlechte Sauerstoffversorgung des Gehirns zu Unkonzentriertheit, Verspannungen oder auch Kopfschmerzen führen. Deshalb sollte jede Möglichkeit genutzt werden, Atmung absichtsvoll und willkürlich zu beeinflussen. Dies mit dem Ziel, sich eine tiefere und bewusstere Atemweise anzugewöhnen.

Zweifellos ist der Luftsauerstoff erstrangiges Lebens- und auch Heilmittel. Von altersher wurde in den alten Hochkulturen Indiens, Chinas und Ägyptens nicht nur die grundlegende Bedeutung der Atmung für physiologische Lebensprozesse erkannt, sondern auch deren Bedeutung für die gelingende Gestaltung menschlichen Lebens. Der indischen 'Bhagavad Gita', eine der zentralen Schriften des Yoga, entnehmen wir, dass es der höchste Weg sei, „den jener geht, der seiner Sinne Tore fest verschließt, sein Herz beherrscht und durch den Geistes-Atem der wechselnden Gedanken Meister wird." Bodenständiger ist folgende, dem Buddha zugeschriebene Aussage: 'So du zerstreut bist, lerne auf den Atem zu achten.' Aus dem alten China kennen wir bedenkenswerte Sprüche wie: 'Wer schlecht atmet, dem gefällt das Schlechte, wer aber recht atmet, dem gefällt das Rechte.'

Vor allem der Yoga hat sich mit der Kunst der Atemlenkung beschäftigt und hierzu eine Vielzahl von Übungen entwickelt, als 'Pranayama' bekannt. 'Prana' bedeutet der Atem oder die Lebensenergie und 'Ayama' das in die Länge dehnen, regulieren und kontrollieren. Schon in der Schrift Hatha-Yoga-Pradipika ist dieser Zusammenhang vor Jahrhunderten in aller Deutlichkeit beschrieben: „Ist der Atem tätig, so ist auch der Geist tätig; ist der Atem untätig, so ist auch der Geist untätig." (Svatmarama 2004, S. 48). Diese Yogaweisheit besitzt auch heute uneingeschränkte Aktualität – für die Pranayama-Techniken im Yoga wie auch für andere Entspannungs- und Meditationstechniken.

Der bewusste Atem wirkt direkt auf das Nervensystem, die Organe und Stoff-

Ziele der Programme

- Förderung der Atem-Achtsamkeit
- Verbesserung der Sauerstoffzufuhr
- Reinigung der Atemwege
- Beruhigung von Körper und Geist
- energetischer Ausgleich
- Stressabbau
- Kultivierung eines Wohlgefühls

wechselprozesse des Körpers ein und ist damit ein machtvolles Instrument, wenn es um die Harmonisierung zwischen Aktivität und Entspannung, den Ausgleich von linker und rechter Körperseite und ganz allgemein um einen Ausgleich für Körper und Geist im stressgeplagten Alltag geht.

Die Zielsetzungen der beiden Business-Yoga-Programme mit ihren grundlegenden Pranayama-Übungen und weiteren Übungen zur Atemschulung sind im Überblick der Infotafel zu entnehmen und können wie folgt zusammengefasst werden:

- Beide Programme fördern die Atemachtsamkeit, indem sie auf unterschiedliche Weise die verschiedenen Aspekte des Atmens wie Ein- und Ausatmung, Bauch- und Brustatmung, Nasen- und Mundatmung, Atemanhalten oder Atemausdehnung fokussieren.

- Sie führen in fundamentale Techniken zur Atemlenkung ein. Diese reichen von einfachen und mehr intuitiv zugänglichen Techniken wie einer Konzentration der Atemluft im oberen Atemraum oder unteren Atemraum, bis zu exotisch anmutenden Methoden, etwa dem Einatmen durch die gerollte und rausgestreckte Zunge bei der Übung 'Kühlender Atem'.

- In den Programmen geht es keineswegs nur um Beruhigung und Entspannung, auch wenn dies heutzutage wesentlich für viele Menschen ist. Sie halten darüber hinaus auch aktivierende und energetisierende Übungen wie die 'Feueratmung' bereit.

- Die Übungszeiten der einzelnen Programme sind mit Bedacht kurz gehalten. Wer das Atemtraining intensivieren will, z.B. durch ausgedehntere Atemhaltephasen, sollte dies mit einem Yogalehrer besprechen.

Tipps

- Wenn es für Sie angenehm ist, schließen Sie bei den Übungen Ihre Augen. So können Sie sich besser auf Ihren Atem konzentrieren.

- Wenn nicht anders angegeben, atmen Sie stets durch die Nase.

- Sie sollten während der Übungen problemlos atmen können. Erleichtert wird dies, wenn Sie eine aufrechte, zugleich aber auch lockere und entspannte Körperhaltung beibehalten.

- Bei den Atemübungen sollten keine Schwindelgefühle auftreten. Achten Sie deshalb beim Üben immer auf Ihre ganz persönliche Grenze.

- Wenn das Gefühl aufkommt, die Lunge sei ‚eingeklemmt', sollten Sie die entsprechende Übung weniger intensiv durchführen oder vorzeitig beenden.

- Wenn Ihnen einzelne Übungen unangenehm sind, z.B. bei einem Schnupfen, dann lassen Sie sie einfach weg.

Übungen für das Büro

Die einfachste Möglichkeit, Energie zu tanken, besteht darin, mit dem eigenen Atem zu arbeiten. Nimmt die Sauerstoffversorgung im Blut bei einer zu flachen Atmung ab, kann im Extremfall der Körper nicht mehr ausreichend versorgt werden.

Links und rechts für sich ist eine wichtige Übung zur Entwicklung von Atem-Achtsamkeit: Zuerst wird mit je einem Nasenloch aus- und eingeatmet, dann wird der Atemrhythmus durch Bewegung unterstützt, indem mit einer Kopfdrehung die Atemphasen noch bewusster gemacht werden.

Die tiefe *Bauchatmung* wurde als weiterer Baustein des Programms gewählt, um den Übenden dabei zu unterstützen, sich auf den eigenen Körper zu fokussieren, insbesondere auf den Bauchraum und damit die eigene Körpermitte. So bietet die Übung beste Voraussetzung für das Aufnehmen frischer Energie, denn sie lenkt den Geist vom Außen zum Innen. Gedanken an die Arbeit können so leichter losgelassen werden. Kleine Hilfestellungen wie das Auflegen der Hände auf den Bauch unterstützen die bewusste Ausführung der Übung.

Atemfülle ist eine vergleichsweise einfache Übung, um die vertiefte Einatmung zu stärken. Erfahren wird, wie die Lunge mit Atem gefüllt werden kann und wie sich der Brustkorb dabei ausdehnt. Der eigene Brustkorb wird als ein Energiezentrum erfahren, das nicht nur für das physische, sondern auch das psychische Befinden relevant ist. Unterstützt wird die Wahrnehmung mit der Imagination, mit jeder Einatmung frische Energie aufzunehmen.

Übungen	Dauer 11 Min.
Links und rechts für sich	bis 3 Min.
Bauchatmung	bis 2 Min.
Atemfülle	bis 2 Min.
Atemleere	bis 2 Min.
Loslassen	bis 2 Min.

Mit der *Atemleere* wird statt der Einatmung die Ausatmung trainiert. Atemleere bedeutet zweierlei: Zuerst wird die Ausatmung, die länger als die Einatmung sein sollte, bewusst wahrgenommen. Dies vertieft den Atem. Dabei reduziert sich die Atemluft in der Lunge auf ein respiratorisches Minimum. Ist diese 'Atemleere' erreicht, erfolgt eine Atempause, um 'Leere' wahrzunehmen. Sie lassen nicht nur den Atem, sondern auch den Geist ruhig werden.

Loslassen dient als Ausklang des Programms und fördert die weitere Entspannung nach den vorigen Atemübungen. Diese Übung ist jederzeit in den Arbeitsalltag integrierbar und hilft, den eigenen Körper und eventuelle Verspannungen gezielter wahrzunehmen und aufzulösen. Mit der dabei angeregten Selbstimagination, die auf individuell unterschiedliche Tagessituationen abzielen kann, kann der Übende gestärkt aus den Übungen heraus und in den Alltag zurückkehren.

Links und rechts für sich

I Körperseiten harmonisieren I

■ Finden Sie eine für sich entspannte und aufrechte Sitzhaltung. Sie können sich dazu bequem auf einen Stuhl setzen. Die Hände ruhen auf den Oberschenkeln. Entspannen Sie Ihre Schultern und kommen Sie zur Ruhe.

■ Nehmen Sie bewusst Ihren Atem wahr. Spüren Sie, wie der Atem durch die Nase ein- und ausströmt. Wenn es für Sie angenehm ist, schließen Sie Ihre Augen.

■ Führen Sie nun die rechte Hand zur Nase. Verschließen Sie das rechte Nasenloch mit dem rechten Daumen und atmen Sie durch das linke Nasenloch tief ein und aus. Wiederholen Sie mehrmals.

■ Nun unterstützen Sie Ihren Atemrhythmus mit einer Kopfbewegung. Ausatmend drehen Sie den Kopf nach links, einatmend bringen Sie ihn wieder zur Mitte zurück. Wiederholen Sie mehrmals. Lassen Sie mit jeder Ausatmung etwas mehr Spannung im Schulter- und Nackenbereich los.

■ Legen Sie die rechte Hand ab, und schließen Sie nun mit dem linken Daumen das linke Nasenloch. Jetzt atmen Sie durch das rechte Nasenloch fließend und vollständig ein und aus. Nehmen Sie wieder mehrere Atemzüge in dieser Weise.

■ Nun integrieren Sie wieder die Kopfdrehung in Ihren Atemrhythmus. Diesmal drehen Sie den Kopf nach rechts.

■ Legen Sie beide Hände auf den Oberschenkeln ab. Dann atmen Sie abschließend durch beide Nasenöcher. Haben Sie Links-Rechts-Unterschiede bemerkt?

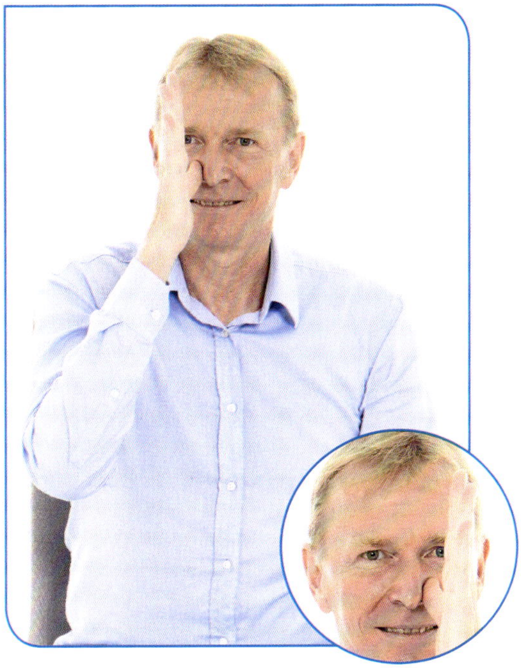

Durch das linke Nasenloch atmen und den Kopf nach links drehen. Dann mit dem rechten Nasenloch atmen und den Kopf nach rechts drehen.

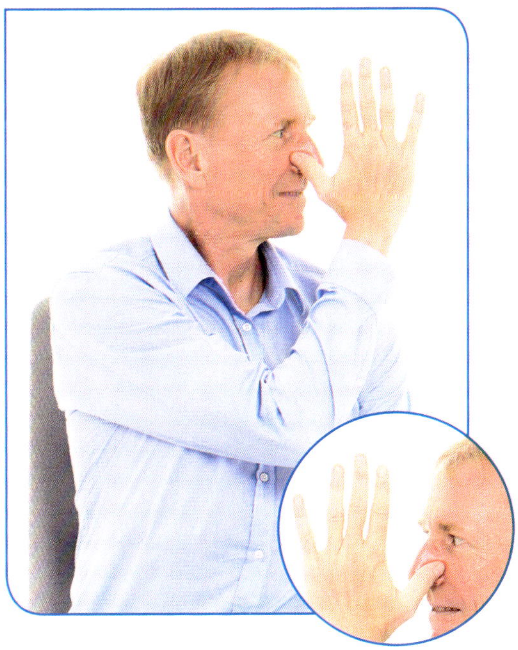

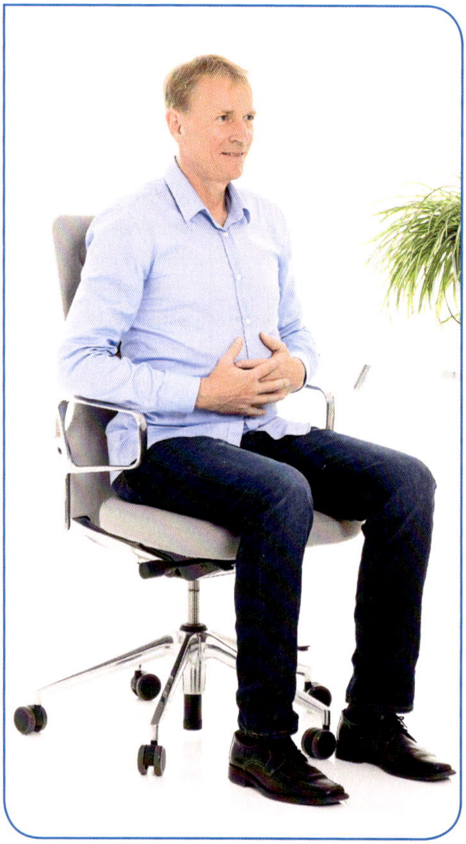

Spüren, wie der Atem die Bauchdecke hebt und senkt.

Bauchatmung

| Atemfluss genießen |

■ Sitzen Sie aufrecht und bequem auf Ihrem Stuhl. Wenn es für Sie angenehm ist, schließen Sie Ihre Augen.

■ Atmen Sie langsam – zugleich tief und entspannt. Legen Sie beide Hände sanft übereinander auf den Bauch, so dass sie den Bauchnabel bedecken.

■ Spüren Sie bei jedem Einatem, wie sich der Bauch mit Luft füllt. Spüren Sie bei jedem Ausatem, wie die Luft entweicht und am Ende der Bauch spürbar eingezogen ist, bis sich kaum mehr Restluft in Ihren Lungen befindet.

■ Mit dem Einatem hebt sich die Bauchdecke, mit dem Ausatem geht sie wieder nach innen.

■ Spüren Sie bei jedem Einatemzug, wie die Luft wie ein kühlender Strom ihren Weg durch die Nase, dann durch Rachen und Luftröhre nach unten findet und Ihr Körper Energie tankt.

■ Spüren Sie bei jedem Ausatemzug die Erleichterung, wenn die verbrauchte Luft langsam aus Ihrem Körper entweicht.

■ Werden Sie sich abschließend gewahr, dass bewusstes Atmen in jeder Situation jeden Tag zu neuer Energie verhilft.

■ Lösen Sie die Hände von der Bauchdecke und entspannen Sie.

Atemfülle

| Lebensatem spüren |

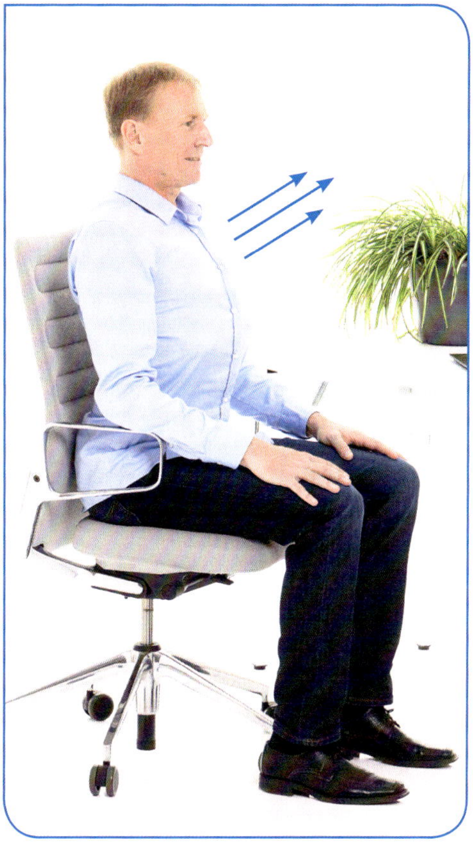

Einatmen und die Luft für ein paar Sekunden halten, dann gleichmäßig ausatmen.

■ Sitzen Sie aufrecht und entspannt. Die Hände sind locker auf den Oberschenkeln abgelegt. Wenn es für Sie angenehm ist, schließen Sie Ihre Augen.

■ Atmen Sie tief durch die Nase ein. Spüren Sie, wie sich mit der ersten kräftigen Einatmung die Lungen mit frischer Luft füllen und jede Zelle Ihres Körpers neu beleben. Halten Sie die Luft an, solange Sie sich dabei wohlfühlen, und spüren Sie die Spannung im ganzen Brustkorb. Dann atmen Sie langsam und gleichmäßig wieder aus.

■ Holen Sie weitere Male tief Luft, und halten Sie die Atemfülle für ein paar Sekunden.

■ Stellen Sie sich vor, dass der Sauerstoff nicht nur Ihre Lungen füllt, sondern sich darüber hinaus im ganzen Körper ausbreitet – bis in die Beine und Arme. Die frische Luft versorgt Ihren Organismus mit neuer Energie und löst Verspannungen.

■ Atmen Sie ein letztes Mal bewusst aus. Dann spüren Sie mit ruhigen Atemzügen der Übung nach.

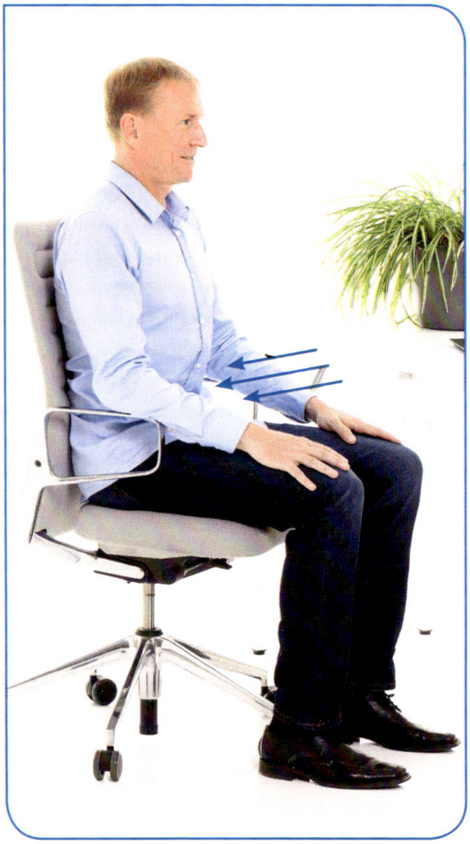

Nach dem Ausatmen in die Atemleere hineinspüren.

Atemleere

I die Gedanken beruhigen I

■ Sitzen Sie aufrecht und entspannt. Die Hände sind locker auf den Oberschenkeln abgelegt. Wenn es für Sie angenehm ist, schließen Sie Ihre Augen.

■ Atmen Sie nun mit Zählschritten, z.B. bis sechs, ein. Dann atmen Sie mit mehr Zählschritten, z.B. acht, aus.

■ Lassen Sie den Atem zum Ende der Ausatmung hin ganz zum Stillstand kommen und atmen so lange nicht ein, wie Sie sich wohlfühlen. Werden Sie sich der Atemleere bewusst. Erst wieder einatmen, wenn Sie einen Einatemreiz verspüren.

■ Wiederholen Sie: Einatmen, ausatmen, Atempause. Üben Sie diese Atemleere aber nur, wenn Sie sich damit wohlfühlen.

■ Konzentrieren Sie sich auf die Atempause, und lassen Sie in diesem Moment der Leere nicht nur den Atem zur Ruhe kommen, sondern auch den Geist: Die Gedanken dürfen für einen Moment ganz verschwinden.

■ Atmen Sie ein letztes Mal aus, und führen Sie ein letztes Mal die Atemleere durch. Dann atmen Sie in Ihrem gewohnten Atemrhythmus weiter und spüren den vorangegangenen Momenten der Atemleere nach.

Loslassen

| Selbstimagination im Atemfluss |

- Sitzen Sie aufrecht und entspannt. Die Hände sind locker auf den Oberschenkeln abgelegt. Wenn es für Sie angenehm ist, schließen Sie Ihre Augen.

- Nehmen Sie sich ein paar Augenblicke Zeit, um den Körper zu entspannen und beobachten Sie den Atemfluss.

- Verbinden Sie die natürlichen Atembewegungen jetzt mit einem positiven Gedanken: Einatmend sagen Sie sich innerlich: 'Ich tanke Energie'. Ausatmend sagen Sie sich: 'Ich lasse los'.

- Wiederholen Sie diese Selbstimagination mit den Atemzügen mehrere Male. Sie können alternativ Ihre persönlichen Vorsätze formulieren. Diese können grundsätzlicher Natur sein, etwa 'Ich beeindrucke meine Gesprächspartner (einatmen) mit Energie und Überzeugungskraft! (ausatmen)'. Oder sie sind tagesaktuell, etwa: 'Heute schaffe ich alles (einatmen), was ich mir vornehme! (ausatmen)'.

- Spüren Sie, wie die frische Atemenergie die Lungen anfüllt und bis in jede Körperzelle hineinwirkt. Ausatmend lassen Sie nicht nur Verspannungen in der Muskulatur, sondern auch unnütze oder negative Gedanken bewusst los.

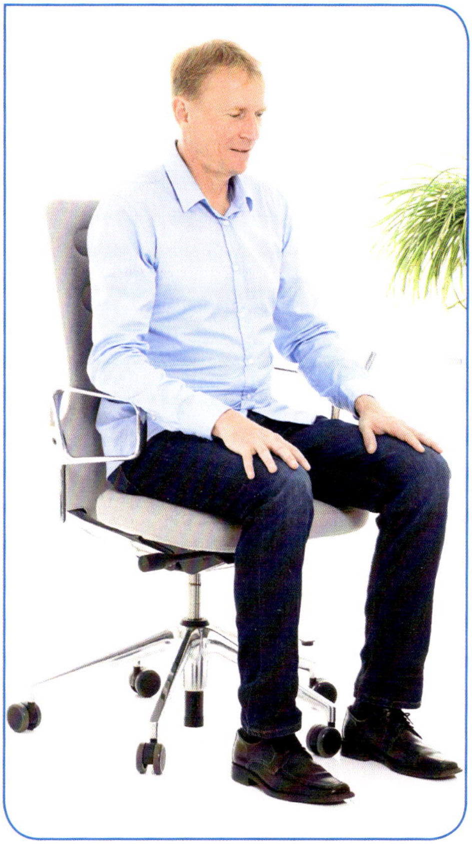

Spannungen mithilfe positiver Gedanken lösen.

Übungen für das Homeoffice

Dieses Programm zum Thema 'Energie tanken' hält etwas komplexere Atemübungen bereit, auf die man sich zu Hause besser konzentrieren kann als im Betrieb oder unterwegs.

Die *Atemdehnung* zielt darauf ab, mit einer gegenüber der Einatmung verlängerten Ausatmung die Lungen möglichst vollständig zu entleeren. Außerdem trägt diese Übung den in verschiedenen Atemschulen gemachten Erfahrungen Rechnung, dass sich die Atemtiefe weniger durch ein verstärkte Einatmung, sondern vielmehr durch eine längere Ausatmung verbessern läßt.

Mit der Atemdehnung ist die Vorbereitung geschaffen für die *Feueratmung* – im Sanskrit Kapalabhati genannt. Die vergleichsweise komplexe Übung stärkt die Klarheit des Geistes und macht frei, sollte der Übende bei den vorherigen Übungen noch mit vielen Gedanken beschäftigt gewesen sein. Trägheit wird überwunden und das Aktivitätslevel gehoben. Körperlich werden Bauchmuskulatur und Zwerchfell trainiert. Die Kontraktion der Muskulatur hat auch Wirkungen auf die inneren Organe.

Bei *Mond und Sonne* – im Sanskrit Chandra und Surya Bhedana genannt – wird zuerst das Pranayama Mudra gebildet, mit dem dann ein wechselseitiges Atmen von einem Nasenloch zum anderen erfolgen kann. Diese Atemübung dient als Vorbereitung für die Wechselatmung, bei der 'Mond' und 'Sonne' verbunden werden.

Die *Wechselatmung* – im Sanskrit Nadi Shodhana genannt – entspannt und ver-

Übungen	Dauer 13 Min.
Atemdehnung	bis 2 Min.
Feueratmung	bis 2 Min.
Mond und Sonne	bis 2 Min.
Wechselatmung	bis 4 Min.
Kühlender Atem	bis 3 Min.

hilft zu mehr Ausgeglichenheit und Konzentration. Der Herzschlag kann verlangsamt werden. Die traditionell überlieferten Wirkungen beziehen sich auf die subtileren Bereiche des menschlichen Energiehaushalts. So wird vor allem von einer Reinigung der Hauptenergiekanäle gesprochen. Solche angenommenen Wirkungen setzen in jedem Fall regelmäßige Praxis voraus. Auf körperlicher Ebene sensibilisiert die Wechselatmung zuerst einmal für den Atemfluss im Nasenbereich. Es ist deutlich zu spüren, an welcher Stelle die Luft einströmt und einen kühlenden Effekt hat. Außerdem nimmt man unweigerlich wahr, wie frei die Nase ist und wo Unterschiede zwischen links und rechts bestehen.

Die erhitzenden Wirkungen des Programms werden abschließend durch die Übung *Kühlender Atem* – im Sanskrit Shitali genannt – ausgeglichen. Mithilfe der Zunge wird der Luftstrom bei der Einatmung verengt, sodass er sich bis in den Rachenraum bemerkbar macht und kühlende Effekte erzeugt.

Atemdehnung

| Atemfluss variieren |

■ Sitzen Sie aufrecht und entspannt. Die Hände sind locker auf den Oberschenkeln abgelegt. Wenn es für Sie angenehm ist, schließen Sie Ihre Augen. Achten Sie nun auf Ihren Atem, wie er gleichmäßig ein- und ausströmt.

■ Folgen Sie mit Ihrer Aufmerksamkeit dem Atemfluss – wie die Luft durch die Nase eintritt, durch den Rachen nach unten strömt und zuerst den Brust-, dann den Bauchraum füllt. Genießen Sie für einige Atemzüge die sanften wellenförmigen Bewegungen des Atems.

■ Verändern Sie nun Ihre Atemlängen bei der Ein- und Ausatmung: Atmen Sie zuerst schnell ein, dann atmen Sie langsam und langanhaltend aus.

■ Jetzt atmen Sie langsam ein und schnell aus.

■ Nun atmen Sie langsam ein und aus.

■ Vertiefen Sie Ihren Atem jetzt durch innerliches Zählen, indem Sie beim Einatmen langsam bis auf vier zählen und auch ausatmend bis vier. Nehmen Sie mehrere Atemzüge in dieser Weise.

■ Verlängern Sie nun Ihre Ausatmung, indem Sie einatmend weiterhin bis vier zählen, ausatmend aber bis sechs. Lassen Sie den Atem zum Ende der Ausatmung bewusst zur Ruhe kommen und spüren Sie, wie die Bauchdecke nach innen geht.

■ Achten Sie dabei auf einen entspannten und aufgerichteten Körper. Entspannen Sie auch Ihr Gesicht. Nehmen Sie noch einen letzten verlängerten Atemzug.

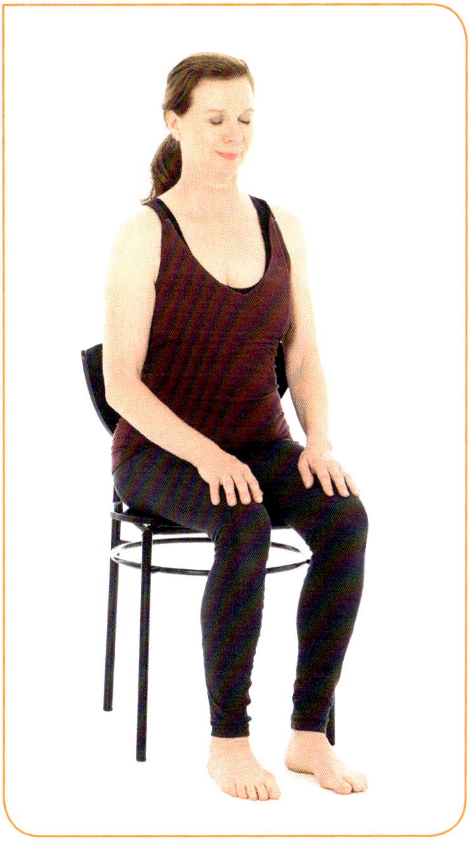

Ein- und Ausatmung variieren. Dann den Atem immer langsamer werden lassen.

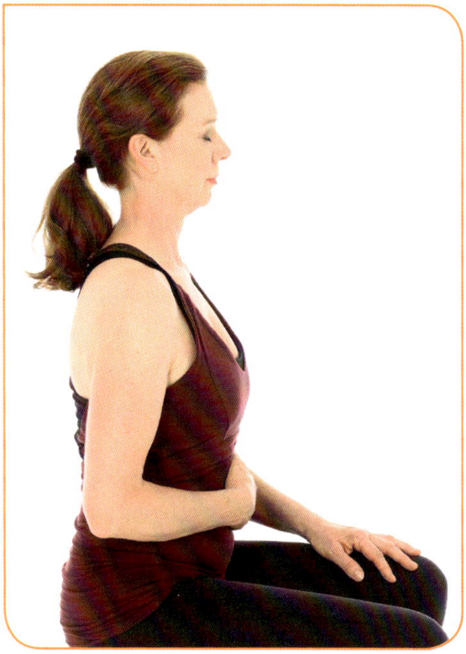

Ausatmend stoßartig die Bauchmuskulatur kontrahieren und danach die Luft passiv einströmen lassen.

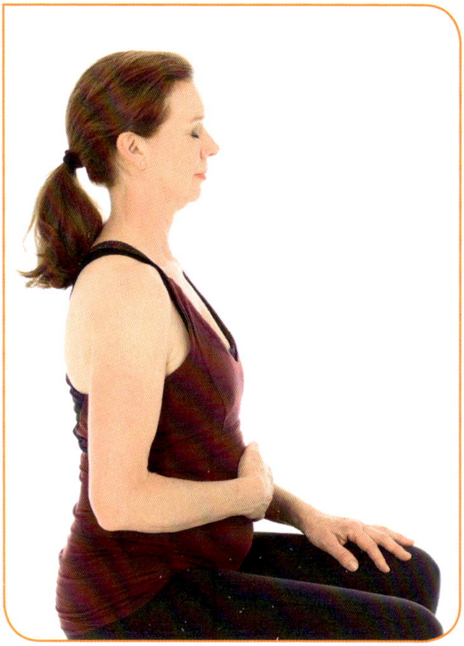

Feueratmung

| Kapalabhati |

- Sitzen Sie aufrecht und entspannt. Kreisen Sie mit Ihren Schultern von vorne nach hinten unten, um sich noch ein wenig mehr aufzurichten. Wenn es für Sie angenehm ist, schließen Sie Ihre Augen. Nun lassen Sie Nacken, Hals und Schultern entspannt in der Aufrichtung verweilen. Um die Atembewegung besser wahrnehmen zu können, legen Sie eine Hand locker auf die Bauchdecke.

- Bei der Feueratmung stoßen Sie aktiv die Luft aus dem Bauchraum aus, indem Sie die Bauchmuskulatur schnell kontrahieren und das Zwerchfell nach oben bewegen. Der Bauch geht dabei deutlich spürbar nach innen. Dabei entsteht ein deutlich hörbares Geräusch, das an ein Niesen erinnert.

- Stoßen Sie jetzt die Luft nach draußen, und lassen Sie sie danach von selbst wieder einströmen. Machen Sie nur so viele Atemstöße, wie es für Sie angenehm ist. Für den Anfang können Sie mit etwa zehn Atemstößen beginnen und mit der Zeit je nach Gefühl erhöhen.

- Beim letzten Atemstoß atmen Sie vollständig aus – dann vollständig ein. Wenn es Ihnen angenehm ist, halten Sie die Atemfülle nach dieser Einatmung einige Sekunden.

- Bevor Sie mit einer neuen Runde beginnen, atmen Sie mehrmals ruhig und fließend ein und aus. Wiederholen Sie den kompletten Ablauf bis zu drei Mal. Sie können die Geschwindigkeit erhöhen, dabei aber weiterhin rhythmisch atmen.

- Atmen Sie im Anschluss ruhig ein und aus und spüren Sie der Übung nach.

Mond und Sonne

| Chandra und Surya Bhedana |

■ Finden Sie eine aufrechte und entspannte Sitzhaltung auf einem Stuhl oder auf Ihrem Meditationskissen.

■ Legen Sie Ihre ausgestreckte Handfläche der rechten Hand nach oben geöffnet auf den Oberschenkel. Bilden Sie mit Ihren Händen die Pranayama Mudra, indem Sie zuerst den Zeige-, dann den Mittelfinger nach innen zur Handfläche hin klappen. Daumen, Ringfinger und kleiner Finger bleiben gerade. Sollte diese Fingerstellung für Sie unangenehm sein, können Sie auch eine Pistolenhaltung – nur Daumen und Zeigefinger sind dann gestreckt – mit den Fingern einnehmen.

■ Führen Sie die rechte Hand zur Nase. Wenn es für Sie angenehm ist, schließen Sie Ihre Augen. Verschließen Sie mit dem Daumen das rechte Nasenloch, und atmen Sie links bis zur Fülle ein. Dann verschließen Sie mit dem Ring- oder Zeigefinger das linke Nasenloch und atmen rechts aus, indem Sie den Daumen lösen. Wiederholen Sie mehrmals: Das rechte Nasenloch mit dem Daumen verschließen und links einatmen, mit Ring- oder Zeigefinger links verschließen und rechts ausatmen.

■ Jetzt andersherum: Sie atmen zuerst rechts ein, indem Sie mit dem Ring- oder Zeigefinger der rechten Hand das linke Nasenloch zuhalten, dann verschließen Sie rechts mit Daumen und atmen links aus. Auch hier mehrmals wiederholen.

■ Abschließend atmen Sie ein letztes Mal links aus. Dann lassen Sie den Arm absinken, lockern Ihre Handgelenke und spüren der Atemübung nach.

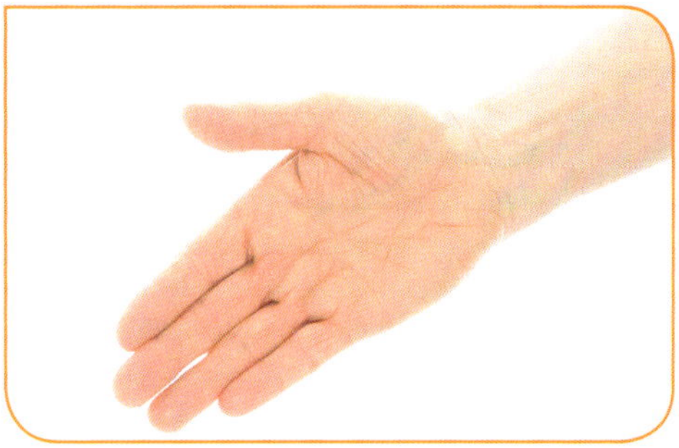

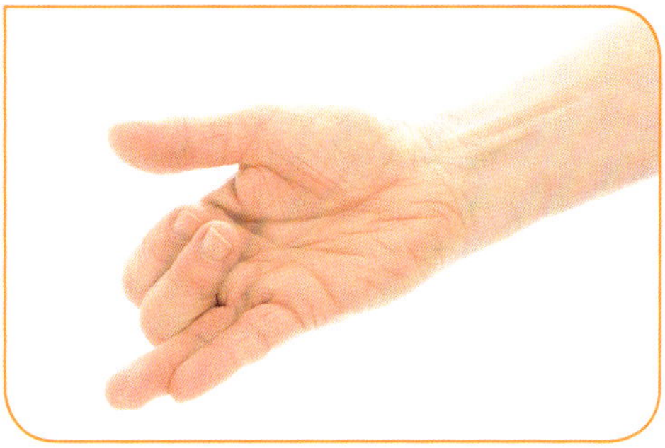

Zuerst die Pranayama Mudra bilden, dann im Wechsel atmen.

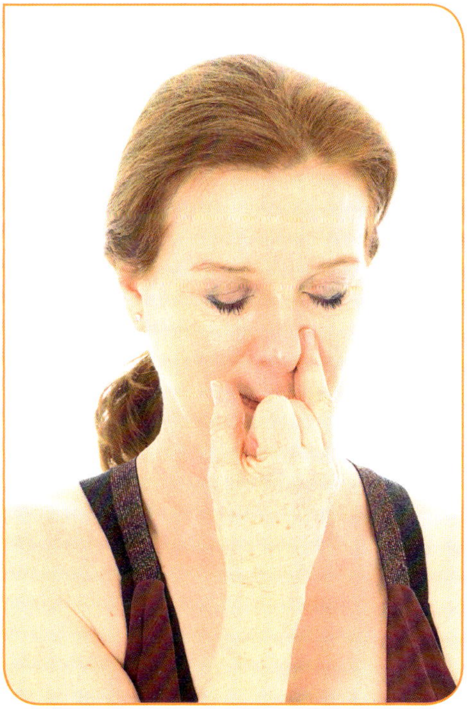

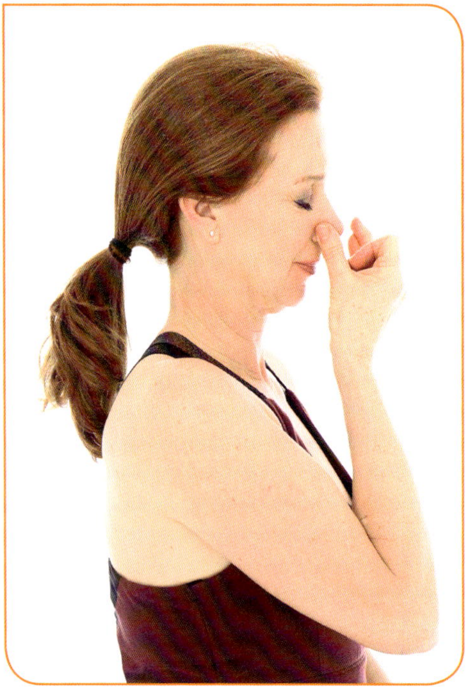

Links einatmen und rechts ausatmen, dann rechts einatmen und links ausatmen.

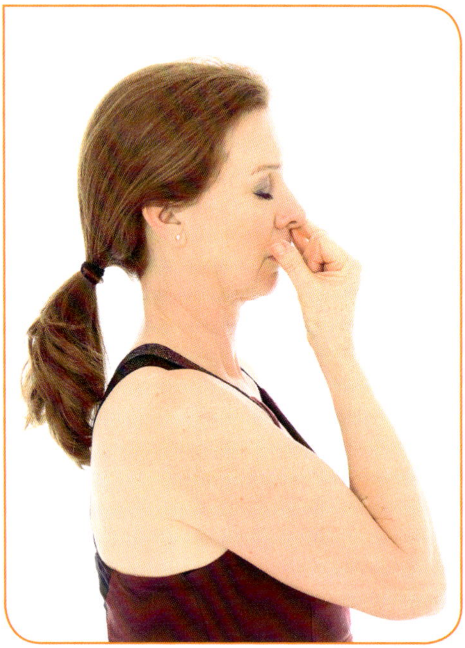

Wechselatmung

| Nadi Shodhana |

■ Sitzen Sie aufrecht und entspannt. Legen Sie Ihre Hände auf den Oberschenkeln ab. Wenn es für Sie angenehm ist, schließen Sie Ihre Augen. Konzentrieren Sie die Aufmerksamkeit auf Ihre Nase. Durch welches Nasenloch strömt die Atemluft für Sie im Moment etwas leichter ein?

■ Drehen Sie nun die Handfläche der rechten Hand nach oben und bilden Sie die Pranayama Mudra. Dazu klappen Sie Zeige- und Mittelfinger ein. Daumen, Ringfinger und kleiner Finger sind gestreckt. Sollte diese Fingerstellung für Sie unangenehm sein, können Sie auch eine Pistolenhaltung – nur Daumen und Zeigefinger sind gestreckt – einnehmen.

■ Verschließen Sie mit dem rechten Daumen das rechte Nasenloch und atmen links ein, dann atmen Sie – mithilfe des Ring- oder Zeigefingers – rechts aus. Nun das linke Nasenloch verschlossen lassen und rechts einatmen, dann mithilfe des Daumens links ausatmen. Hier schließt sich der Zyklus und Sie beginnen erneut, links einzuatmen und rechts auszuatmen, dann wieder rechts einatmen und links ausatmen und so weiter.

■ Spüren Sie, wie der Atem durch die Nase eintritt und durch den ganzen Atemraum strömt. Meist können Sie durch ein Nasenloch leichter atmen. Die Atmung darf deutlich hörbar sein, auch das ist kein Problem. Wenn Sie mit der Zeit merken, dass der Atem etwas länger wird, ist das gut so.

■ Beenden Sie die Wechselatmung, indem Sie ein letztes Mal links ausatmen.

Kühlender Atem

| Shitali |

■ Sitzen Sie entspannt und aufrecht. Legen Sie Ihre Hände locker auf den Oberschenkeln ab. Wenn es für Sie angenehm ist, schließen Sie Ihre Augen.

■ Strecken Sie für den 'Kühlenden Atem' Ihre Zunge aus dem Mund und rollen Sie sie zusammen, so als würden Sie durch einen Strohhalm atmen. Atmen Sie ein, danach schließen Sie den Mund und atmen langsam und gleichmäßig durch die Nase aus.

■ Sollte es für Sie schwierig sein, die Zunge zu rollen, öffnen Sie den Mund, strecken die Zunge ein wenig heraus und lassen die Luft an den Seiten der Zunge nach innen strömen. Beide Techniken erzeugen eine kühlende Wirkung im Mundbereich und in der Folge im gesamten Körper.

■ Atmen Sie für den 'Kühlenden Atem' deutlich hörbar ein. Führen Sie die Einatmung relativ schnell durch, so dass der Luftstrom in seiner kühlenden Wirkung spürbar wird. Dann den Mund schließen und ausatmen.

■ Wiederholen Sie den kühlenden Atem einige Male.

■ Spüren Sie der Atemübung nach.

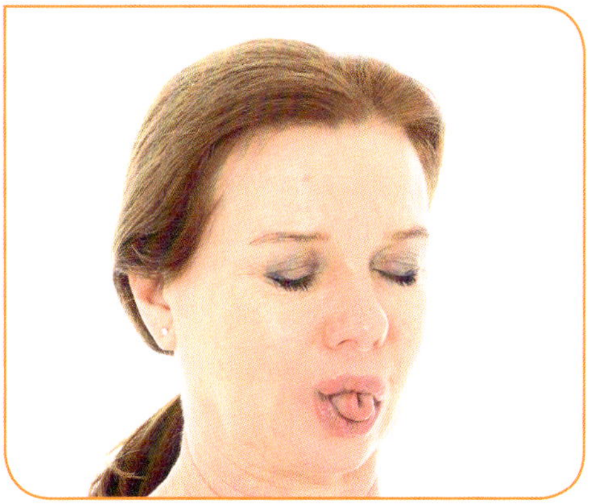

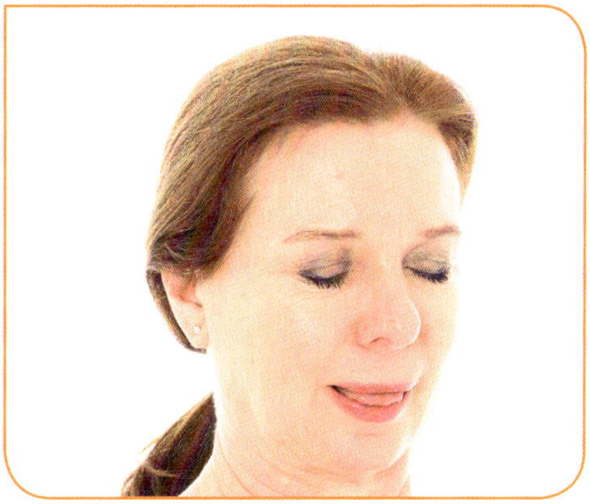

Entweder durch die gerollte Zunge einatmen oder den kühlenden Luftstrom seitlich der Zunge einströmen lassen.

Stress reduzieren

Entspannung ist eine Grundkompetenz des Menschen – sogar eine lebensnotwendige. Und sie kann trainiert werden! Nur wer sich wirksam entspannen kann, ist in der Lage, Stress entgegenzuwirken und die vielen stressbedingten Probleme in Beruf und Alltag zu meistern.

Längst hat die Weltgesundheitsorganisation Stress zu einer der größten Gefahren des 21. Jahrhunderts erklärt. Denn Stress ist der Tribut einer schnelllebigen Leistungsgesellschaft, in der jeder ständig im Bereitschaftsmodus zu stehen hat.
Stress hat viele Gesichter. Ein anspruchsvoller Job mit häufig wechselnden Aufgaben, ständig erreichbar sein und arbeiten unter Zeitdruck. Außerdem noch Termine der Familie und die Freizeit organisieren und koordinieren – da kommt schnell einiges zusammen. Ab und an kommen Prüfungen, Bewerbungs- oder Beförderungsgespräche hinzu – und auch Streit in der Familie, der Verlust des Arbeitsplatzes oder unvorhersehbare Ereignisse, wie der Tod eines nahestehenden Menschen.
Als Folge vieler alltäglicher Aufgaben und Belastungen kann sich chronischer Stress aufbauen, nämlich die dauerhafte Unstimmigkeit zwischen externen Anforderungen, persönlichen Ansprüchen und persönlichen Ressourcen.

Wenn wir mit den vielfältigen Aufgaben nicht mehr klarkommen, ziehen Kopf und Körper die Notbremse. Das Gleichgewicht von An- und Entspannung gerät aus den Fugen, wenn die auf uns einwirkenden Reize zu intensiv sind und zu häufig werden. Dauern sie über Tage und sogar Wochen an, hat der Körper nicht mehr die Möglichkeit, sich ausreichend zu regenerieren. Die Nervenzellen feuern dann vorschnell und melden ständig stressige Umweltsituationen. Chronischer Stress mit all seinen Symptomen stellt sich ein. Auf der körperlich-vegetativen Ebene sind dies beispielsweise Erschöpfungszustände, Kopfschmerzen oder sexuelle Störungen und eine generell erhöhte Krankheitsanfälligkeit – emotional-psychisch können ständige Gereiztheit, Ruhelosigkeit, Angstgefühle und aggressive Überreaktionen der Fall sein. Auf der emotionalen und kognitiven Ebene sowie auf der Verhaltensebene sind es Zähneknirschen, Nägelkauen, Essen oder auch zwanghaftes Einkaufen. Mental sind vor allen Dingen Konzentrationsstörungen zu nennen. In stressigen Situationen ist deshalb wichtig, durch bewusstes Gegensteuern die Spannung zu reduzieren. Wer in der Lage ist, seine Körperfunktionen zu regulieren, kann die Muskelspannung reduzieren oder Puls und Blutdruck senken und damit auf die eigene Psyche positiven Einfluss nehmen. Yoga ermöglicht all das, seine stressreduzierenden Wirkungen sind in wissenschaftlichen Studien nachgewiesen.

Wer Yoga regelmäßig betreibt, lernt, systematisch zu entspannen. Weil Stress körperlich, emotional, mental und im Verhalten wirkt, ist Yoga mit seinem ganzheit-

Ziele der Programme

- Öffnung des Brustraums
- Verbesserung der Beweglichkeit der Körpermitte
- Dehnung vor allem der Körperrückseite
- Kraftaufbau in Beinen, Rumpf und Armen
- Haltungsschulung
- befreites Atmen
- Verbesserung der Körper-Achtsamkeit und Stressregulation

lichen Ansatz hervorragend geeignet, der alltäglichen Anspannung und den hohen Anforderungen im Alltag entgegenzuwirken. Der körperliche Zugang ist entscheidend. Durch Yoga wird für den Körper und seine Signale sensibilisiert. Es wird gelernt, sich in ihn hineinzufühlen. Da Stress sich im Körper niederschlägt und ihn verhärtet, ist dies eine wichtige Fähigkeit, um Abhilfe zu schaffen. Nämlich zu erkennen, wo harte und verspannte Körperstellen sind, um dann gezielt dagegen angehen zu können.

Die Zielsetzungen der beiden Business-Yoga-Programme sind im Überblick der Infotafel zu entnehmen und können wie folgt zusammengefasst werden:

- Die ausgewählten Yogahaltungen regen wichtige Körperfunktionen an und schenken neue Lebensenergie. Regelmäßig durchgeführt, helfen sie, den Stress im Alltag besser zu regulieren, wenn er sich verdichtet. Das Bedürfnis wird geweckt, angespannte Phasen mit bewusst entspannenden Yogapausen zu unterbrechen. Das Programm will deshalb darin unterstützten, persönliches Stressempfinden zu durchdringen und besser zu bewältigen.

- Denn mit körperachtsam durchgeführten Übungen und Asanas kann der Schalter umgelegt werden: Die Außenwelt und ihre Reize treten in den Hintergrund, wenn gedanklich eine Konzentration auf den eigenen Körper erfolgt. Es wird innere Einkehr gehalten, und es werden Reizüberflutungen für die Zeit des Übens ausgeblendet.

- Stress ist immer mit geistiger Anstrengung verbunden, die sich körperlich vor allem in einer angespannten Muskulatur bemerkmar macht. Auch deshalb sind unsere Yoga-Anti-Stress-Programme ein wirksames Mittel, um sofort Stress zu reduzieren: Geistige und körperliche Spannungszustände können bewusst wahrgenommen und beeinflusst werden.

Tipps

- Führen Sie die Programm im Büro oder Homeoffice durch und tanken Sie damit Energie, wenn Sie Ihre geistigen Kräfte schwinden spüren. Sie bauen Stress ab und können erfrischt den weiteren Tag gestalten.

- Wenn Sie das Programme zu Hause vor der Arbeit durchführen, konditionieren Sie Ihren Körper, beweglicher in den Tag zu starten, und Ihren Kopf, dies konzentrierter zu tun. Nach getaner Arbeit kann das Programm aber auch Auftakt für einen entspannten Abend sein.

- Wenn nicht anders angegeben, atmen Sie stets durch die Nase.

- Versuchen Sie, die Programme konzentriert und entschleunigt durchzuführen.

Übungen für das Büro

Mittelpunkt dieses Programms sind zwei Heldenposen, die zu den Basis-Standhaltungen des Yoga zählen. Sie werden mit dem Brustöffner vorbereitet. Zum Abschluss schaffen zwei Übungen muskulären Ausgleich und ermöglichen muskuläre Lockerung. Die Heldenstellungen fördern die Bewußtheit für eine aufrechte und gesunde Körperhaltung im Alltag, welche bei Erwerbstätigen an Büroarbeitsplätzen häufig nicht gegeben ist. Verbunden mit der Aufrichtung des Oberkörpers ist das Hoch- und Auseinanderziehen der Arme eine konträre Bewegung zur Bürohaltung, die eine eher gebeugte Haltung mit nach vorne-unten fallenden Schultern kennzeichnet.

Übungen	Dauer 12 Min.
Brustöffner	bis 2 Min.
Kraftvoller Held	bis 3 Min.
Visionärer Held	bis 3 Min.
Schultern anziehen	bis 2 Min.
Kreuzgang	bis 2 Min.

Der *Brustöffner* bringt nach einer womöglich langen Sitzphase wieder etwas Bewegung in den oberen Rücken. Zunächst wird das Schultergelenk durch achtsames Kreisen der Schultern mobilisiert und zugleich die Schultermuskulatur gelockert, der Brustraum wird geöffnet und die obere Rückenpartie richtet sich auf. Dann kann der Brustraum achtsam und in dynamischer Abfolge geweitet werden.

Der *Kraftvolle Held* – im Sanskrit Virabhadrasana genannt – fordert und fördert Konzentration, Standfestigkeit und Balance. Daraus erschließen sich energetisierende Wirkungen. Offenheit und Weite entstehen vor allem im Oberkörper. Im übertragenen Sinn werden Zielgerichtetheit und Durchhaltevermögen trainiert. Körperlich wird die Aufrichtung und Streckung der Wirbelsäule gefördert. Die Haltung stärkt Nacken, Schultern, Arme, Oberschenkel und Waden. Die Rückenmuskulatur wird gekräftigt. Zugleich wird der Brustkorb gedehnt und dadurch die Atmung erleichtert. Auch die Knie- und Hüftgelenke werden angesprochen.

Der *Visionäre Held* – im Sanskrit ebenfalls Virabhadrasana genannt – ergänzt und verstärkt den kraftvollen Helden. Dabei wird mithilfe des Führens einer Hand auf den Rücken eine Bewegung geübt, die bei Alltagsbewegungen wie beim Anziehen von Kleidungsstücken helfen kann. Die Haltung dient der Prävention von muskulären Dysbalancen und dem Erhalt der Alltagsbeweglichkeit. Die Versinnbildlichung der Übung – den Pfeil herausholen und den Bogen aufspannen – macht das Asana greifbarer, ansprechender und motivierender.

Die beiden Helden-Haltungen fordern nicht nur die Standfestigkeit in den Beinen, sondern auch die muskulären Kräfte im Schulter-Nacken-Bereich. Daher lockert die erste ausgleichende Übung zunächst durch *Schultern anziehen.*

Mit dem *Kreuzgang* wird abschließend der Kreislauf angeregt, um dann entspannt zur Ruhe von Körper und Geist zu kommen.

Brustöffner

| Brustwirbelsäule mobilisieren |

■ Nehmen Sie einen aufrechten, hüftbreiten Stand ein. Ihr Blick ist nach vorne gerichtet. Spüren Sie durch die Fußsohlen die Verbindung zum Boden und nehmen Sie wahr, wie der Atem fließt. Kopf und Oberkörper sind aufgerichtet. Ihre Schultern sind entspannt.

■ Kreisen Sie nun langsam mehrmals Ihre Schultern nach vorne. Erst formen sie kleine Kreise, dann werden diese Kreise langsam größer. Dabei halten Sie Ihren Kopf in Verlängerung der Wirbelsäule gerade, so, als würden Sie in die Ferne blicken. Dann führen Sie das Kreisen nach hinten aus.

■ Jetzt drehen Sie einatmend Daumen, Hände, Arme und Schultern nach außen und gehen mit Ihren Armen nach hinten, sodass sich der Brustkorb öffnet. Mit der Ausatmung kommen Sie wieder in die entspannte Ausgangshaltung zurück. Wiederholen Sie mehrere Male.

■ Nehmen Sie wahr, wie sich mit jeder Einatmung die Schulterblätter auf dem Rücken wie von selbst zusammenziehen und ausatmend wieder voneinander entfernen.

■ Intensivieren Sie jetzt die Bewegung, indem Sie einatmend wie zuvor den Brustraum öffnen, dann aber mit jeder Ausatmung den oberen Rücken rund machen und dabei die Arme ein wenig nach innen drehen. Der Kontrast zwischen Einatembewegung und Ausatembewegung wird dadurch stärker.

■ Richten Sie zum Schluss ihren Rücken wieder auf. Spüren Sie in den Brustkorb hinein. Erfassen Sie Ihren Atemraum.

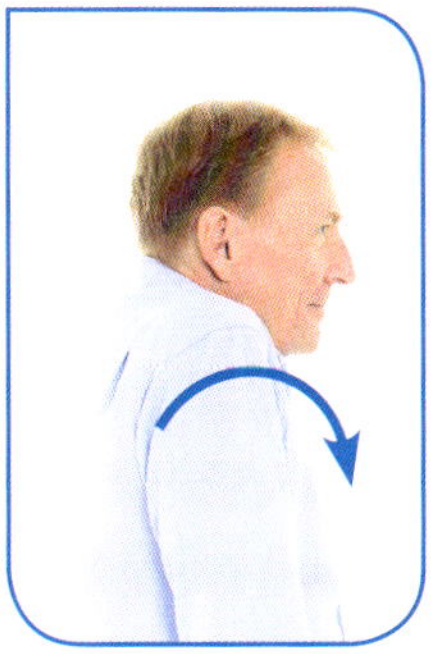

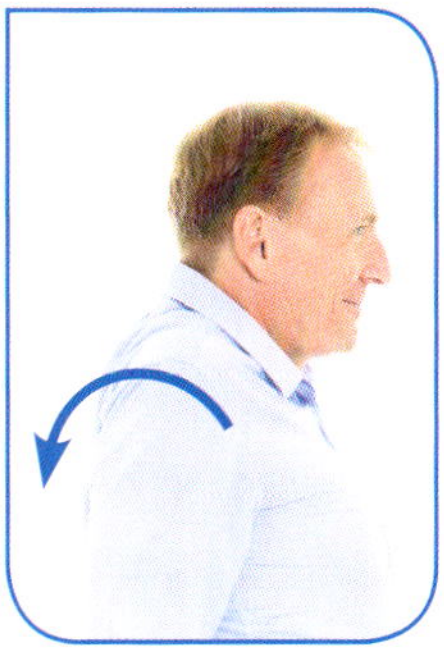

Mit beiden Schultern langsam nach vorne kreisen, dann nach hinten.

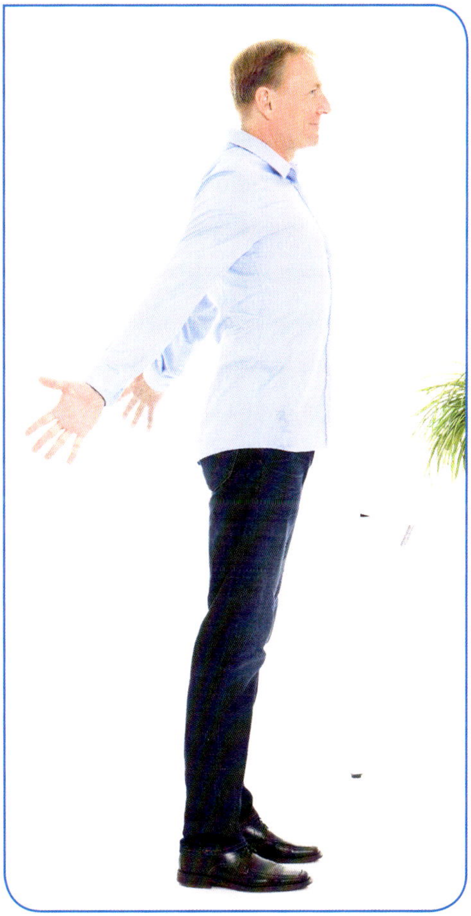

Einatmend Daumen nach außen drehen und den Brustkorb öffnen.

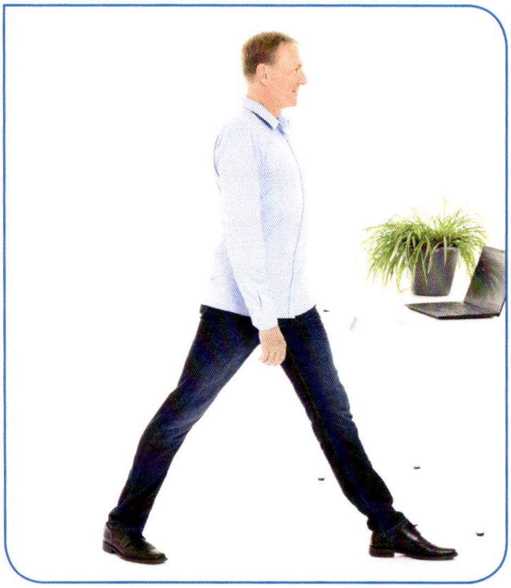

Ausgangsstellung einnehmen und den Oberkörper nach vorne ausrichten. Dann in den kraftvollen Helden kommen.

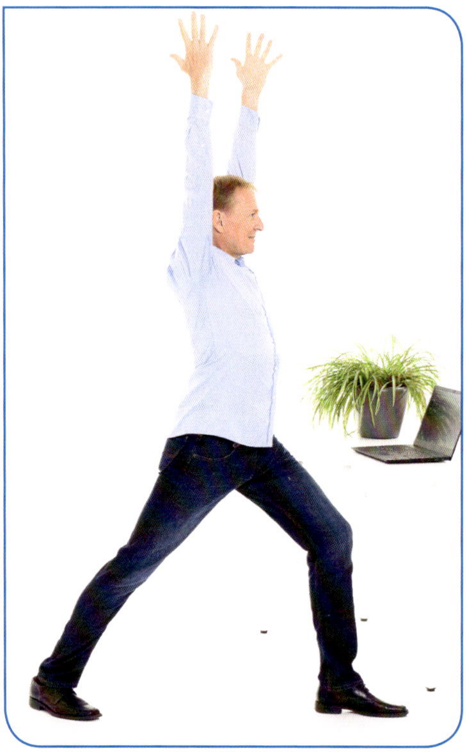

Kraftvoller Held

I Virabhadrasana I

■ Stehen Sie entspannt. Drehen Sie den rechten Fuß bis maximal zu einem 45-Grad-Winkel nach außen. Machen Sie mit dem linken Bein einen weiten Schritt nach vorne. Bein-, Beckenboden- und Bauchmuskulatur sind aktiviert und der Rücken ist gerade. Die Beine sind gestreckt. Oberkörper und Becken zeigen in Richtung des vorderen Beins.

■ Bringen Sie einatmend Ihre Arme vor dem Körper nach oben bis über den Kopf. Beugen Sie mit der Ausatmung Ihr vorderes Knie, während Sie mit dem Becken Richtung Boden sinken. Das gebeugte Knie befindet sich senkrecht über der Ferse.

■ Atmen Sie mehrere Male langsam und gleichmäßig ein und aus. Spüren Sie mit jeder Einatmung die Weite und Offenheit im Brustbereich.

■ Der Blick geht geradeaus nach vorne. Achten Sie darauf, die Schultern nicht zu den Ohren zu ziehen, sondern locker zu lassen. Das Becken bleibt nach vorne ausgerichtet. Der hintere Fuß drückt in den Boden, sodass das hintere Bein aktiv gestreckt ist.

■ Strecken Sie zum Schluss einatmend das vordere Bein und bringen Sie ausatmend die Arme wieder nach unten. Lösen Sie den Schritt auf und stehen Sie wieder entspannt.

■ Wiederholen Sie die Haltung Schritt für Schritt auf der anderen Seite.

■ Wenn Sie beide Seiten gleich lange geübt haben, schütteln Sie Arme und Beine aus.

Visionärer Held

I Virabhadrasana I

■ Stehen Sie entspannt. Drehen Sie den linken Fuß nach außen bis maximal zu einem 90-Grad-Winkel. Dann mit dem rechten Bein einen großen Schritt nach vorne machen. Der Oberkörper ist aufgerichtet und zeigt zur Seite. Spannen Sie die Muskulatur der gestreckten Beine an. Spüren Sie, wie beide Beine Kontakt mit dem Boden und die Füße Erdung haben.

■ Führen Sie einatmend Ihren linken Arm nach vorne-oben über den Kopf, beugen ihn und legen Ihre Handfläche auf Ihrem Rücken auf. Verweilen Sie einige Atemzüge in dieser Position.

■ Jetzt beugen Sie mit der nächsten Ausatmung Ihr vorderes Bein, bis sich das Knie direkt über dem Knöchel befindet. Gleichzeitig strecken Sie Ihren rechten Arm auf Schulterhöhe aus, drehen Ihren Kopf hin zum ausgestreckten Arm und führen dabei die linke Hand von Ihrem Rücken nach vorne und zur Brust. Stellen Sie sich dabei vor, Sie würden einen Pfeil aus Ihrem Köcher nehmen und dann einen Bogen anspannen.

■ Halten Sie die Bogenspannung. Atmen Sie ruhig und fließend. Blicken Sie über Ihre Fingerspitzen in die Ferne. Mit jeder Einatmung richten Sie Ihren Oberkörper bewusst auf. Aktivieren Sie das gestreckte Bein, indem Sie den hinteren Fuß bewusst in den Boden drücken. Der Oberkörper bleibt aufrecht – die Schultern befinden sich direkt über dem Becken.

■ Kommen Sie einatmend aus der Haltung heraus, indem Sie das Knie strecken und ausatmend die Arme absenken. Lösen Sie den Schritt auf, und kommen Sie in die Ausgangsposition zurück.

■ Wiederholen Sie den Ablauf auf der anderen Seite. Dann schütteln Sie Arme und Beine aus.

Linke Hand auf den Rücken legen ...

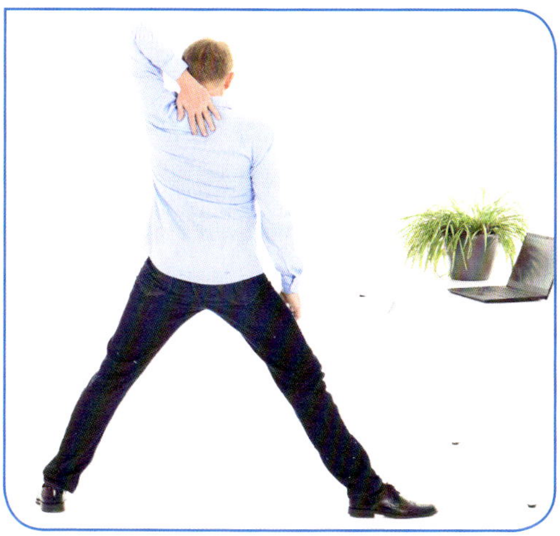

... dann in den visionären Helden kommen.

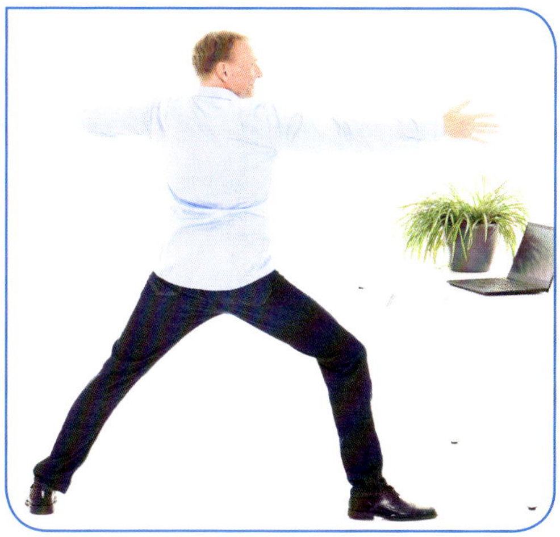

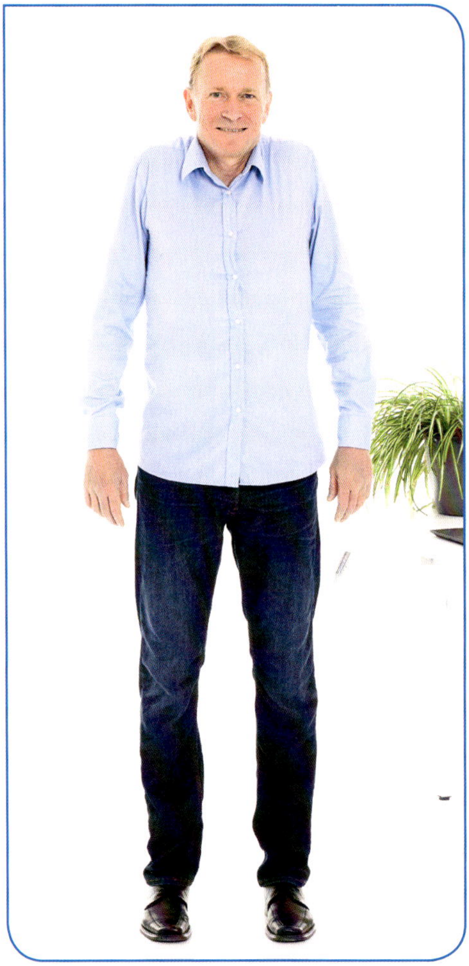

Einatmend die Schultern hochziehen, den Atem anhalten, dann ausatmend die Schultern absinken lassen.

Schultern anziehen

I Impuls zur Entspannung I

■ Stehen Sie aufrecht und lassen Sie die Arme locker hängen. Ihr Blick ist nach vorne gerichtet. Atmen Sie fließend und gleichmäßig.

■ Einatmend ziehen Sie langsam beide Schultern soweit wie möglich nach oben in Richtung Ohren. Halten Sie die Luft für ein paar Sekunden an, und lassen Sie die Schultern oben. Spüren Sie die Spannung im Nacken- und Schulterbereich.

■ Ausatmend lassen Sie die Schultern langsam sinken.

■ Wiederholen Sie den Bewegungsablauf im Rhythmus Ihrer Atmung mehrmals hintereinander. Nach jeder Einatmung die Luft anhalten und die Schultern dabei oben lassen.

■ Spüren Sie abschließend in Ihre Schultern und in Ihren Nacken hinein und fühlen Sie die Wärme, die sich dort ausbreitet.

Kreuzgang

I dynamisch entspannen I

■ Stehen Sie entspannt, und lassen Sie die Arme locker hängen. Ihr Blick ist nach vorne gerichtet. Atmen Sie fließend und gleichmäßig.

■ Einatmend strecken Sie den rechten Arm weit nach oben und winkeln das linke Bein an. Ausatmend kommen Sie wieder in die Ausgangslage zurück.

■ Dann strecken Sie einatmend den linken Arm weit nach oben und winkeln das rechte Bein an. Ausatmend kommen Sie wieder in die Ausgangslage zurück.

■ Führen Sie diese Bewegungsabfolge zuerst sehr langsam mit tiefen Atemzügen durch, um Ihr Gleichgewicht zu schulen. Dann steigern Sie das Tempo sowie Ihre Atemfrequenz und bringen Ihren Kreislauf in Schwung. Abschließend werden Sie wieder langsamer und kommen mit tiefen Atemzügen in den Stand zurück.

■ Bleiben Sie im Stand mit fließenden Atemzügen so lange stehen, bis sich Ihr Atem vollständig beruhigt hat und Körper und Geist zur Ruhe gekommen sind.

Zuerst: rechter Arm - linkes Bein

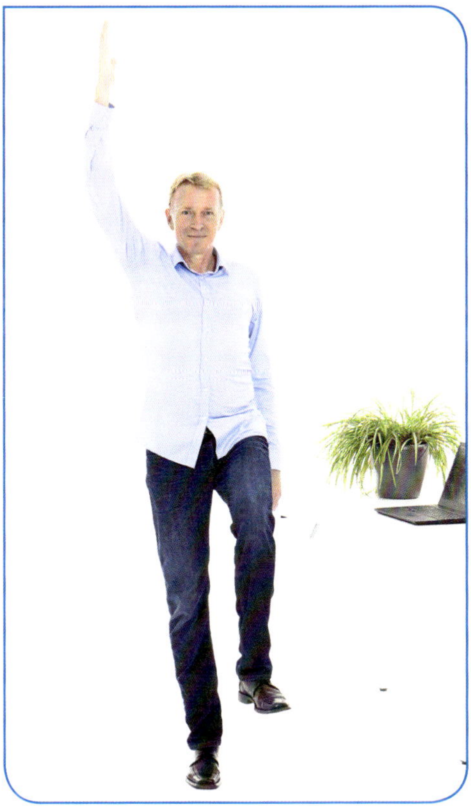

Dann: linker Arm - rechtes Bein

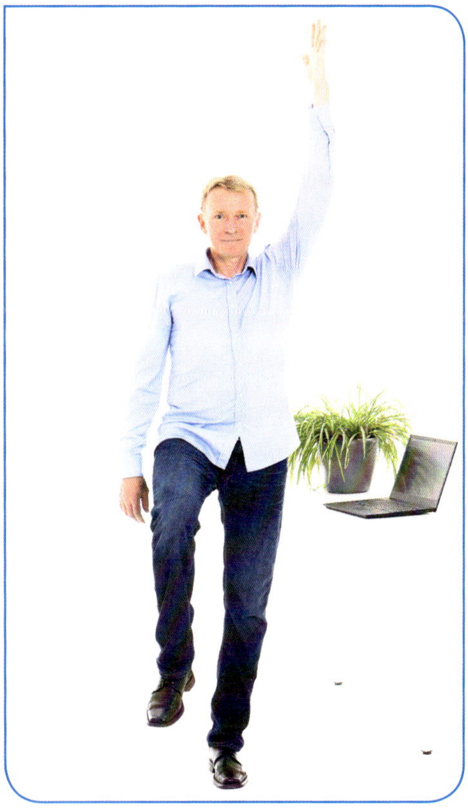

Übungen für das Homeoffice

Dieses Programm kennzeichnet, dass es fünf psychoregulativ wirksame Grundhaltungen für den Yoga versammelt.

Übungen	Dauer 10 Min.
Schulterbrücke	bis 2 Min.
Stocksitz	bis 2 Min.
Katze	bis 2 Min.
Herabschauender Hund	bis 2 Min.
Stehende Vorwärtsbeuge	bis 2 Min.

Die *Schulterbrücke* – im Sanskrit Setu Bandha Sarvangasana genannt – soll die Schilddrüsenfunktion stimulieren und die Verdauung verbessern. Das Asana wird auch bei Asthma, Depression, Schlafproblemen, Kopfschmerzen und in den Wechseljahren empfohlen. Körperlich mobilisiert die Haltung den Atemapparat wie auch die Wirbelsäule und löst Verspannungen im Rücken. Sie dehnt und kräftigt die Oberschenkel-, Gesäß- und Rückenmuskulatur. Der Nacken wird entstaucht. Außerdem dehnt das Asana die gesamte Körpervorderseite mit Leisten, Bauchmuskeln und Brustkorb.

Eine gerade und zugleich flexible Haltung symbolisiert Stärke, Ausstrahlung und Gesundheit. Deshalb wird mit dem *Stocksitz* – im Sanskrit Dandasana genannt – nicht nur der Bewegungsapparat stabilisiert, sondern auch die innere Haltung. Körperlich wird die Wirbelsäule gestreckt. Die Rückenstreckmuskeln werden besonders gestärkt, der Brustkorb wird geweitet, die Atmung verbessert. Weiterhin werden die Rückseiten der Beine gedehnt und die vorderen Bein- und Hüftmuskeln gekräftigt. Es entsteht das Gefühl von Länge in den Beinen und im Rumpf.

Mit der *Katze* – im Sanskrit Marjarasana genannt – erfahren Sie schnell und differenziert, ob Ihre Wirbelsäule in der Beweglichkeit eingeschränkt oder verspannt ist. Das Asana fördert die Beweglichkeit der Wirbelsäule, lindert Rückenschmerzen oder löst sie auf. Auch der Atem vertieft sich. Innere Organe werden angesprochen, was sich positiv auf die Verdauung auswirken kann. Auf lange Sicht wird die Haltung verbessert.

Mit dem *Herabschauenden Hund* – im Sanskrit Adho Mukha Shvanasana genannt – wird die Wahrnehmung der Körperrückseite von Kopf bis Fuß verbessert. Das Asana soll abends regenerierend und beruhigend wirken, morgens hingegen erfrischend. Körperlich werden Rückenprobleme, wie ein Rund- oder Hohlrücken, positiv beeinflusst, Verspannungen im Nacken und in den Schultern gelöst. Rücken und rückwärtige Beinmuskulatur werden gedehnt, Arme und Schultern gekräftigt.

Die *Stehende Vorwärtsbeuge* – im Sanskrit Uttanasana genannt – kann Kopfschmerzen lindern, Schlafschwierigkeiten oder auch Symptome von Angst positiv beeinflussen. Körperlich wird die gesamte Körperrückseite gedehnt, Hüft- und Schultergelenke werden mobilisiert und die Verdauung angeregt. Die Atmung wird in den rückseitigen Brustraum und die Flanken gelenkt.

Schulterbrücke

| Setu Bandha Sarvangasana |

■ Kommen Sie in die Rückenlage, und stellen Sie die Beine locker hüftbreit auf. Die Füße sind leicht geöffnet. Ihre Arme liegen entspannt neben dem Oberkörper. Schließen Sie die Augen, und spüren Sie die Schwere Ihres Körpers. Lassen Sie mit jeder Ausatmung ein bisschen mehr los. Konzentrieren Sie sich auf Ihren Atemfluss. Atmen Sie mehrmals genüsslich ein und aus.

■ Heben Sie einatmend das Becken vom Boden ab. Gleichzeitig nehmen Sie die Arme bogenförmig bis über den Kopf. Legen Sie sie dort kurz ab. Kommen Sie ausatmend wieder in die Ausgangslage zurück, und nehmen Sie dabei Ihre Arme langsam wieder nach unten. Wiederholen Sie den Ablauf einige Male.

■ Mit jeder Einatmung strebt das Brustbein nach oben und in Richtung Kinn. Der Kopf bleibt dabei locker auf der Unterlage liegen. Üben Sie gleichmäßig Druck auf beide Füße aus und genießen Sie, wie Atem und Bewegung zusammenspielen. Ihr Atemfluss leitet das Bewegungstempo.

■ Sie können mit jedem Einatmen ein bisschen weiter nach oben kommen. Achten Sie darauf, dass Sie Ihren Nacken nicht zu sehr dehnen. Gehen Sie mit dem Becken nur so weit nach oben, wie es sich gut anfühlt. Spüren Sie, wie sich Brust- und Bauchraum heben – und wieder senken.

■ Kommen Sie ein letztes Mal nach unten, strecken Sie die Beine aus und spüren Sie für einige Momente nach.

■ Rollen Sie sich dann auf eine Körperseite und warten Sie, bis Ihr Kreislauf so weit ist, dass Sie sich aufrichten können.

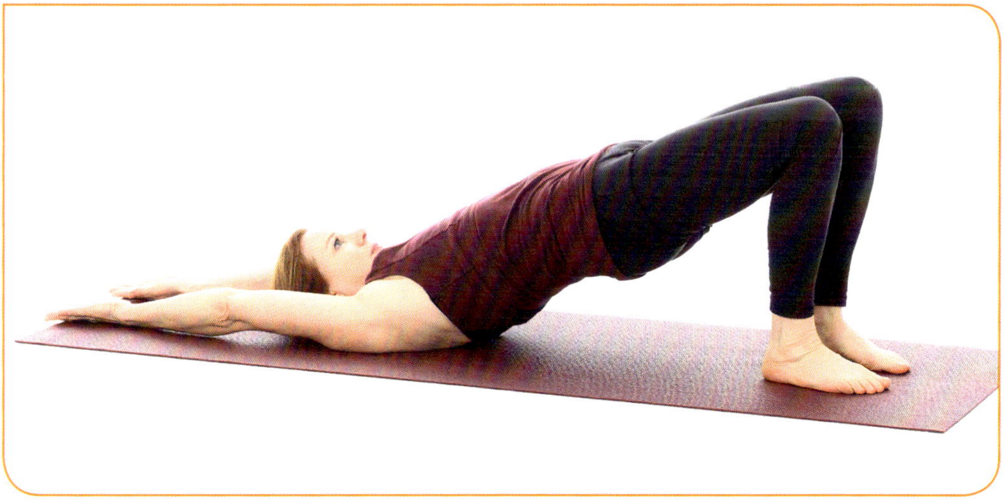

Einatmend das Becken anheben und die Arme über den Kopf.
Ausatmend das Becken senken und mit den Armen wieder zurück.

Stocksitz

| Dandasana |

■ Kommen Sie aus der liegenden Position zum Sitzen. Die Beine sind nach vorne ausgestreckt. Das Gewicht ist gleichmäßig auf beide Gesäßhälften verteilt. Nehmen Sie sich bei Unbeweglichkeit im Becken oder verkürzten Beinrückseiten eine gefaltete Decke als Sitzunterlage. Die leicht erhöhte Sitzposition erleichtert die Aufrichtung im Stocksitz.

■ Richten Sie Ihren Rücken auf, indem Sie Ihr Becken ein wenig nach vorne kippen. Die Knie können etwas gebeugt sein. Wichtig sind nicht durchgestreckte Beine, sondern ein langgestreckter Oberkörper. Setzen Sie jetzt Ihre Hände seitlich hinter Ihrem Becken auf und drücken Sie sanft in die Matte. Ihr Brustbein strebt nach vorne-oben, während die Schulterblätter nach hinten-unten gehen. Der Blick geht nach vorne, und der Nacken wird lang. Bleiben Sie für einige fließende Atemzüge in der Position.

■ Aktivieren Sie Ihre Beine, die Zehenspitzen zeigen nach oben.

■ Lösen Sie ausatmend den Stocksitz auf und schütteln Sie bei Bedarf Ihre Beine und Handgelenke locker aus.

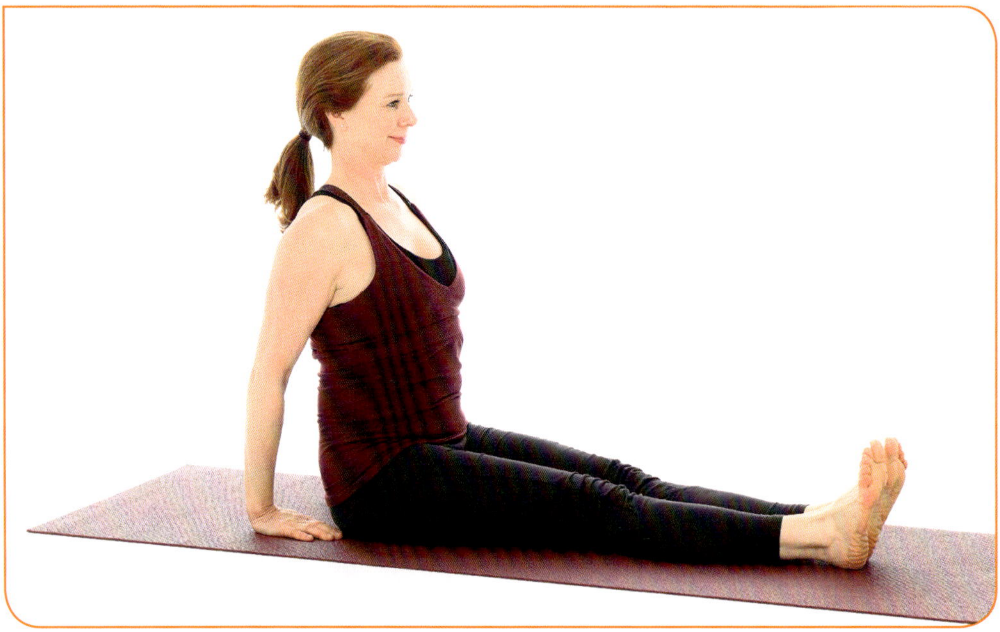

Rücken lang machen, Beine aktivieren und Schultern senken.

Katze

| Marjarasana |

■ Kommen Sie in den Vierfüßlerstand. Die Knie sind leicht geöffnet unter den Hüftgelenken, die Hände unter den Schultergelenken. Die Fußrücken berühren die Unterlage. Machen Sie Ihren Rücken lang.

■ Atmen Sie ein, und gehen Sie ins Hohlkreuz. Dabei heben Sie auch leicht den Kopf. Mit dem Ausatmen runden Sie Ihre Wirbelsäule und ziehen dabei den Bauch ein. Der Kopf senkt sich. Wiederholen Sie diese Bewegungsfolge mehrmals genüsslich in Ihrem eigenen Atemtempo.

■ Denken Sie beim Einatmen an eine Katze, die ihren Bauch entspannt nach unten durchdehnt, und beim Ausatmen an einen Katzenbuckel. Verteilen Sie das Gewicht auf die gesamten Hände – und nicht nur auf die Handballen. Spüren Sie auch in die sanfte Dehnung in den Unterarmen hinein.

■ Nehmen Sie Ihre Beweglichkeit in den einzelnen Abschnitten der Wirbelsäule wahr – wo sind Sie beweglicher, wo weniger beweglich?

■ Atmen Sie ein letztes Mal aus, runden Sie den Rücken, und kommen Sie dann wieder in die Ausgangshaltung zurück.

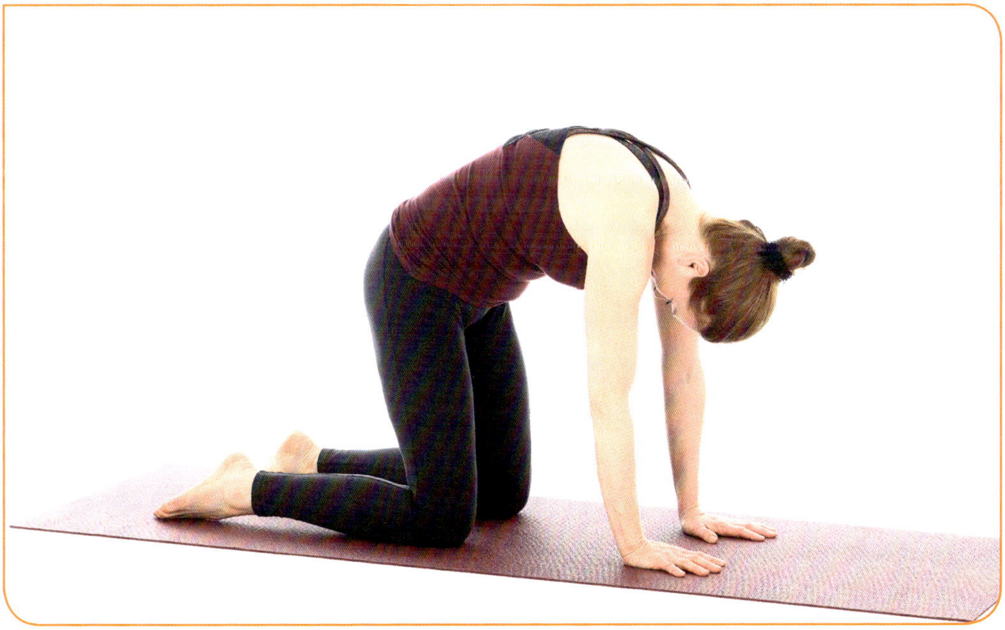

Einatmend die Körpervorderseite dehnen, ausatmend den Rücken runden.

Herabschauender Hund

I Adho Mukha Shvanasana I

■ Nehmen Sie einen Vierfüßlerstand ein, und versetzen Sie die Knie ein paar Zentimeter nach hinten. Stellen Sie Ihre Zehen auf. Spreizen Sie die Finger leicht, und drücken Sie Ihre Hände kraftvoll in die Matte.

■ Mit dem Ausatmen drücken Sie sich nach oben und weit nach hinten in den Herabschauenden Hund. Behalten Sie einen langen Rücken bei, während Ihr Steißbein nach hinten-oben strebt und Sie die Beine lang machen. Ihre Fersen bewegen sich in Richtung Boden. Lassen Sie die Knie aber ruhig gebeugt – Priorität hat der gerade Rücken, denn die Beinrückseiten sind oft verkürzt, und es kann lange dauern, bis sie hier flexibler werden. Die Dehnung auf der Rückseite der Beine sollte für Sie deutlich spürbar sein, aber angenehm bleiben.

■ Halten Sie die Position für mehrere gleichmäßig fließende Atemzüge. Stellen Sie sich vor, Sie schieben die Matte mit den Händen von sich weg. Machen Sie Ihren Brustkorb weich, und lassen Sie Ihr Brustbein ein wenig zwischen die Schultern in Richtung Boden sinken. Bewegen Sie die Schultern weg von den Ohren in Richtung Becken. Heben Sie Ihr Gesäß weiter an.

■ Setzen Sie einatmend Ihre Knie wieder auf die Matte ab, und spüren Sie im Vierfüßlerstand nach. Dann schütteln Sie Hände und Handgelenke aus.

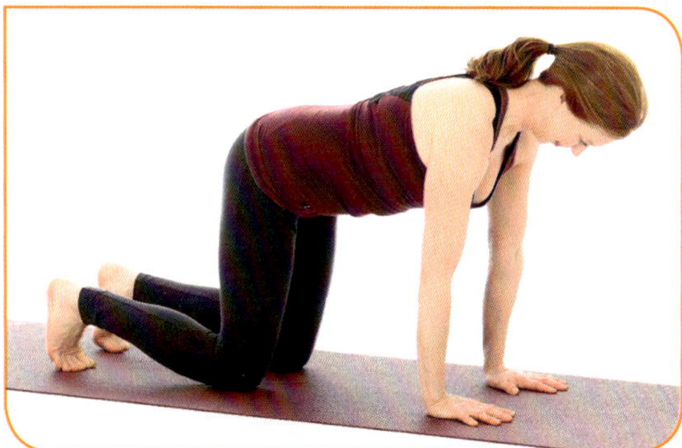

Hände im Vierfüßlerstand aktiv in den Boden drücken, Rücken lang machen und das Becken weit nach oben hinten schieben.

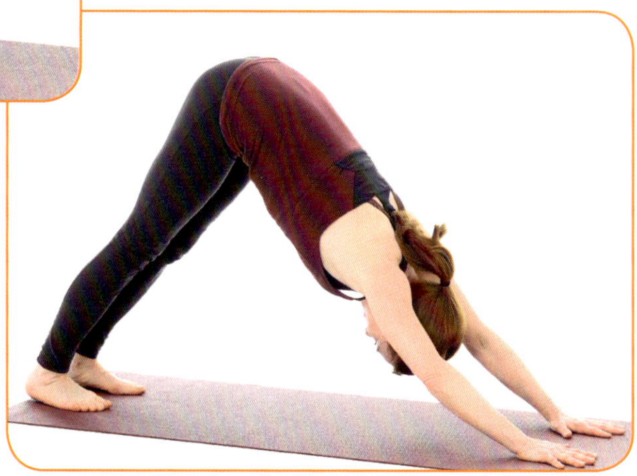

Stehende Vorwärtsbeuge

| Uttanasana |

■ Atmen Sie im aufrechten Stand vollständig ein und beugen Sie sich ausatmend aus der Hüfte heraus mit langgestrecktem Rücken behutsam nach vorne. Mit den Händen gleiten Sie die Beine entlang nach unten. Beugen Sie im Lauf der Bewegung die Knie, sobald Sie die Spannung auf der Rückseite der Beine zu spüren beginnen. Kommen Sie einatmend wieder mit langgestrecktem Rücken nach oben.

■ Wiederholen Sie die Bewegungsfolge mehrere Male. Die richtige Intensität erreichen Sie, wenn Sie die Dehnung deutlich spüren, sich aber immer noch wohlfühlen.

■ Nun kommen Sie wieder mit geradem Oberkörper nach unten und führen die stehende Vorwärtsbeuge aus. Lassen Sie dabei Oberkörper, Kopf und Arme locker nach unten hängen. Bleiben Sie in der Haltung. Mit jedem Einatemzug füllen Sie Ihre Lungen mit Sauerstoff – dabei kommen Sie mit Ihrem Oberkörper ein kleines bisschen nach oben. Jedes Mal, wenn Sie ausatmen, beugen Sie sich etwas weiter nach unten und gehen tiefer in die Haltung.

■ Sie können den Boden mit den Fingerspitzen oder den flachen Händen berühren. Oder Sie lassen die Hände über dem Boden hängen.

■ Kommen Sie einatmend aus der Haltung heraus, indem Sie bewusst den Rücken strecken und langsam nach oben kommen. Sollten Sie Probleme mit dem Kreislauf haben, können Sie auch über mehrere Atemzüge nach oben kommen. Stützen Sie sich dazu auf den Knien ab.

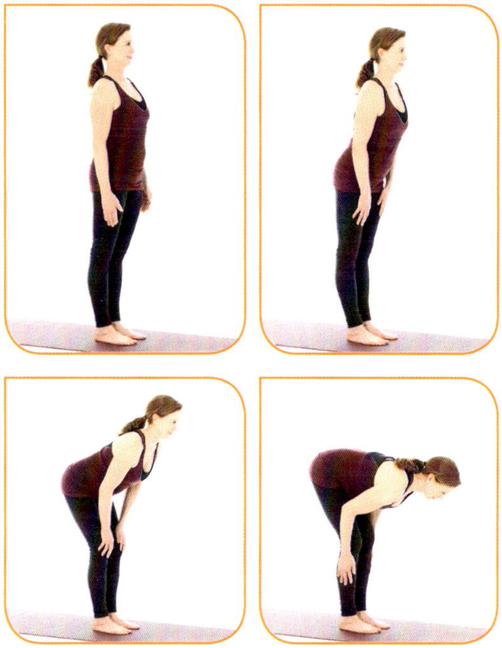

Ausatmend mit geradem Rücken nach unten und einatmend wieder nach oben kommen.

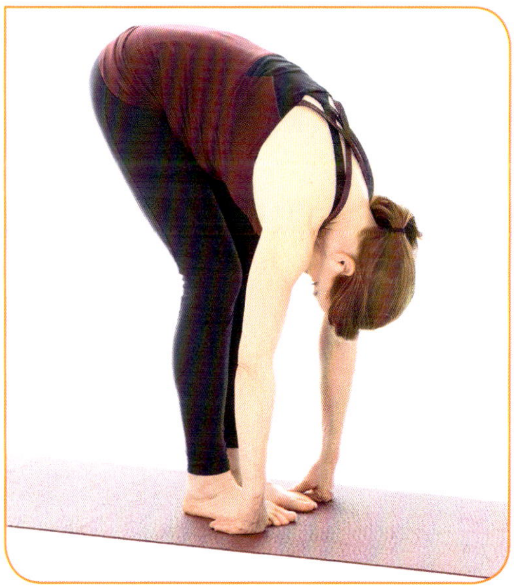

In der Haltung bleiben und die Dehnung genießen.

Emotionen regulieren

Emotionen sind in unserem Leben allgegenwärtig: Wir freuen uns, dass morgens im Radio unser Lieblingslied läuft, ärgern uns über den Stau im Berufsverkehr oder sind vor wichtigen Besprechungen mit Kolleginnen und Kollegen aufgeregt. Stets gilt es, Emotionen angemessen zu regulieren.

Das berufliche und private Umfeld hält viele Gelegenheiten bereit, die Ruhe zu verlieren, genervt zu sein und übellaunig zu werden. Gespräche, die stinksauer werden lassen, unangenehme E-Mails und vieles andere mehr ist Tag für Tag der Fall. Allerdings sind auf Ärger oder gar Wut zurückführbare Emotionen schlechte Ratgeber. Manches, was im Moment für Unruhe sorgt, kann im nächsten Moment unwichtig sein. Es reicht schon, mehrmals tief ein- und auszuatmen, um den Ärger verfliegen zu lassen und sich dann Fragen zu stellen wie: Was provoziert mich? Was an dem Momentum ist unerträglich? Wie kann ich das künftig ändern?

Emotionen beinhalten subjektiv ein bestimmtes Gefühl, gehen kognitiv mit bestimmten Gedanken einher, sind expressiv mit einem bestimmten Gesichtsausdruck verbunden und machen sich physiologisch bemerkbar. Man sieht es der Mimik an, wie man sich fühlt. Motivational veranlassen Emotionen uns, bestimmte Situationen verstärkt aufzusuchen oder zu vermeiden. Gefühle wie Freude, Angst, Traurigkeit oder Wut begleiten uns von Kindesbeinen an. Sie steuern das tägliche Denken und Handeln und haben großen Einfluss auf unsere Befindlichkeit. Zwar sind sie notwendig und nützlich, um in Sekundenschnelle Situationen einschätzen und entsprechend schnell darauf reagieren zu können. Zugleich können sie im sozialen Umgang zu Problemen führen. Ein angemessener Umgang mit Emotionen ist deshalb eine zentrale Kompetenz. Forschungsergebnisse zeigen mehrfach, dass eine erfolgreiche Emotionsregulation mit psychischer Gesundheit, sozialer Einbettung und beruflicher Zufriedenheit assoziiert ist.

Zu den wirksamen Strategien der Emotionsregulation gehören Problemlösefähigkeiten – etwa Unterstützung einholen oder Wichtiges von Unwichtigen trennen –, die Neubewertung der Ursachen misslicher Gefühlslagen, die Distanzierung von eigenen Gefühlswallungen etwa durch das Einnehmen der Perspektive einer dritten Person oder auch das Aushalten negativer Gefühle. Ebenso tragen Körpermeditationen und körperbasiertes Achtsamkeitstraining dazu bei, Emotionen zu regulieren.

Negative Gefühle wie Scham, Ärger, Wut, Hilflosigkeit und Angst sind meist mit körperlichen Verspannungen verbunden, die sich chronifizieren und das Lebensgefühl bis hin zu Dauerschmerzen erheblich beeinträchtigen können. Mit Yoga kann präventiv dagegen angegangen werden, dass solche Verspannungen erst gar nicht entstehen. Falls sie doch entstanden sind, kann mithilfe von Yogatechniken gezielt

Ziele der Programme

- befreites Atmen
- Balance wahren
- Offenheit und Weite kultivieren
- Stärkung von Selbstwertgefühlen
- Kraftaufbau für Beine, Rumpf und Arme
- Kräftigung der Körperrückseite
- Dehnung der Körpervorderseite

darauf hingewirkt werden, dass sie weniger heftig ausfallen.

Die Zielsetzungen der beiden Business-Yoga-Programme sind im Überblick der Infotafel zu entnehmen und können wie folgt zusammengefasst werden:

- In beiden Programmen sind Atemübungen eingebunden, die unmittelbar psychisch regulierend wirken.

- Weitere Übungen zielen darauf ab, zu sich selbst zu kommen und damit das Außen auszublenden.

- Muskulär fordernde Übungen werden angeboten, weil sie zunächst einmal mit Anspannung verbunden sind, dann aber intensiver zur Entspannung beitragen. Regelmäßig im Yoga durchgeführte Kraftübungen bauen schneller Stress ab und steigern die Fähigkeit, sich besser entspannen zu können. Die Methode der 'Progressiven Muskel-Relaxation' arbeitet nur mit dem Prinzip der Entspannung durch muskuläre Anspannung, dessen Wirkungen auch in klinischen Studien nachgewiesen werden konnte.

- Muskulär werden durch die Übungen vor allem die Rückenmuskeln angesprochen, denn ein kraftvoller Rücken richtet emotional buchstäblich auf. Der Druck, der dabei auf den Bauch ausgeübt wird, kann sich auf die Regulierung des Darms auswirken und beispielsweise einer Verstopfung entgegenwirken.

- Gleichzeitig soll beim Anspannen der rückwärtigen Muskulatur die Körpervorderseite gedehnt werden. Insbesondere kommt es darauf an, den Brustkorb zu weiten. Dies stabilisiert eine aufrechte Haltung und trägt dazu bei, Atemräume besser zu nutzen.

- Schließlich ist mit der Heuschrecke ein asymmetrisches Asana eingebunden, das über Kräftigungs- und Dehnungseffekte hinaus für beide Körperseiten und dort möglicherweise fühlbare Unterschiede sensibilisiert. Muskuläre Dysbalancen werden ausgeglichen.

Tipps

- Wenn Ihnen das Schließen Ihrer Augen unangenehm ist, dann lassen Sie sie offen.

- Bei Kreislaufproblemen und auch bei Problemen mit der Lendenwirbelsäule sollten Sie bei der Übung 'Business-Kind' nur die einfachere Variante durchführen und nach dem Aufrichten eine kurze Zeit abwarten, bevor Sie aufstehen.

- Da die Rückenmuskulatur durch lange Sitzzeiten und falsches Sitzen zu wenig gefordert ist, sollten Sie mit Übungen wie der Sphinx, der Kobra oder der Heuschrecke behutsam beginnen. Wenn Sie nach dem Training Muskelkater bekommen, haben Sie es übertrieben.

Übungen für das Büro

Allzu intensive Emotionen wühlen auf. Körperlich schaltet das sympathische Nervensystem einen Gang nach oben, psychisch kreisen die Gedanken. Deshalb startet dieses Programm mit einer Atemübung, die schnell auf Ruhe umschalten lässt. Es folgen zwei Haltungen, die volle Muskelkraft erfordern, um danach muskulär umso intensiver entspannen zu können. Das hier zur Anwendung kommende Prinzip der Entspannung durch Anspannung bewirkt, dass geistig Ruhe einkehrt. Schließlich folgen zwei Übungen, die das Wohlbefinden fördern und helfen, mit sich ins Reine zu kommen.

Das Programm startet mit der Übung *Vollständige Atmung*. Intensiv erfahren Sie den Ablauf einer tiefen Atmung über die Bauch-, Brust- und Schlüsselbeinatmung. Verspannungen im Nacken-, Schulter-, Brust- und Lendenbereich lösen sich, der Muskeltonus wird gesenkt, überschießende Emotionen regulieren sich, und es kehrt Ruhe ein.

Nun werden die Arme wie ein *Champion* angespannt. Dies aktiviert alle Hand- und Armmuskeln. Die Muskulatur wird fest. Beim Anspannen sollte weder die Position der Arme, noch die der Körperteile verändert werden, nicht einmal die Finger. Auch sollten die Schultern weder gehoben, noch Nacken oder Kiefer angespannt sein. Diese Übung stärkt das Selbstbewusstsein und verhilft zu positiven Emotionen.

Die Übung *Umgekehrtes Brett* – im Sanskrit Purvottanasana genannt – streckt und dehnt den Brustraum und die Körpervorderseite. Besonders stark beansprucht werden Handgelenke, Arme und Schultergürtel. Psychisch gesehen vertieft diese Haltung die Atmung und hat anregende Effekte auf das endokrine System. Sie wirkt Müdigkeit und Stimmungstiefs entgegen und verhilft zu mehr Gelassenheit.

Übungen	Dauer 10 Min.
Vollständige Atmung	bis 3 Min.
Champion	bis 2 Min.
Umgekehrtes Brett	bis 2 Min.
Business-Kind	bis 2 Min.
Sich selbst umarmen	bis 1 Min.

Die bisherigen kräftigenden Übungen werden durch die Stellung des Kindes – im Sanskrit Balasana genannt – hier als *Business-Kind* ausgeglichen. Es erfolgt eine Entlastung der Nacken-, Schulter- und Rückenmuskulatur, und das Becken wird gedehnt. Oberer und insbesondere unterer Rücken werden vollständig entspannt. Die Wirbelsäule wird intensiv wahrgenommen. Die Atmung wird in den Rücken gelenkt. Psychisch als auch physisch kommt der Körper jetzt ganz zur Ruhe.

Sich selbst umarmen bildet den Abschluss der Übungsreihe. Der dynamische Teil der Übung dient der Förderung der Beweglichkeit und Lockerung. Der statische Teil, also das Stillstehen, ermöglicht, die Konzentration nach innen zu lenken.

Vollständige Atmung

I zur Ruhe kommen I

■ Sitzen Sie aufrecht und konzentrieren Sie sich auf Ihren Bauchraum. Legen Sie beide Hände flächig auf den Bauch. Nun ziehen Sie die Luft durch die Nase tief in die unteren Lungenflügel ein, sodass sich Ihr Bauch deutlich nach außen wölbt. Beim Ausatmen lassen Sie die Luft durch den Mund hörbar entweichen.

■ Versuchen Sie mit jedem Ausatmen etwas mehr, den Bauch mit Hilfe Ihrer Bauchmuskulatur einzuziehen, um die verbleibende Restluft auszuatmen. Zugleich massieren Sie damit Ihre Bauchorgane.

■ Legen Sie nun die Hände auf beide Seiten des Brustbeins auf die unteren Rippen. Die Fingerspitzen zeigen zueinander. Atmen Sie mehrmals ein und aus. Spüren Sie beim Einatem, wie sich die Rippenbögen nach außen bewegen. Nehmen Sie zum Abschluss dieses Übungsteils die Arme herunter und lassen Sie sie entspannt hängen.

■ Legen Sie nun die Hände auf den oberen Teil des Brustkorbs. Atmen Sie mehrmals langsam ein und aus und spüren Sie, wie sich der Brustkorb hebt und senkt. Dann lassen Sie die Arme wieder entspannt hängen.

■ Atmen Sie abschließend mit Ihrer vollen Atembandbreite: Einatmend füllen Sie zunächst den Bauch mit Atemluft, dann die Brust, dann ziehen Sie bis in die Lungenspitzen die Luft ein. Halten Sie vor dem Ausatmen kurz inne, um zu spüren, wie voll Ihre Lungen sind. Dann atmen Sie langsam und langanhaltend aus.

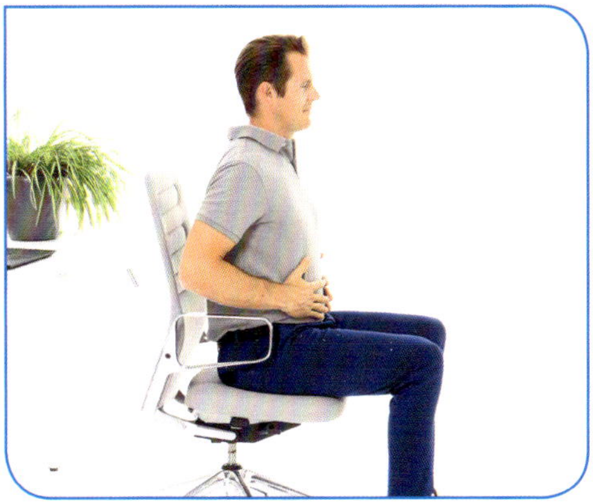

Zunächst in den Bauchraum hinein atmen …

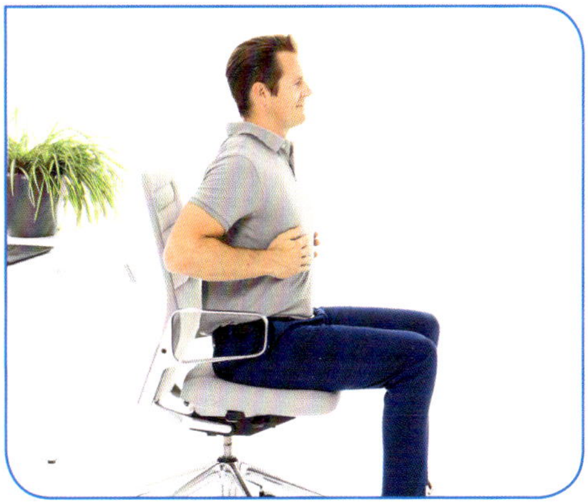

… danach den Brustraum füllen …

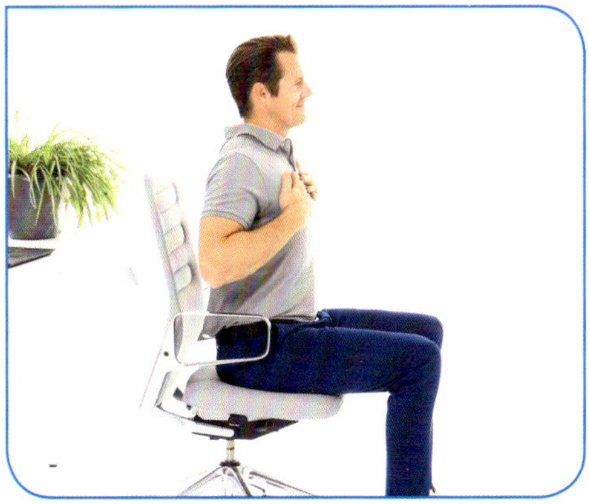

… und schließlich bis zu den Schlüsselbeinen hinauf.

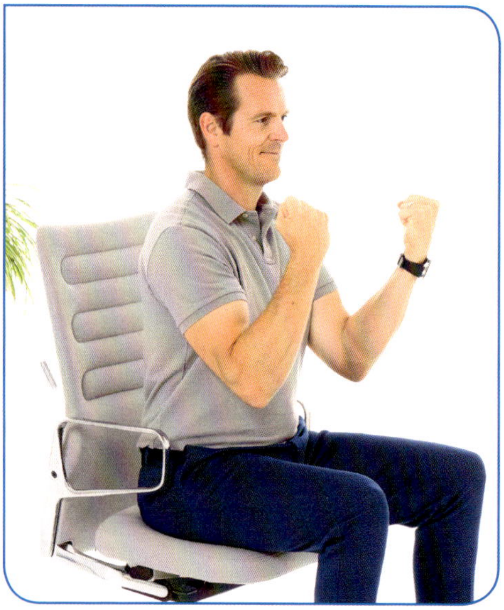

Arme mehr und mehr versteifen. Anspannung mehrere Atemzüge halten. Abschließend durch Hochwerfen der Arme die Spannung lösen.

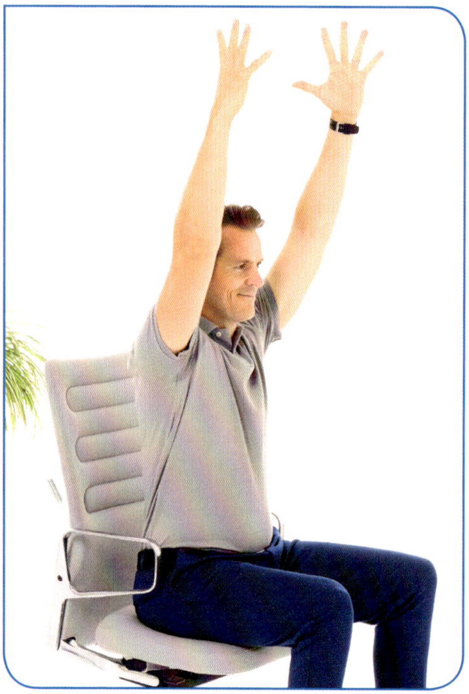

Champion

I sich stark fühlen I

- Sitzen Sie bequem und legen Sie Ihre Hände auf den Oberschenkeln ab. Die Handinnenflächen zeigen nach oben, die Arme sind leicht gebeugt.

- Lenken Sie Ihre Aufmerksamkeit auf die Arme und atmen Sie dabei fließend ein und aus.

- Jetzt heben Sie einatmend Ihre Unterarme an, ballen beide Hände zu Fäusten und beugen die Fäuste in Richtung der Schultern. Dann spannen Sie Unter- und Oberarme an, sodass sich beide Arme mehr und mehr versteifen.

- Halten Sie die Spannung in den Armen für weitere Atemzüge. Fühlen Sie, wie fest die Arme sind, und spüren Sie die Spannung bis in die Schultern hinein. Die Schultern bleiben tief und kippen weder vor noch zurück. Nacken und Kiefer sind entspannt.

- Jetzt lassen Sie mit dem nächsten Einatem alle Spannung los und werfen dabei Ihre Arme nach oben.

- Dann legen Sie Ihre Hände wieder auf den Oberschenkeln ab.

- Konzentrieren Sie sich für mehrere Atemzüge auf die entspannten und schweren Arme. Mit jedem Atemzug lassen Sie noch etwas mehr los. Ihre Muskeln werden weicher und weicher. Genießen Sie, wie locker Ihre Arme nun sind.

Umgekehrtes Brett

| Purvottanasana |

■ Berühren Sie mit Ihrem Gesäß die Kante eines Tisches. Dabei gehen Sie je nach Körpergröße mehr oder weniger in die Knie. Dann lehnen Sie sich mit Ihrem Oberkörper etwas nach hinten und stützen sich mit Ihren Handflächen und gespreizten Fingern auf der Tischplatte ab. Die Hände zeigen in der Regel nach vorne, können aber auch nach außen zeigen, wenn Sie damit weniger Probleme haben.

■ Kommen Sie nun in das umgekehrte Brett, indem Sie Ihren Körper strecken und die Füße soweit vom Tisch entfernt positionieren, dass Sie das Körpergewicht mit Ihren Armen noch gut halten können. Das Kinn nehmen Sie zur Brust.

■ Einatmend drücken Sie jetzt die Hände bewusst auf die Tischplatte und heben dabei Ihren Brustkorb nach vorne-oben an. Sie können die Körperstreckung intensivieren, indem Sie die Fußspitzen zu sich heranziehen.

■ Halten Sie die Position für mehrere Atemzüge. Halten Sie Ihren Körper gestreckt, sodass er nicht in der Körpermitte einknickt. Wenn Sie können, verstärken Sie die Öffnung Ihres Oberkörpers noch mehr, indem Sie die Schulterblätter im Rücken zusammenziehen und mit jedem Einatmen den Brustkorb noch weiter öffnen.

■ Lösen sie die Haltung auf, indem Sie mit Tippelschritten zurück zur Tischkante und in den aufrechten Stand kommen. Lockern Sie Ihre Handgelenke durch leichtes Schütteln. Dann spüren Sie der Position im aufrechten Stand für mehrere Atemzüge nach.

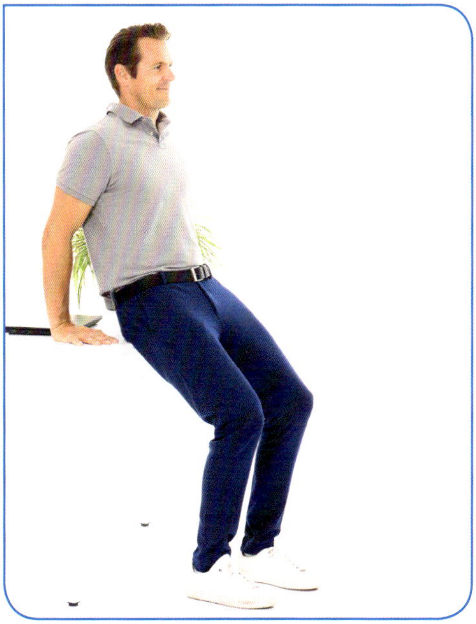

Position an der Vorderkante eines Tisches einnehmen.

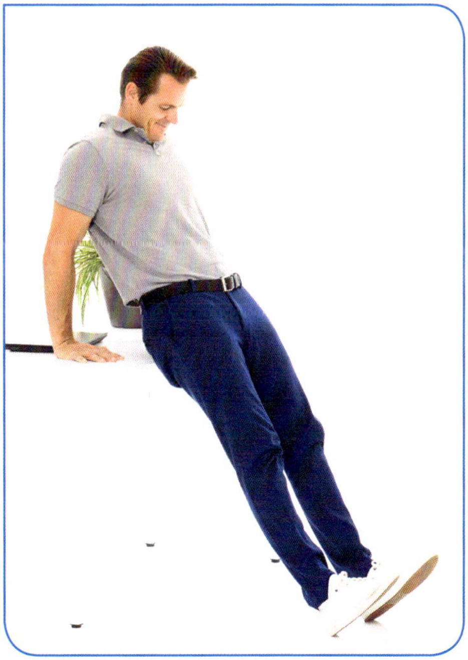

Den Körper durchstrecken und Kinn zur Brust nehmen.

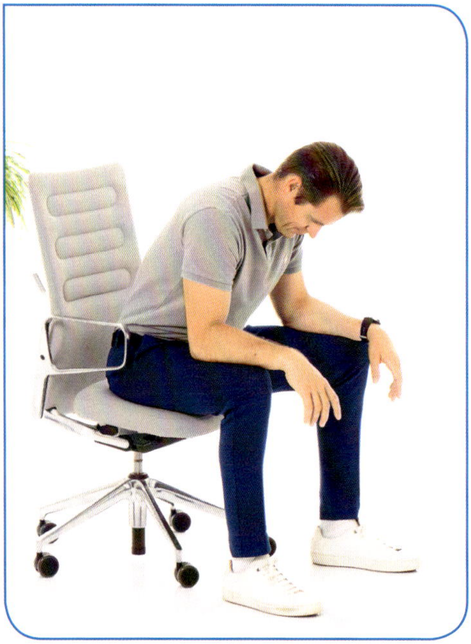

Zuerst halbes Business-Kind mit abgelegten Armen ....

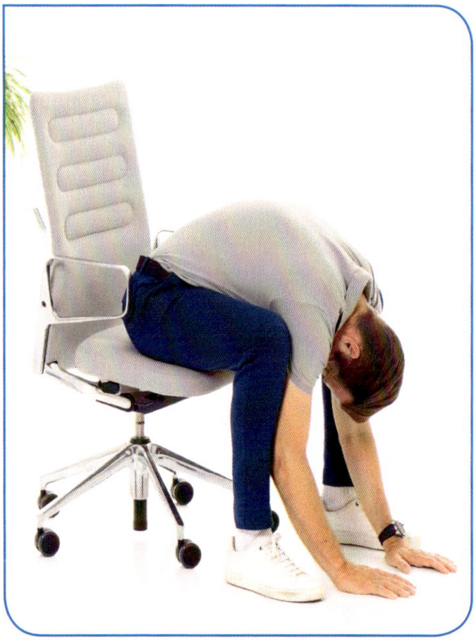

... dann ganzes Business-Kind mit nach unten hängenden Armen.

Business-Kind

I sich sinken lassen I

■ Setzen Sie sich auf das vordere Drittel eines Stuhls, und stellen Sie die Beine etwas mehr als hüftbreit auf dem Boden auf. Atmen Sie einige Male bewusst und langsam ein und aus.

■ Beginnen Sie mit der einfacheren Kind-Variante, indem Sie mit der nächsten Ausatmung Ihren Oberkörper so weit nach vorne-unten bringen, wie es für Sie machbar und entspannend ist. Dabei legen Sie Ihre Unterarme auf den Oberschenkeln so ab, dass Sie den gesamten Rücken stützen können und der untere Rücken ganz entspannt ist. Bleiben Sie für mehrere Atemzüge in dieser Position, und spüren Sie in Ihren entspannten Rücken hinein.

■ Kommen Sie nun mit der nächsten Ausatmung in die vollständige Kind-Haltung, indem Sie Ihre Arme zwischen den Beinen nach unten hängen lassen. Auch der Kopf hängt locker nach unten. Spüren Sie für mehrere Atemzüge in die intensive Dehnung in Ihrem Rücken hinein.

■ Einatmend richten Sie Ihren Oberkörper aus dem unteren Rücken heraus Wirbel für Wirbel auf und kommen zurück in die aufrechte Sitzhaltung.

■ Schließen Sie Ihre Augen und spüren Sie für mehrere Atemzüge in sich hinein: Sind unterer sowie oberer Rücken und der Schulterbereich gelöster?

■ Abschließend öffnen Sie wieder Ihre Augen. Dann stehen Sie auf und recken und strecken sich.

Sich selbst umarmen

I rundum wohlfühlen I

■ Stellen Sie sich aufrecht hin. Schließen Sie die Augen.

■ Nun umarmen Sie sich selbst, indem Sie die rechte Hand auf die linke Schulter legen und die andere auf die rechte Schulter. Dann bewegen Sie in dieser Stellung ein paar Mal den Oberkörper einatmend mit einer kleinen Drehung nach links und ausatmend nach rechts in die Mitte zurück. Drehen Sie mehrere Male nach links. Wie fühlt sich die Drehbewegung zur linken Seite an?

■ Jetzt wechseln Sie die überkreuzten Arme und bewegen ein paar Mal den Oberkörper einatmend nach rechts und ausatmend nach links in die Mitte zurück. Wie fühlt sich die Drehbewegung zur rechten Seite an?

■ Nun bleiben Sie mit überkreuzten Armen still stehen. Senken Sie den Kopf langsam ab und machen den oberen Rücken rund. In sich gekehrt bleiben Sie so für mehrere Atemzüge stehen und spüren nach innen. Spüren Sie, wie Sie Ihrem Körper Schutz und Wärme geben? Haben Sie ein angenehmes Gefühl in der Muskulatur? Nehmen Sie Verspannungen wahr? Wenn ja, versuchen Sie, mit jeder Ausatmung etwas mehr zu entspannen und loszulassen.

■ Heben Sie den Kopf wieder an, lösen Sie die Umarmung auf und öffnen Sie wieder Ihre Augen. Nehmen Sie das Gefühl der Geborgenheit und Entspanntheit mit in Ihren Alltag und kommen Sie mit neuer psychischer und physischer Energie sowie guter Stimmung an Ihren Arbeitsplatz zurück.

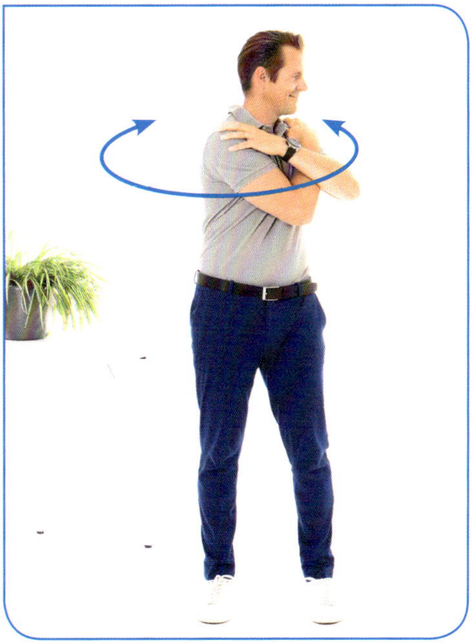

Den Oberkörper mit überkreuzten Armen zu beiden Seiten drehen.

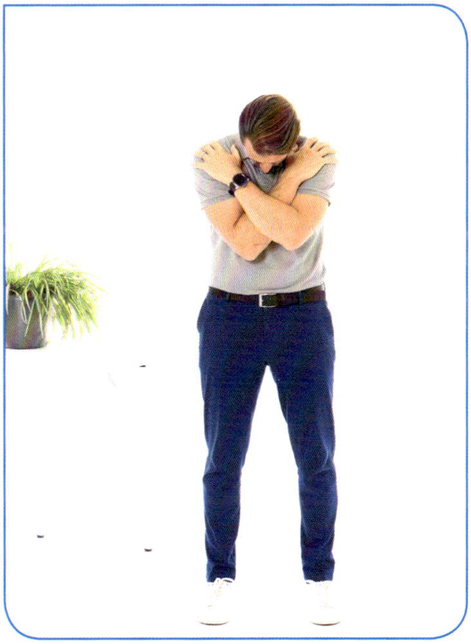

Sich selbst umarmen und dabei den oberen Rücken runden.

Übungen für das Homeoffice

Drei rückenstärkende Asanas geben in diesem Programm den Ton an und bringen Emotionen in Balance.

Die *Sphinx* – im Sanskrit Salamba Bhujangasana genannt – leitet das Programm ein und ist eine gute Vorbereitung für die 'Kobra'-Haltung. Im Unterschied zur Kobra wird die Rückenmuskulatur weniger beansprucht, dafür erfährt der untere Rücken eine intensive Rückbeuge. Ebenso wird die Gesäßmuskulatur gekräftigt. In dieser Position kann man sich auf die Öffnung des Brustkorbs konzentrieren, und die Körpervorderseite wird gedehnt. In psychischer Perspektive wirkt die Sphinx energetisierend. Sie soll von Furcht befreien, Selbstvertrauen und Mut für den Alltag geben.

Mit der *Kobra* – im Sanskrit Bhujangasana genannt – geht das Programm in das aktive Rückentraining über. Sie stärkt den Rücken in der gesamten Länge. Brustwirbelsäule und auch Lendenwirbelsäule werden durch die dynamische Ausführung beweglicher. Die das Schulterblatt stabilisierende Muskulatur, die auch für eine gute Haltung von Bedeutung ist, wird trainiert. Traditionell bescheinigt man der Haltung positive Auswirkungen auf die Bandscheiben, Milz, Nieren, Leber, Verdauungs- und Fortpflanzungsorgane. In psychischer Perspektive hat die Kobra eine kräftigende und damit stabilisierende, zugleich eine sanft vitalisierende Wirkung. Es wird Überblick gewonnen, indem man den Kopf weit aus den Schultern heraushebt.

Die *Kauerhaltung* bereitet Sphinx und Kobra nach, indem der Rücken nach den Aufrichtungen gerundet wird.

Übungen	Dauer 10 Min.
Sphinx	bis 2 Min.
Kobra	bis 2 Min.
Kauerhaltung	bis 2 Min.
Heuschrecke	bis 2 Min.
Ein-Aus-Atmung	bis 2 Min.

Die *Heuschrecke* – im Sanskrit Shalabhasana genannt – kräftigt die gesamte Körperrückseite: Beine, Gesäß, Rückenmuskulatur und Nacken werden stark beansprucht. Die Hauptlast entsteht im Kreuzbeinbereich – hier achtsam sein und Überlastung vermeiden. Außerdem werden Arme und Schultern gekräftigt. Die Körpervorderseite wird gedehnt. Über den Kräftigungsaspekt hinaus sensibilisiert die Heuschrecke für die beiden Körperseiten und dort vorfindbare muskuläre Dysbalancen. Auf mentaler Ebene verleiht die Heuschrecke vor allem Kraft und Stabilität. Sie unterstützt nicht nur körperlich die Aufrichtung, sondern auch im übertragenen Sinn: Das Gemüt wird erfrischt und die Stimmungslage hellt sich auf.

Mit der *Ein-Aus-Atmung* wird die eigene Atemlänge bewusst. Tief atmend weitet diese Übung den Brustkorb. Langsames und vollständiges Ausatmen wird geübt, um den Körper mit Sauerstoff zu versorgen und energievoll den weiteren Tagesablauf gestalten zu können.

Sphinx

I Salamba Bhujangasana I

- Kommen Sie in die Bauchlage mit gestreckten Füßen, Beinen und Armen.

- Einatmend ziehen Sie nun Ihre Arme zu sich heran, sodass Kopf und Oberkörper nach oben kommen. Der Blick geht nach vorne oder ist leicht gesenkt. Die Ellbogen befinden sich maximal unter den Schultern, meist aber etwas weiter vorne, damit die Rückbeuge nicht zu stark ist. Die Handflächen zeigen nach unten.

- Bleiben Sie einige Atemzüge in dieser Haltung, indem Sie sich auf die Unterarme stützen. Spannen Sie für die Sphinx Ihre Bauchmuskulatur an, um den unteren Rücken zu schützen. Spüren Sie in sich hinein.

- Durch leichten Druck auf die Unterarme können Sie die Haltung intensivieren und weiter nach oben kommen. Achten Sie darauf, dass Sie die Schultern sanft nach hinten-unten ziehen. Das Brustbein kommt dann nach vorne. Gehen Sie aber nur so weit in die Rückbeuge, wie sich Ihr unterer Rücken gut anfühlt. Machen Sie das Gesicht weich, und entspannen Sie den Kiefer. Blicken Sie wie eine Sphinx – erhaben und gelassen.

- Abschließend nehmen Sie ausatmend die Arme zur Seite und kommen wieder in die Bauchlage. Spüren Sie nach.

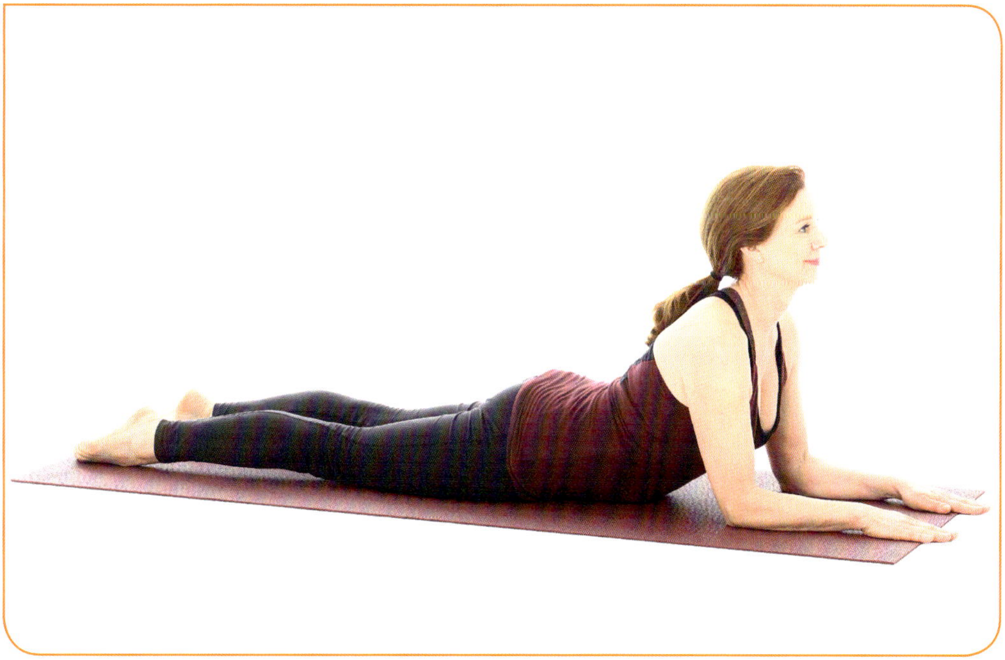

Bauchmuskulatur aktivieren, Oberkörper und Kopf sanft anheben.

Kobra

I Bhujangasana I

- Sie befinden sich in der Bauchlage, die Stirn berührt die Matte. Der Atem fließt.

- Die Hände setzen Sie auf Schulterhöhe oder etwas weiter in Richtung Brust auf. Die Ellbogen sind nah am Rumpf und zeigen nach hinten-oben. Spannen Sie jetzt die Bauchmuskeln an, um den Lendenwirbelbereich zu schützen. Atmen Sie ein und heben Sie Kopf und Oberkörper aus der Rückenkraft vom Boden ab. Ausatmend kommen Sie wieder nach unten und bringen die Stirn zurück auf die Matte.

- Wiederholen Sie die Bewegungsfolge mehrmals. Einatmend nach oben, ausatmend wieder nach unten.

- Richten Sie sich nur so weit auf, wie es Ihre Rückenkraft erlaubt. Der Nacken bleibt in einer Linie mit der Wirbelsäule, und der Blick ist nach vorne-unten ausgerichtet. Mit den Händen üben Sie nur sanften Druck aus.

- Bleiben Sie nun für mehrere Atemzüge in der Kobra. Drücken Sie die Beine in den Boden, so weit das möglich ist. Ziehen Sie die Schulterblätter leicht zusammen.

- Kommen Sie ausatmend ein letztes Mal nach unten, und entspannen Sie sich in der Bauchlage. Sie können den Kopf dazu auch zu einer Seite drehen. Die Arme sind entlang des Körpers abgelegt, die Hände liegen entspannt neben dem Becken.

- Spüren Sie, wie sich die Spannung in Ihrer Rückenmuskulatur und den Schultern löst.

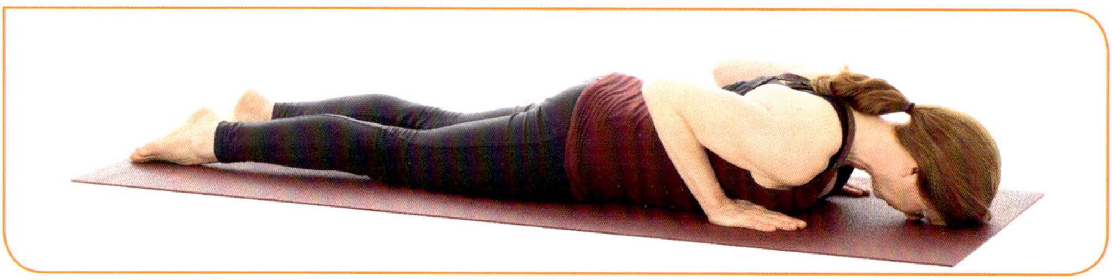

Bauchmuskeln anspannen und die Stirn aufsetzen.

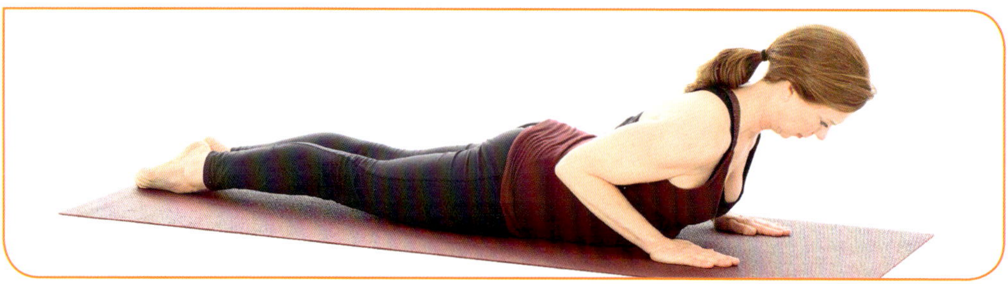

Einatmend in die Haltung kommen, dabei die Schultern zurücknehmen.

Kauerhaltung

I sich einrollen wie ein Kind I

- Kommen Sie in eine Sitzhaltung. Dabei sind die Beine aufgestellt.

- Nun beugen Sie sich vornüber. Sie können dabei entweder Ihre Beine umarmen oder die Arme auf den Knien abstützen. Den Kopf lassen Sie entspannt hängen, sodass Sie Ihre Stirn auf den Unterarmen ablegen können.

- Arrangieren Sie Ihre Kauerhaltung ganz individuell: Führen Sie sie so aus, wie es Ihnen gerade am stimmigsten erscheint. Schließen Sie die Augen.

- Lassen Sie in der Position bewusst los und spüren in Ihren Körper hinein: Nehmen Sie vor allem die Rundung des Rückens wahr und fühlen Sie, wie der Atem Ihren Rücken von innen berührt und dehnt. Mit jeder Einatmung breitet sich der Atem in den Rücken hinein aus und lässt ihn mehr Raum einnehmen. Mit jeder Ausatmung lassen Sie los, und die Spannung in der beanspruchten Muskulatur löst sich spürbar.

- Schalten Sie Ihre Gedanken mehr und mehr ab, und werden Sie eins mit Ihrem Atem.

- Öffnen Sie zum Abschluss langsam wieder Ihre Augen, und kommen Sie bewusst in den Alltag zurück, indem Sie sich recken und strecken.

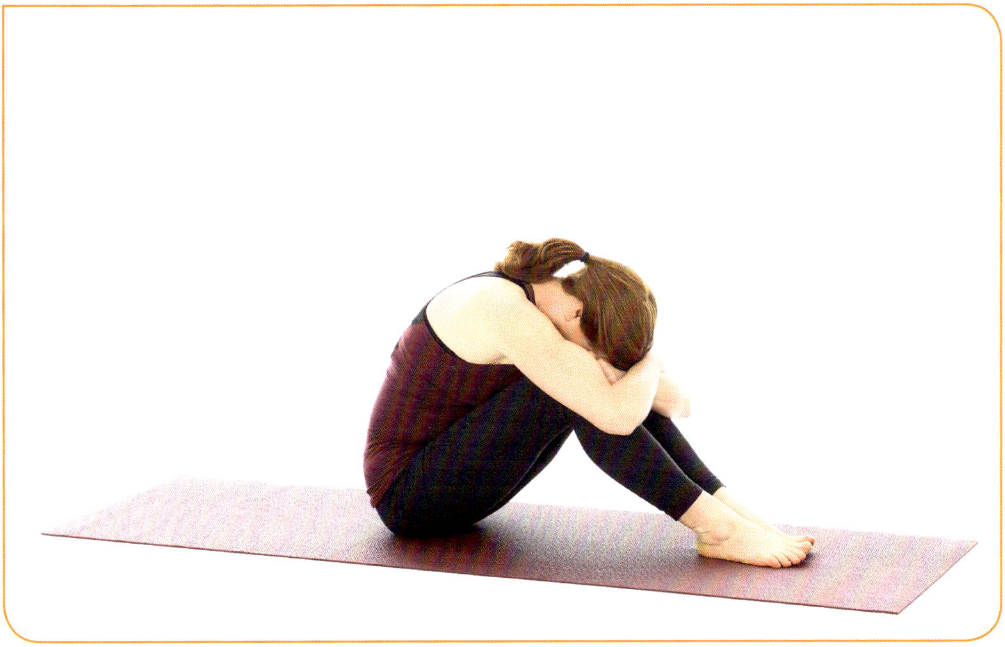

Schultern und Nacken entspannen und in sich hineinspüren.

Heuschrecke

| Shalabhasana |

■ Sie befinden sich in der Bauchlage. Spannen Sie für die Heuschrecke die Beckenboden- und Bauchmuskeln an, um den unteren Rücken zu schützen.

■ Mit dem Einatmen heben Sie das rechte Bein, Oberkörper, Kopf und den linken Arm vom Boden ab. Der linke Arm geht mit dieser Bewegung über die Seite und über den Kopf nach vorne. Mit dem Ausatmen kommen Sie langsam und kontrolliert in die Ausgangsposition zurück, indem Sie den Arm wieder zurückbringen und ihn neben dem Körper ablegen.

■ Wiederholen Sie die Bewegung beim nächsten Einatmen auf der anderen Seite mit dem linken Bein und dem rechten Arm.

■ Führen Sie den Ablauf mehrere Male abwechselnd zu jeder Seite durch. Strecken Sie die Fingerspitzen nach vorne und die Zehen nach hinten. Der Kopf bleibt in Verlängerung der Wirbelsäule und geht nicht zu weit nach oben. Das Becken bleibt stabil auf dem Boden.

■ Sollte es zu starken Druck auf das Becken geben, können Sie auch eine Decke unterlegen. Sollte zu viel Druck im Kreuzbeinbereich entstehen, können Sie die Armbewegung auch weglassen. Sie können auch zwischendurch in der Bauchlage eine Pause machen.

■ Führen Sie die Bewegung im Wechsel so durch, dass Sie auf beiden Seiten gleich häufig geübt haben.

■ Abschließend entspannen Sie in der Bauchlage. Lassen Sie dabei den Atem bewusst fließen.

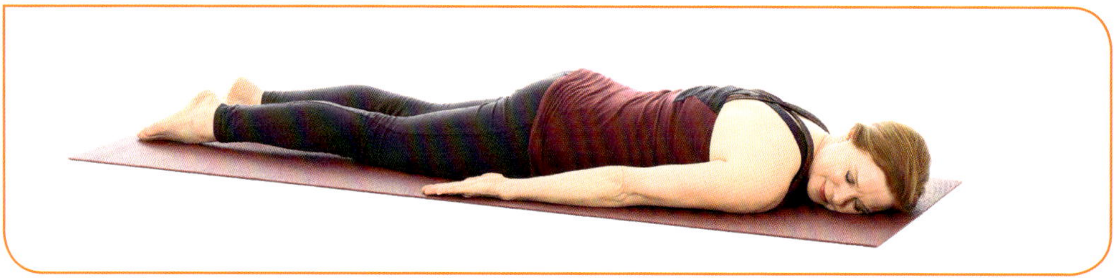

Die Arme an den Körperseiten ablegen und den Kopf zur Seite drehen.

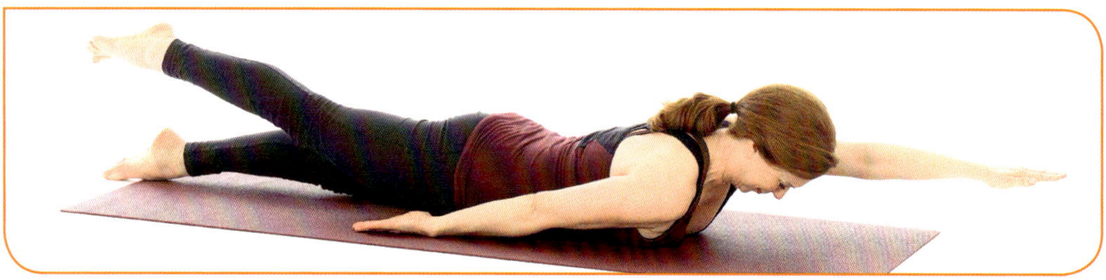

Einatmend nach oben kommen, ausatmend wieder zurück.

Ein-Aus-Atmung

| Atem vertiefen |

■ Aus einer Sitzposition heraus führen Sie einatmend die Arme nach oben. Dann gleichmäßig und vertieft ausatmend die Arme langsam nach unten führen. Wiederholen Sie die Bewegung mehrmals. Stellen Sie fest, dass Atmen leichter fällt und der Atem sich vertieft, wenn sich Ihr Oberkörper aufrichtet und Ihr Brustkorb weitet.

■ Jetzt verschränken Sie die Hände am Hinterkopf und strecken die Ellbogen weit zu den Seiten. Ziehen Sie zusätzlich den Bauchnabel in Richtung Wirbelsäule, um eine Bauchspannung aufzubauen.

■ Mit der Einatmung dehnen Sie nun die Brustwirbelsäule, indem Sie den Schultergürtel leicht nach hinten neigen. Halten Sie diese Position für weitere Atemzüge.

■ Achten Sie darauf, den Kopf nur so weit in den Nacken zu nehmen, dass Sie ruhig weiteratmen können. Diese Position sollte angenehm sein.

■ Kommen Sie mit der letzten Ausatmung wieder langsam in die aufrechte Sitzhaltung zurück. Nehmen Sie die Arme nach unten und schütteln diese locker aus.

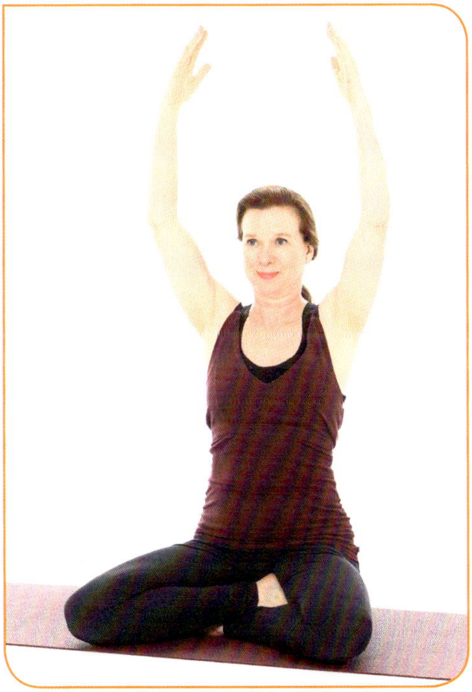

Einatmend die Arme nach oben führen, dann gleichmäßig und vertieft ausatmend die Arme langsam nach unten bringen.

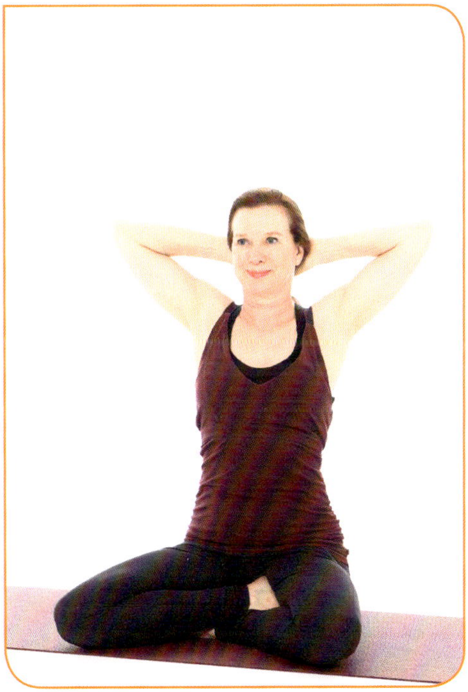

Die Hände am Hinterkopf verschränken und die Ellbogen weit zu den Seiten strecken. Diese Position einige Atemzüge halten.

Verdauung anregen

Stress, wenig Bewegung, schwer verdauliches Essen! Es gibt viele Menschen, deren Verdauungsorgane Hilfe brauchen. Unsere Programme konzentrieren sich auf die untere Körperhälfte und insbesondere auf den Bauchraum. Sie unterstützen dabei, dass Alltagsprobleme nicht auf den Magen schlagen.

Die Verdauungsorgane des Menschen rufen immer häufiger und dringender um Unterstützung, denn ihre Funktionen sind oft gestört. Reizdarmsyndrom und Reizmagen zählen dabei zu den häufigsten Beschwerden: Jeder Vierte leidet mindestens einmal im Leben darunter. Von Darmbeschwerden, für die sich trotz gründlicher Untersuchung keine körperliche Ursache finden lässt, sind Frauen etwa doppelt so häufig betroffen wie Männer. Viele Faktoren können eine Rolle spielen, z.B. Störungen des Nervensystems im Darm oder Infektionen, aber auch ein empfindlicher Darm. Oft sind es jedoch psychische Einflüsse wie Stress, Ärger und andere negative Gefühle.

Wie sehr unser Verdauungssystem mit der Psyche verwoben ist, verraten Redewendungen wie 'Mir ist eine Laus über die Leber gelaufen' oder 'Das muss ich erst einmal verdauen'. Auch Sprichwörter wie 'Etwas in sich hineinfressen' oder 'Etwas satt haben' sprechen für sich. Denn nicht nur falsche Ernährung oder Bewegungsmangel, auch psychischer Stress schlägt vielen Menschen buchstäblich auf den Magen und löst Übelkeit, Völlegefühl, Sodbrennen, Durchfall, Blähungen oder Verstopfung aus.

Mit Yoga können verdauungsförderliche Prozesse intensiviert und dadurch die Lebensqualität gesteigert werden, da Verdauungsprobleme diese stark einschränken. Denn: Neuere neurophysiologische Erkenntnisse zeigen, dass der Darm ein eigenes Nervengeflecht hat und im limbischen System des Gehirns, das unsere Gemütsbewegungen verarbeitet, die emotionale Grundstimmung beeinflusst. Das 'Bauchhirn', auch enterisches Nervensystem genannt, zieht sich von der Speiseröhre bis zum Enddarm und besteht aus über 100 Millionen Nervenzellen – das sind mehr, als im Rückenmark vorhanden sind. Großhirn wie Bauchhirn sind sehr ähnlich aufgebaut, sie besitzen beinahe identische Zellstrukturen, und sie kommunizieren über Botenstoffe ständig miteinander. Forschungen haben gezeigt, dass sich beide Systeme gegenseitig beeinflussen. Wer trauert, bildet z.B. weniger Magensaft, wer Stress hat, ungleich viel mehr Säure. Und wer große Angst hat, dem bleibt buchstäblich die Spucke weg.

Die Zielsetzungen der beiden Business-Yoga-Programme sind im Überblick der Infotafel zu entnehmen und können wie folgt zusammengefasst werden:

- Ob Verstopfung, Blähungen, Durchfall oder andere Symptome eines gereizten Darms: Ein ausgewogenes Yogatraining,

Ziele der Programme

- Körpermitte entspannen
- Training von Atmung und Atemfluß
- Darmtätigkeit stimulieren
- Organe des Bauchraums aktivieren
- Wirbelsäule in verschiedenen Abschnitten aktivieren und flexibilisieren
- Dehnungen der Körperrückseiten bei gleichzeitiger Pressung des Bauchraums und Massage der Bauchorgane

bei dem achtsam geübt wird und sich die Konzentration auf den Bauchraum fokussiert, kann das Verdauungssystem sanft wieder ins Gleichgewicht bringen und das Verdauungsfeuer, im Ayurveda 'Agni' genannt, besser entfachen. Denn nur ein Mensch, der 'gut im Saft' ist, also genügend Verdauungssäfte produziert, bleibt gesund.

■ Die Programme enthalten wichtige Yogaübungen, die aktivierend und harmonisierend auf das Verdauungssystem wirken. Sie regen den Verdauungskanal des Menschen an, der vom Mund bis zum Anus reicht und Mundhöhle, Rachen, Speiseröhre, Magen, Dünndarm sowie Dickdarm umfasst. Die Asanas aktivieren gezielt die Bauchorgane und bewegen sie intensiv durch. Das entstaut, erwärmt, fördert die Durchblutung und führt zu mehr körperlichem, aber auch psychischem Wohlbefinden, denn über die körperliche Ebene wirken sie gezielt auf Emotionen und daraus resultierende Entscheidungen ein.

■ Natürlich bewirkt auch Yoga keine Wunder. Vielleicht aber helfen die wohltuenden Übungen und die spürbaren Erleichterungen im Bauchraum zudem, das Ernährungsverhalten zu überdenken. Esse ich regelmäßig und in kleineren Mahlzeiten? Kaue ich gründlich oder schlinge ich eher? Trinke ich ausreichend? Die Programme sensibilisieren mehr und mehr, was dem Bauch gut tut und die Verdauung fördert.

Tipps

■ Diese Programme sollten Sie erst zwei Stunden nach größeren Mahlzeiten durchführen, da Sie die Verdauungsorgane intensiv massieren und stimulieren. Ein Training direkt nach den Mahlzeiten würde Ihre Verdauung zu sehr belasten. Bei vollem Magen könnte es vorkommen, dass Mageninhalt in der Speiseröhre nach oben wandert und Sodbrennen verursacht. Bei kleineren Mahlzeiten müssen Sie selbst entscheiden: Je leichter Ihre Kost ist, desto schneller können Sie mit einem Programm starten.

■ Überreizen Sie die Bauchregion nicht durch zu intensives Üben: Steigern Sie Dauer, Wiederholungen und Schwierigkeit langsam. Hören Sie immer auf Ihre Körperwahrnehmung: Wenn es unangenehm wird, machen Sie eine Pause oder beenden Sie das Training.

■ Achten Sie darauf, dass Sie bei den Drehungen Ihr Becken stabil halten, sodass die Drehbewegungen an der ganzen Wirbelsäule erfolgen.

■ Lassen Sie den 'Intensiven Drehsitz' aus, wenn Sie in der Wirbelsäule sehr unbeweglich sind. Trainieren Sie zunächst nur den 'Einfachen Drehsitz'.

Übungen für das Büro

Mit Yogaübungen die Verdauung anzuregen setzt voraus, ein Programm mit Übungen zusammenzustellen, bei denen der Bauchraum durch muskuläre Kontraktionen, Verwringung mittels Drehbewegungen aus der Körpermitte heraus und nicht zuletzt durch Pressen aktiviert wird.

Übungen	Dauer 11 Min.
Bauch einziehen	bis 2 Min.
Einfacher Drehsitz	bis 2 Min.
Bauch pressen	bis 2 Min.
Intensiver Drehsitz	bis 3 Min.
Gleichmäßiger Atem	bis 2 Min.

Das Programm startet mit *Bauch einziehen*. Gelernt wird, den Bauchraum zu entspannen und gleichzeitig die Bauchmuskeln zu kräftigen. Dies aktiviert die Darmtätigkeit und hilft, Probleme leichter zu 'verdauen'. Die Übung wirkt beruhigend auf das im Oberbauch befindliche Sonnengeflecht – ein großes Nervengeflecht, das unsere Verdauung regelt und bei Stress empfindlich reagiert.

Der *Einfache Drehsitz* – im Sanskrit Matsyendrasana genannt – vermittelt Stabilität und Ruhe, weil er im Sitzen statisch und mit fester Verbindung zur Unterlage ausgeführt wird. Auch steht der Drehsitz im Yoga für das Lösen emotionaler Blockaden und erstarrter Denkmuster. Die Drehung bietet buchstäblich und im übertragenen Sinn eine neue Perspektive und Klarheit, insofern der Raum um sich herum in dieser Position bewusst wahrgenommen wird. Verkrampfungen in Rücken, Nacken und Schultern können sich lösen. Körperlich regt das Asana die Organe des Bauchraums an, und der Blutkreislauf kann stimuliert, das Verdauungsfeuer angeregt werden. Außerdem werden die Wirbelgelenke mobilisiert, der Rücken aufgerichtet und die gesamte seitliche Rumpfmuskulatur gedehnt. Das verbessert die Körperhaltung.

Die Übung *Bauch pressen* wurde zwischen die beiden Drehsitzvariationen gesetzt, um Abwechslung zu bieten und eine kleine Pause zwischen intensiven Oberkörperdrehungen zu ermöglichen. Da Gesäß und Becken bei den Drehsitzen gefordert sind, wirkt die Übung für diese Körperteile entspannend. Ein wichtiger Effekt dieser Übung ist, dass mit der Dehnung des musculus piriformis auch der Bauchraum sanft gepresst wird.

Der *Intensive Drehsitz* – eine Variante des Matsyendrasana – fokussiert wieder eine Drehung des Oberkörpers mit Stimulation der Bauchorgane. Diese Drehsitz-Variante ist etwas anspruchsvoller: Da das eine Bein jeweils über das andere geschlagen wird, sind die körperlichen Wirkungen intensiver spürbar.

Der *Gleichmäßige Atem* – im Sanskrit Sama vritti genannt – ist zum Abschluss des Programms wichtig, um den Wirkungen der Übungen, die allesamt den Bauchraum entspannen sollen, nachzuspüren. Grundsätzlich kann solch eine Bewusstmachung des Atemvorgangs körpermeditative Prozesse anstoßen und kontemplativ wirken.

Bauch einziehen

| Darmtätigkeit anregen |

■ Sitzen Sie aufrecht auf dem vorderen Drittel Ihres Stuhls, und gehen Sie mit Ihrer Aufmerksamkeit zu Ihrem Bauch. Spüren Sie, wie dieser sich mit jedem Atemzug hebt und senkt. Wenn es für Sie angenehm ist, schließen Sie Ihre Augen.

■ Ziehen Sie mit der nächsten Ausatmung Ihren Bauch behutsam ein, sodass sich der Bauchnabel zur Wirbelsäule bewegt. Dann atmen Sie ein, halten die Position mit eingezogenem Bauch und führen dabei weitere fließende Atemzüge durch. Spüren Sie in die Spannung Ihrer Bauchmuskulatur hinein.

■ Nun lassen Sie mit dem nächsten Ausatmen alle Spannung los. Spüren Sie für mehrere Atemzüge tief in Ihren Bauchraum hinein. Spüren Sie das lösende Gefühl in der Bauchmuskulatur und im Bauchraum. Spüren Sie, wie sich die Entspannung in Ihrem Bauchraum ausbreitet. Mit jedem weiteren Atemzug lassen Sie noch ein wenig mehr los und kommen gedanklich zur Ruhe.

■ Wiederholen Sie die Übung noch einmal.

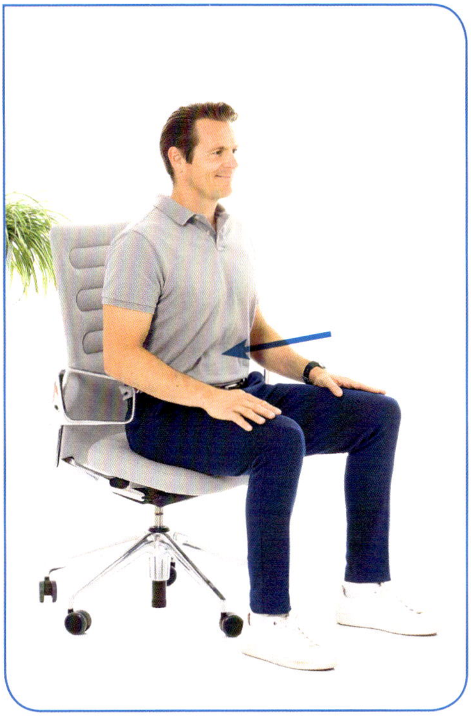

Den Bauch einziehen und dabei weiter fließend ein- und ausatmen.

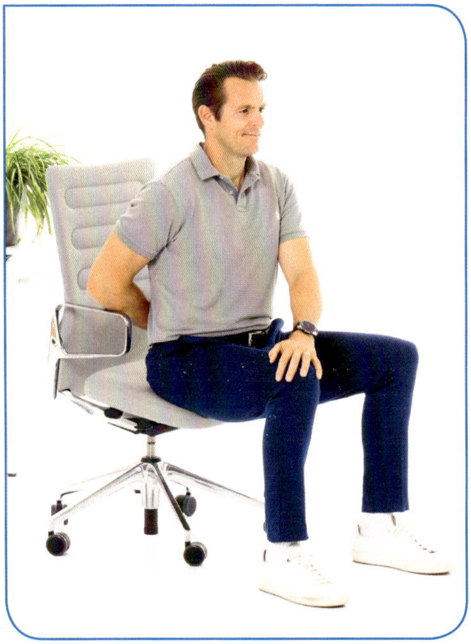

Handrücken auf den Rücken legen und mit jeder Ausatmung etwas mehr in die Drehung gehen.

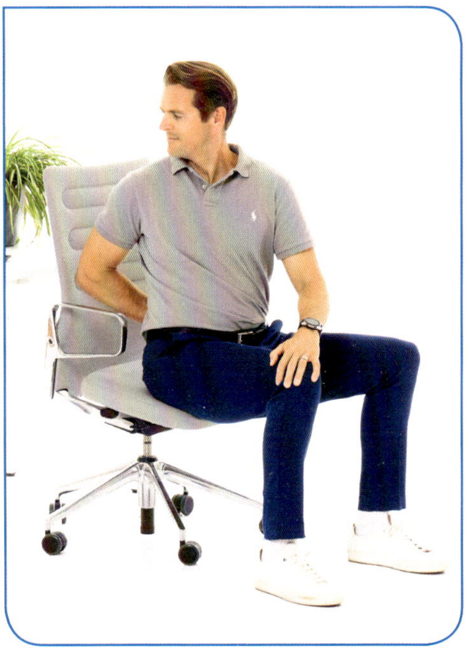

Einfacher Drehsitz

I Matsyendrasana I

■ Sitzen Sie aufrecht und entspannt auf dem vorderen Drittel Ihres Stuhls. Ihre Füße haben festen Kontakt zum Boden. Atmen Sie einige Male tief in den Bauch ein und aus.

■ Legen Sie nun Ihre rechte Hand mit dem Handrücken auf Ihren unteren Rücken. Die linke Hand legen Sie locker auf dem rechten Oberschenkel ab, möglichst nahe am Knie oder sogar auf dem Knie.

■ Jetzt atmen Sie ein und richten dabei den Oberkörper noch etwas auf. Dann drehen Sie mit der Ausatmung den Oberkörper langsam nach rechts. Der Kopf dreht mit. Achten Sie darauf, dass Ihre Sitzbeinhöcker auf dem Stuhl bleiben.

■ Bleiben Sie für mehrere Atemzüge in der Haltung. Atmen Sie tief in den Bauch hinein. Versuchen Sie, aus Ihrer Rückenkraft heraus mit jedem Ausatmen etwas mehr in die Drehung zu kommen. Wichtig ist, dass die Drehung ausschließlich über Ihren Oberkörper erfolgt. Also beide Arme locker lassen, so dass Sie die Oberkörperdrehung nicht mit Ihren Händen intensivieren können.

■ Zum Auflösen der Position drehen Sie ausatmend Ihren Oberkörper wieder zur Mitte, und lösen Sie die Hände von Rücken und Oberschenkel.

■ Bauen Sie die Übung zur anderen Seite auf, und halten Sie auch hier die Position für mehrere Atemzüge.

■ Abschließend sitzen Sie aufrecht und spüren der Übung nach.

Bauch pressen

| Dehngrenzen testen |

■ Setzen Sie sich aufrecht auf einen Stuhl. Ihre Beine sind nur leicht gebeugt.

■ Nun legen Sie Ihren linken Unterschenkel mit Unterstützung Ihrer Hände auf das vordere Drittel des rechten Oberschenkels. Die Hände ruhen auf Knie und Knöchel.

■ Atmen Sie tief ein und aus und spüren Sie in Ihre Sitzhaltung hinein. Spüren Sie Ihren Rücken, die Schultern und Arme. Spüren Sie in Ihre Beine und in Ihre Füsse.

■ Nun neigen Sie sich mit geradem Rücken langsam nach vorne, bis Sie ein Ziehen im Bereich des Gesäßes spüren, das aber noch angenehm sein soll. Je gestreckter das Bein ist, desto mehr wird auch die Beinrückseite gedehnt.

■ Halten Sie die Position für mehrere Atemzüge und versuchen Sie, in die gedehnte Körperstelle hineinzuatmen.

■ Richten Sie sich einatmend langsam wieder auf.

■ Jetzt wechseln Sie die Seite und führen die Übungsabfolge mit dem jeweils anderen Bein durch.

■ Wer beweglich genug ist, kann nun die Übung mit angewinkelten Beinen durchführen, also einem 90°-Winkel zwischen Ober- und Unterschenkeln. Dies steigert den Intensitätsgrad der Dehnung. Die zuvor durchgeführte Übungsfolge wirkt dann wie ein Warm-up.

■ Spüren Sie abschließend nach.

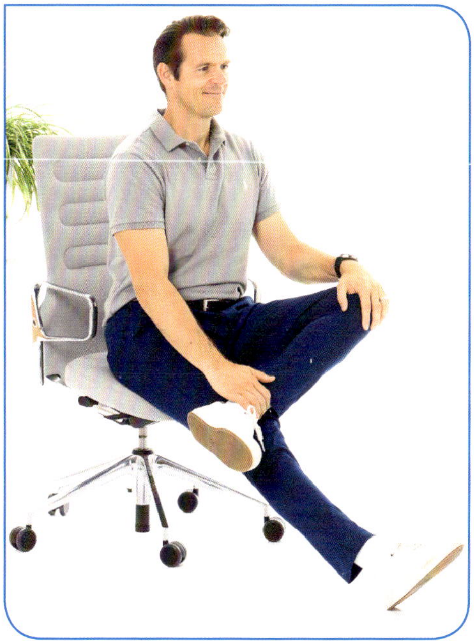

Unterschenkel auf das vordere Drittel des anderen Oberschenkels legen. Dann mit geradem Rücken langsam nach vorne beugen.

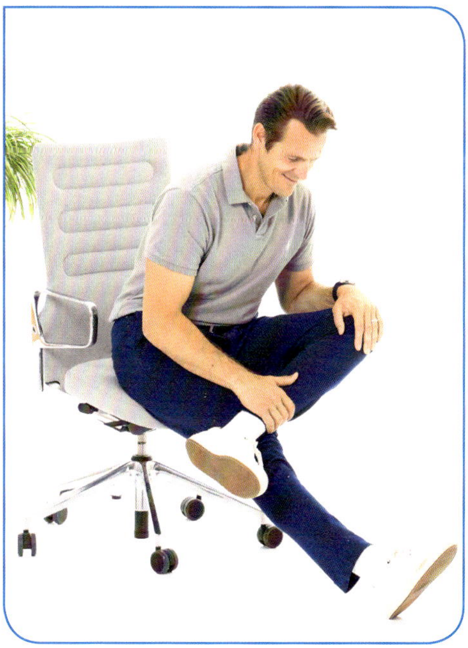

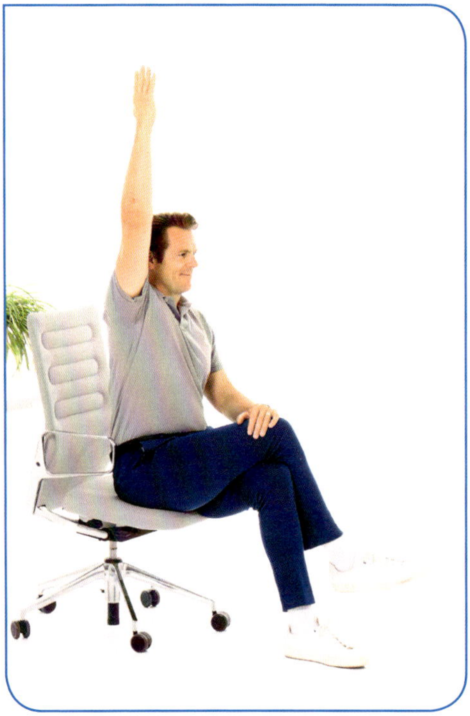

Mit aufrechtem Oberkörper in die Drehung gehen.

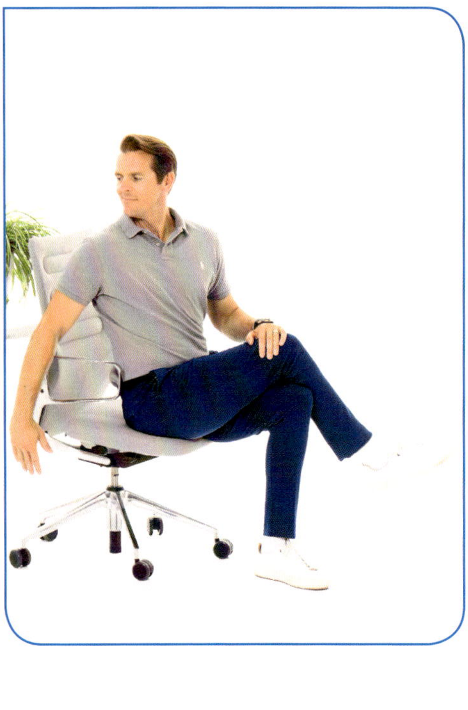

Intensiver Drehsitz

| Matsyendrasana |

■ Sitzen Sie entspannt und aufrecht auf dem vorderen Drittel eines Stuhls. Vergewissern Sie sich, dass Sie mit beiden Gesäßhälften guten Kontakt zur Unterlage haben. Achten Sie während der gesamten Übung darauf, dass Ihre Sitzbeinhöcker auf dem Stuhl platziert bleiben.

■ Schlagen Sie nun Ihr rechtes Bein über das linke. Platzieren Sie Ihre linke Hand wenn möglich auf dem rechten Knie.

■ Strecken Sie nun einatmend den rechten Arm nach oben über den Kopf. Richten Sie Ihren Rücken dabei auf. Ausatmend führen Sie den rechten Arm in einem Kreis nach hinten unten. Oberkörper und Kopf folgen dem rechten Arm und drehen nach rechts, soweit es angenehm ist. Der Blick geht über die rechte Schulter. In der Endposition lassen Sie Ihren Arm locker an der Stuhlseite hängen.

■ Halten Sie die Position mit aufrechtem Oberkörper, und atmen Sie einige Male tief in den Bauch ein und aus.

■ Zum Auflösen der Position führen Sie den rechten Arm einatmend zurück nach oben über den Kopf und ausatmend nach vorne unten. Dabei drehen Sie mit dem Oberkörper zur Mitte. Dann lösen Sie die Beine voneinander und kommen in die aufrechte Sitzposition zurück.

■ Nun bauen Sie die Position langsam zur anderen Seite auf. Halten Sie diese wieder für einige tiefe Atemzüge.

■ Kommen Sie anschließend in den aufrechten Sitz zurück, und spüren Sie der Übung nach.

Gleichmäßiger Atem

| Sama vritti |

- Sitzen Sie aufrecht auf dem vorderen Drittel eines Stuhls. Ihre Hände legen Sie locker auf den Oberschenkeln oder Knien ab.

- Beginnen Sie mit 'Sama vritti', nachdem Sie vollständig ausgeatmet haben: Bei der Einatmung innerlich bis auf vier zählen, beim Atemanhalten in der Atemfülle bis auf vier, dann vier Sekunden lang ausatmen, anschließend vier Sekunden in der Atemleere verweilen.

- Wiederholen Sie den 'Gleichmäßigen Atem' mehrere Male. Dabei atmen Sie immer durch die Nase. Machen Sie diese Übung nur, wenn sie für Sie mühelos machbar ist. Es darf kein Schwindel auftreten! Wenn es für Sie angenehm ist, schließen Sie Ihre Augen.

- Wenn Sie abgelenkt sind und Ihre Gedanken umherschweifen, bringen Sie sie wohlwollend, aber mit Nachdruck zurück zum Atemfluss und zur Konzentration auf Ihren Bauchraum.

- Beenden Sie die Übung mit einer letzten Atempause nach der Ausatmung.

- Atmen Sie danach normal weiter.

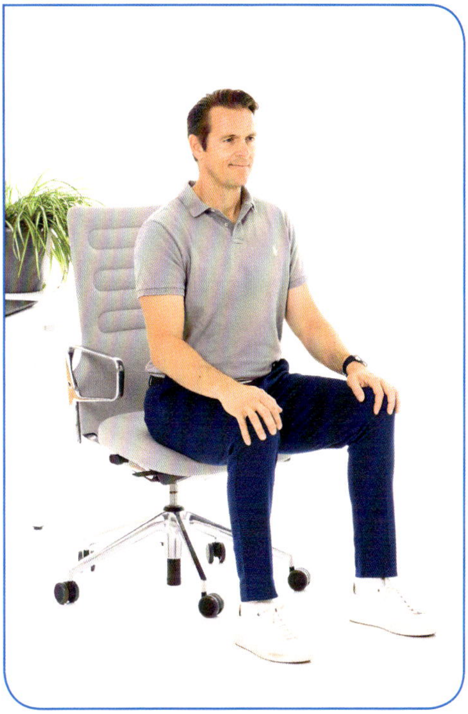

Alle vier Atemphasen gleich lang gestalten: Vier Sekunden einatmen, vier Sekunden die Luft anhalten, vier Sekunden ausatmen und nach der Ausatmung eine Pause von ebenfalls vier Sekunden einhalten.

Übungen für das Homeoffice

Das Programm bietet fünf Asanas an, die bestens dafür geeignet sind, den Verdauungstrakt anzuregen. Und es endet mit einer Haltung zum intensiven Nachspüren der vorhergehenden Übungen.

Übungen	Dauer 14 Min.
Gedrehte Katze	bis 3 Min.
Sitzende Vorwärtsbeuge	bis 2 Min.
Gedrehtes Boot	bis 3 Min.
Knie-zur-Brust-Haltung	bis 2 Min.
Totenhaltung	bis 4 Min.

Die *Gedrehte Katze* – im Sanskrit Marjarasana genannt – ist das erste Asana in diesem Programm. Es beinhaltet eine Rumpfdrehung und sorgt damit für eine Verwringung des Bauchraums. Verwringung und zugleich abgesenkter Oberkörper bewirken, dass die Organe des unteren Bauchraums sanft massiert und entlastet werden. Das führt zu Entstauung und kann die Verdauung harmonisieren. Zudem werden Schultern und Nacken gelockert.

Mit der *Sitzenden Vorwärtsbeuge* – im Sanskrit Paschimottanasana genannt – werden die inneren Organe in Verbindung mit der Atembewegung stimuliert, die Verdauung verbessert. Die Haltung hat positive Auswirkungen bei Stress und Erregungszuständen, Ängste werden abgeschwächt. Körperlich werden Ihre Beinrückseiten sowie der Rücken intensiv gedehnt. Die Beweglichkeit der Hüfte wird verbessert und der untere Rücken mobilisiert.

Das *Gedrehte Boot* – im Sanskrit Parivritta Navasana genannt – hilft, die Region des Sonnengeflechts, die mit dem 'Verdauungsfeuer' in Verbindung steht, zu aktivieren. Somit kann diese Haltung auf den gesamten Bauchraum belebend wirken und die Leber entstauen. Auch wird die Bauchmuskulatur aktiviert, vor allem die diagonale. Die Haltung fördert eine vertiefte Bauchatmung. Die übereinandergeschlagenen Beine aktivieren die Hüfte und dehnen die Gesäßmuskulatur.

Die *Knie-zur-Brust-Haltung* – im Sanskrit Apanasana genannt – bezieht sich auf einen Strom der Lebensenergie, der für Ausatmung und Ausscheidung zuständig ist. Die Haltung soll deshalb wiederum das 'Verdauungsfeuer' regulieren und die Nährstoffaufnahme fördern. Körperlich regt das Durchbewegen der Bauchorgane und insbesondere des Darms die Verdauung an. Blähungen und Verstopfung werden gemindert. Sodbrennen kann entgegengewirkt werden. Auch werden mit sanfter Dehnung der Lendenwirbelsäule Verspannungen im unteren Rücken gelöst.

Die *Totenhaltung* – im Sanskrit Shavasana genannt – beruhigt die in den Übungen zuvor intensiv durchgearbeiteten Verdauungsorgane. Sie gibt feineren Empfindungen Raum, denn die von der Körpermitte ausgehende tiefe Entspannung des Körpers wirkt sich auch auf Emotionen und Kognitionen aus. Ein sinkender Stresspegel beruhigt schließlich die Verdauung.

Gedrehte Katze

| Marjarasana |

■ Kommen Sie in den Vierfüßlerstand. Die Knic sind leicht geöffnet und direkt unter den Hüften, die Hände unter den Schultern und die Füße gestreckt. Machen Sie Ihren Rücken bewusst lang, ohne ins Hohlkreuz oder den Rundrücken zu gehen. Spannen Sie hierzu sanft Ihre Bauchmuskulatur an.

■ Strecken Sie ausatmend den linken Arm unter dem rechten durch. Die Handfläche zeigt nach oben. Dabei beugen Sie den rechten Arm und stützen damit Ihren Körper ab. Linke Schulter und Kopf berühren seitlich den Boden. Auch legen Sie den Arm auf dem Boden ab. Spüren Sie über ruhige Atemzüge in die Haltung hinein. Nehmen Sie die Dehnung im Schulterbereich und in der Flanke wahr. Vertiefen Sie sich mit jedem Ausatmen in die Dehnung.

■ Kommen Sie mit dem Einatmen wieder in den Vierfüßlerstand, indem Sie mit der rechten Hand fest gegen den Boden drücken und die linke Hand wieder aufstellen.

■ Wiederholen Sie die Haltung mit dem nächsten Ausatmen auf der anderen Seite.

■ Führen Sie die Übung im Wechsel insgesamt drei Mal zur einen und drei Mal zur anderen Seite durch.

■ Begeben Sie sich nun wieder in die neutrale Position im Vierfüßlerstand und machen Sie wieder Ihren Rücken lang. Kreisen Sie abschließend einige Male genüsslich mit Ihrem Becken.

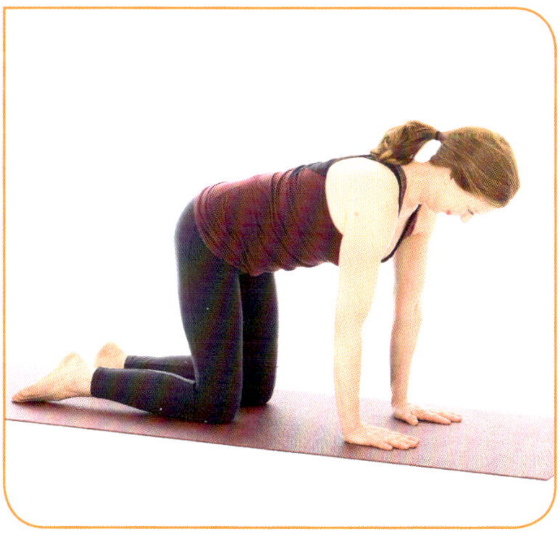

Den Rücken lang machen, dazu die Bauchmuskeln sanft anspannen.

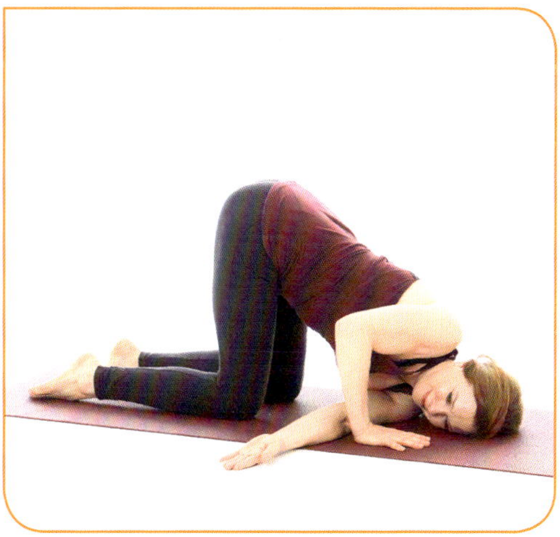

Ausatmend nach unten kommen und den Oberkörper eindrehen.

Sitzende Vorwärtsbeuge

| Paschimottanasana |

■ Strecken Sie die Beine nach vorne aus. Achten Sie darauf, dass Ihr Rücken gerade ist und Sie gut geerdet sitzen – mit dem Gewicht links und rechts gleichmäßig verteilt. Um den Rücken zu entlasten, können Sie die Beine leicht anwinkeln. Ihre Schultern und Arme sind locker. Setzen Sie sich leicht erhöht auf eine oder auch zwei gefaltete Decken, wenn Ihnen dies angenehmer ist.

■ Einatmend heben Sie beide Arme über vorne nach oben und strecken Sie dabei den Oberkörper in die Länge. Ausatmend beugen Sie Ihren Oberkörper aus dem Hüftgelenk heraus nach vorne. Die Hände fassen, je nach Beweglichkeit, Schienbeine, Fußfesseln oder Füße. Einatmend kommen Sie wieder mit geradem Rücken nach oben, dabei bringen Sie auch wieder die Arme über den Kopf. Wiederholen Sie die Abfolge einige Male. Lassen Sie beim Beugen Ihren Rücken so lange wie möglich gerade und runden Sie ihn erst zum Schluss der Bewegung.

■ Jetzt bleiben Sie für mehrere Atemzüge in der Haltung. Mit jedem Ausatmen spüren Sie tiefer in die Dehnung hinein. Je mehr Sie die Füße anziehen, desto mehr dehnen Sie die Beinrückseiten.

■ Kommen Sie ein letztes Mal mit der Einatmung mit gestreckten Armen aus der Haltung heraus. Schütteln Sie Ihre Beine aus und lockern Sie sie durch Ausstreichen oder Massieren der Beinrückseiten.

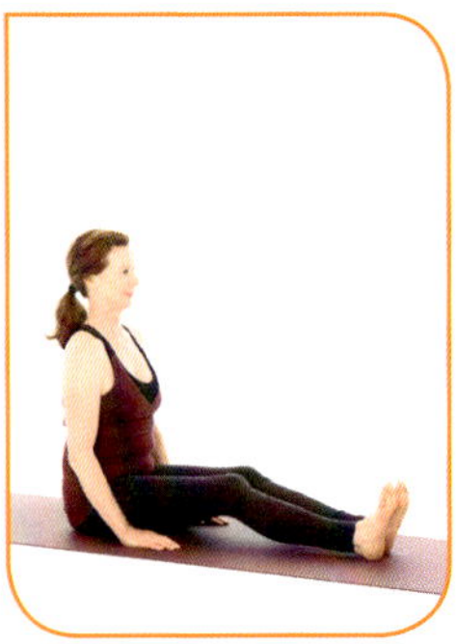

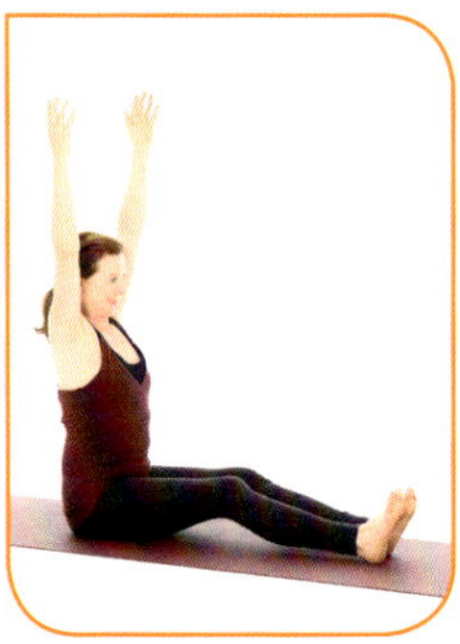

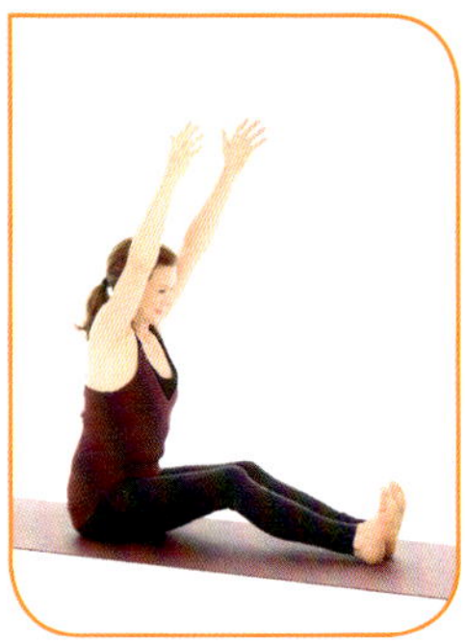

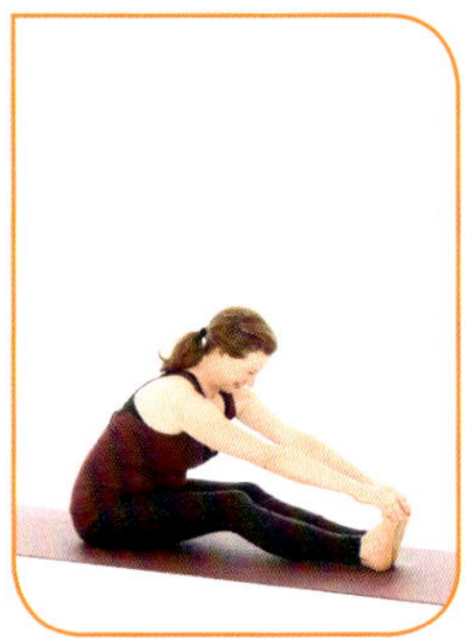

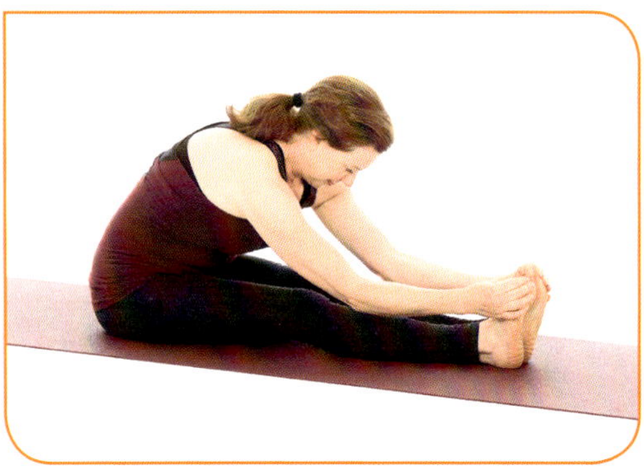

Einatmend die Arme heben und ausatmend mit langgestrecktem Rücken in die 'Sitzende Vorwärtsbeuge' kommen.

Gedrehtes Boot

| Parivritta Navasana |

■ Stellen Sie in der Rückenlage die Beine hüftbreit auf. Legen Sie nun den Knöchel des rechten Fußes über das linke Knie. Die Hände sind seitlich am Kopf so angelegt, dass die Hände keinen Druck auf den Kopf ausüben können. Die Ellbogen zeigen nach außen. Konzentrieren Sie sich achtsam auf die Körpermitte.

■ Mithilfe der Bauchmuskulatur heben Sie nun Ihren Oberkörper beim Ausatmen so an, dass die linke Schulter in Richtung des rechten Knies wandert. Achten Sie darauf, dass die Ellbogen in der Bewegung immer nach außen zeigen und nur Schultern und Oberkörper drehen. Einatmend senken Sie den Oberkörper wieder zum Boden ab. Wiederholen Sie dieses Heben und Zur-Seite-Drehen mehrmals langsam und kontrolliert in Ihrem Atemrhythmus.

■ Nun führen Sie die Übung diagonal zur anderen Seite aus.

■ Legen Sie Kopf und Oberkörper wieder auf die Matte, und stellen Sie beide Beine locker auf. Die Arme sind neben dem Oberkörper abgelegt. Die Knie können sich berühren. Spüren Sie, wie Kraft und Wärme aus Ihrer Körpermitte strömen. Lassen Sie alle Anspannung los und nehmen Sie wahr, wie Ihre Lendenwirbelsäule zum Boden sinkt und sich der Bauch beim Ein- und Ausatmen sanft hebt und senkt.

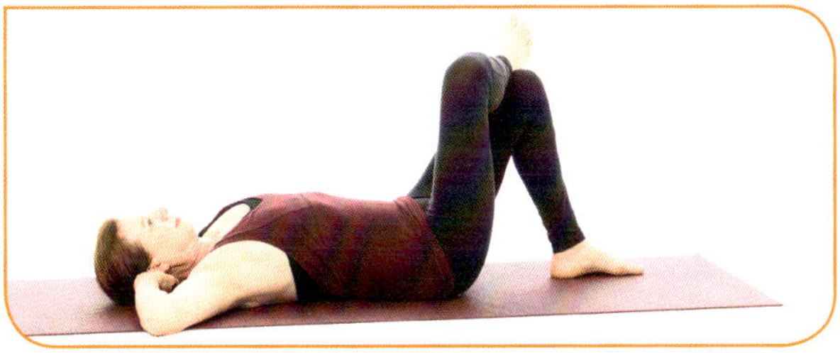

Knöchel auf das gebeugte Knie des anderen Beines, und die Hände seitlich am Kopf anlegen.

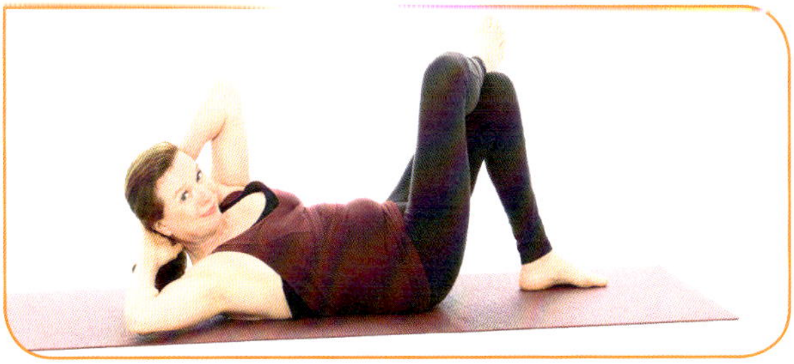

Die Ellbogen zeigen in der Bewegung immer nach außen. Nur Schultern und Oberkörper werden gedreht.

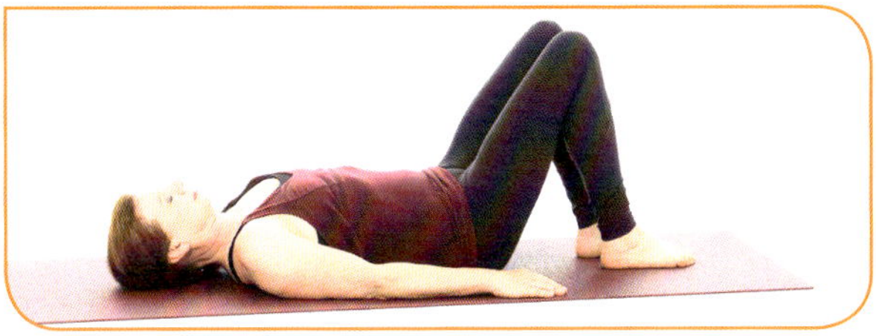

Beine aufstellen, die Knie können sich berühren. Alle Anspannung loslassen.

Knie-zur-Brust-Haltung

| Apanasana |

■ Kommen Sie in die Rückenlage und stellen zunächst die Beine locker auf. Dann ziehen Sie Ihre Beine etwas an, die Füße lösen sich vom Boden. Lassen Sie Ihre Unterschenkel locker hängen und legen Sie Ihre Hände mit fast ausgestreckten Armen auf die Knie. Ihre Bauchmuskulatur bleibt dabei ganz entspannt. Bleiben Sie in dieser Position für ein paar Atemzüge.

■ Umfassen Sie jetzt Ihre Knie seitlich. Ausatmend ziehen Sie, geführt von Ihren Händen und Armen, die Knie behutsam zum Oberkörper. Die Oberschenkel nähern sich dabei dem Bauch an. Einatmend kommen die Knie wieder zurück. Wiederholen Sie die Bewegungsfolge mindestens 10-mal. Achten Sie darauf, dass das Heranziehen der Beine wenig Armkraft erfordert. Becken, unterer und oberer Rücken sind stabil am Boden. Spüren Sie die Lockerung der Organe des Bauchraums.

■ Bleiben Sie abschließend mit angewinkelten Beinen und leicht angewinkelten Armen für mehrere Atemzüge in der Haltung. Dann schaukeln Sie, so lange Sie möchten, wie ein kleines Kind langsam nach rechts und links. Wenn Sie Ihren Rücken genug massiert haben, stellen Sie Ihre Beine wieder ab und spüren nach. Nehmen Sie die Entspannung im Bauchraum wahr.

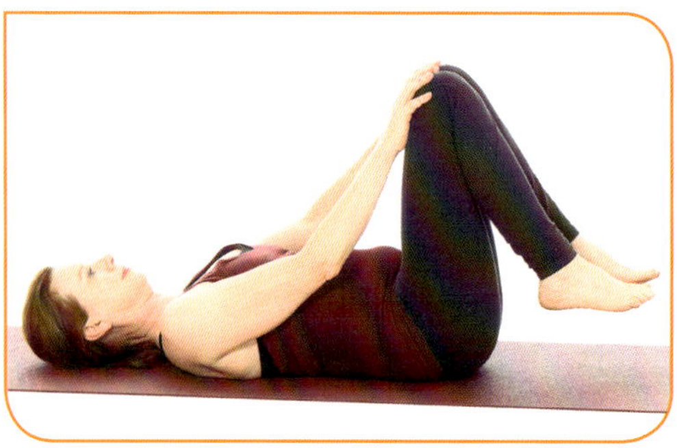

Beine beugen, Hände auf den Knien auflegen.

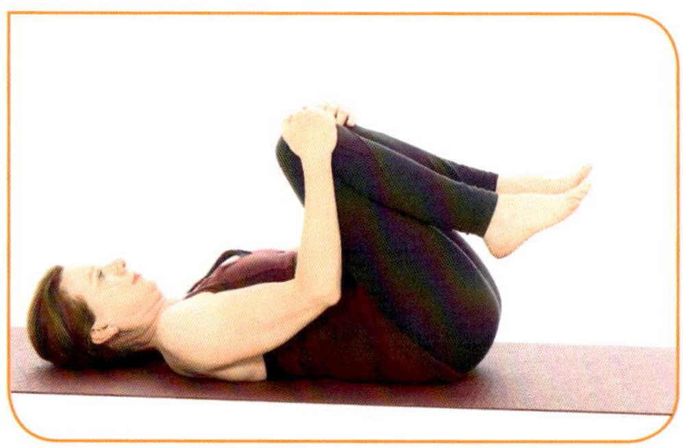

Beine heranziehen. Becken, unterer und oberer Rücken bleiben stabil am Boden.

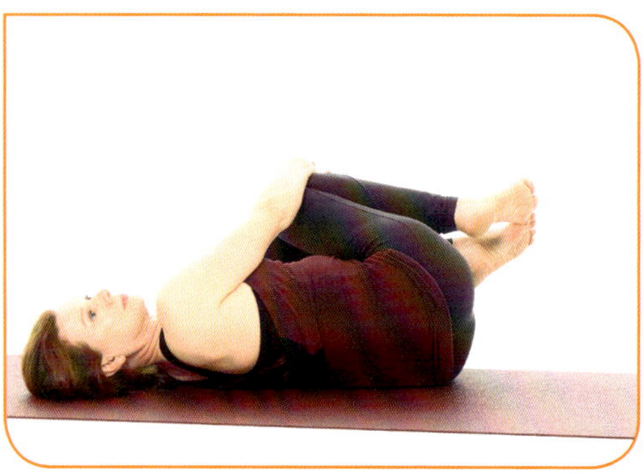

Seitlich hin und her schaukeln, um den Rücken zu massieren.

Totenhaltung

| Shavasana |

■ Finden Sie eine bequeme Position in der Rückenlage und strecken Sie Ihre Beine aus. Legen Sie nun die Hände übereinander auf den Bauch. Mehrere Male streichen Sie nun von der rechten Bauchseite ausgehend kreisförmig nach oben über die Mitte des Bauches nach links und von dort nach unten und zurück. Wiederholen Sie die Kreisbewegung mehrere Male. Spüren Sie anschließend der Wärme Ihrer Hände auf dem Bauch und der sanften Massage nach.

■ Bleiben Sie weiterhin in der Rückenlage. Strecken Sie die Arme von sich, die Handflächen zeigen nach oben. Wenn es Ihnen angenehm ist, können Sie die Beine etwas weiter öffnen und auch die Füße nach außen fallen lassen. Schließen Sie Ihre Augen, und spüren Sie genussvoll die Schwere Ihres Körpers auf dem Boden. Auch Ihre Arme und Beine sind ganz schwer.

■ Lenken Sie Ihre Aufmerksamkeit konzentriert in den Bauchraum und verweilen Sie dort. Kommen Sie vollständig zur Ruhe. Entspannen Sie völlig. Lassen Sie Ihren Gedanken freien Lauf. Sie können in dieser Haltung so lange bleiben, wie Sie wollen.

■ Beenden Sie die Übung, indem Sie tief einatmen und Hände und Füße wahrnehmen. Bewegen Sie dann Ihre Finger und kreisen Sie mit den Füßen. Dann strecken und recken Sie sich nach Belieben.

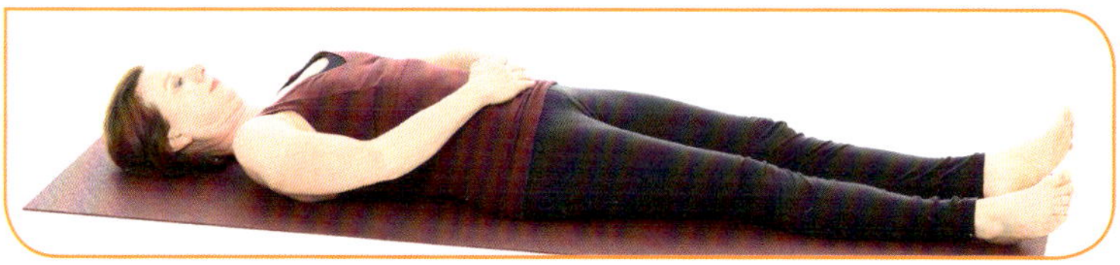

Den Bauch kreisförmig massieren.

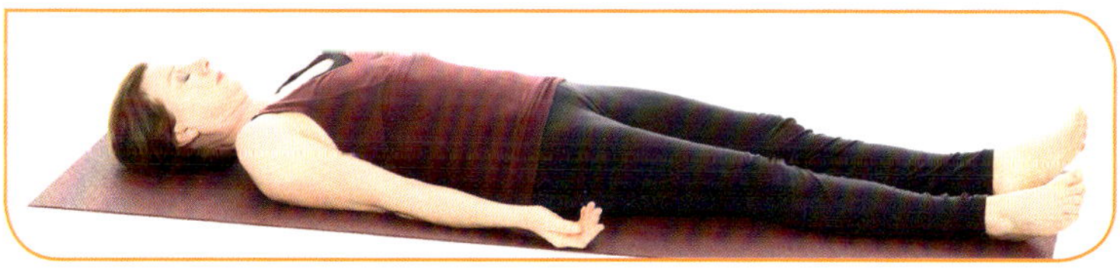

Auf den Bauch raum konzentrieren.

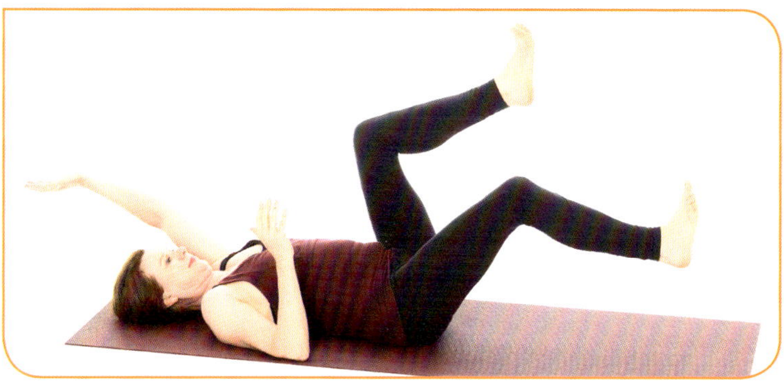

Den Körper recken und strecken.

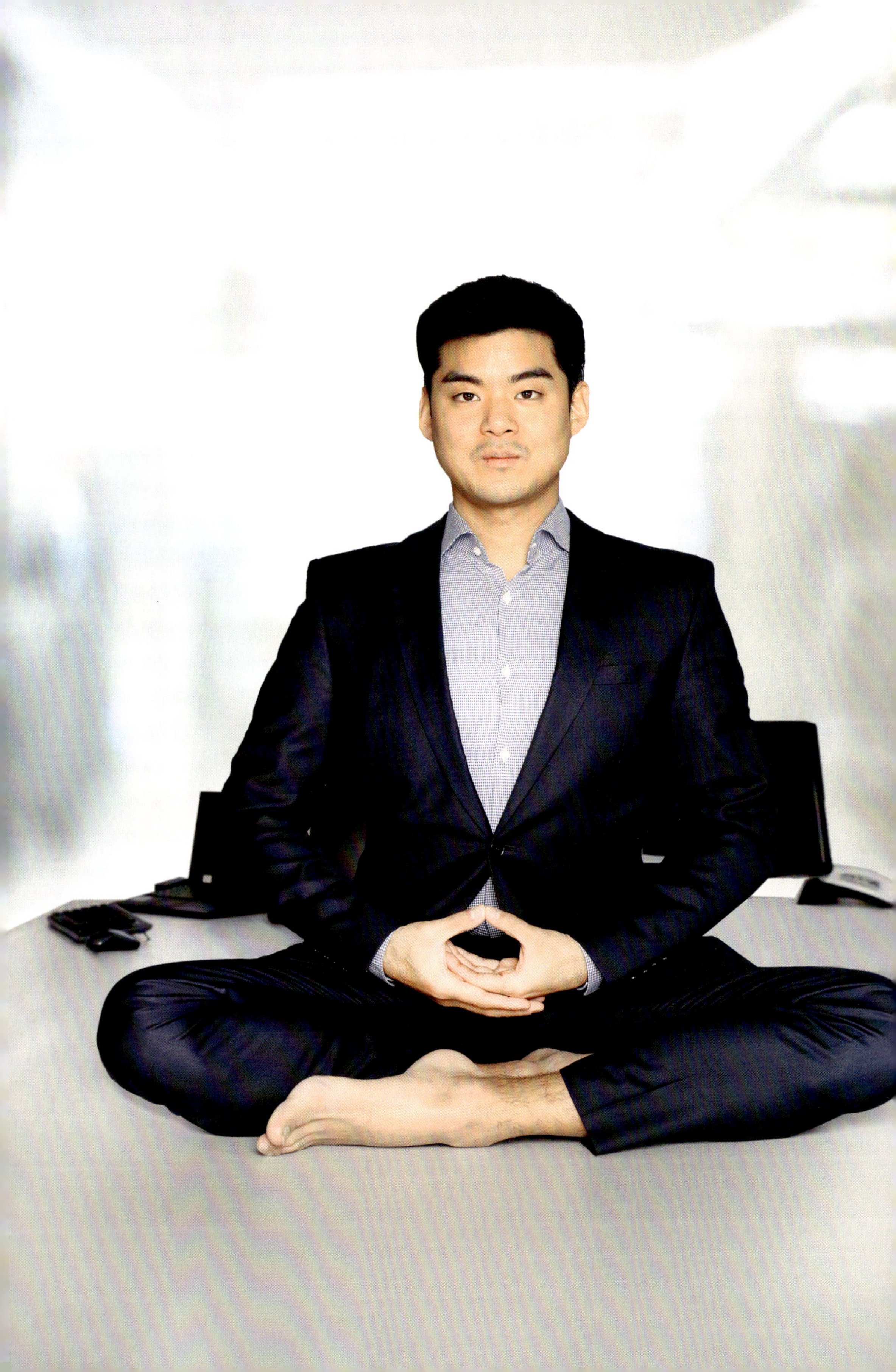

Business-Yoga – Übungen zur Körperwahrnehmung

Aufrichtung von unten

Eine aufrechte Haltung beginnt bei den Füßen und Sprunggelenken, da diese andauernd Gleichgewichtsänderungen und Anpassungen für die oberen Körperregionen leisten müssen. Probleme im Oberkörper verschwinden, sobald die Füße einen adäquaten Unterbau liefern.

Ein gezieltes Yogatraining für die Füße und Beine fördert die Entwicklung und den Erhalt der Körperstatik und Gleichgewichtsfähigkeit. Denn Faktoren wie Bewegungsmangel, einseitige oder zu geringe Belastungen führen dazu, dass die Fußmuskulatur infolge heutiger Lebensverhältnisse zu den unterentwickelten Muskelgruppen gehört. Erschwerend kommt hinzu, dass sich das Körpergewicht mit zunehmendem Alter erhöht und eher Überlastungsschäden auftreten. Sie bringen die Fuß-Architektur zum Einsturz: Bei Senkfüßen ist das Längsgewölbe abgesenkt, bei Plattfüßen fehlt es ganz. Spreizfüßen wiederum liegt ein Abflachen des vorderen Quergewölbes zugrunde. Der Hohlfuß ist hingegen eher anlagebedingt, hier ist das Fußgewölbe zu stark ausgeprägt.

Ist die Fußarchitektur erst einmal 'eingestürzt', stimmt meistens die 'Spur' nicht mehr. Es ist wie bei einseitig abgefahrenen Autoreifen. Am Strand oder auf einem Spielplatz kann man im Sand die eigenen Fußabdrücke mit denen anderer vergleichen. Wenn die Fußgewölbe ihr Gewicht abfedern können, ist die Wölbung des inneren Bogens im Sand sichtbar, ebenso Fersenaußenkante, Groß- und Kleinzehenballen. Beim Gehen läßt sich gut beobachten, ob die Fußspitzen nach innen zeigen, ob der Fuß über die Außenkante abrollt. Ebenso kann festgestellt werden, ob die Absätze der Schuhe ungleich abgelaufen sind. Wenn die Fußspur stimmt, ist auch die Körperstatik im Lot. Das Körperlot beginnt somit im Fuß, der Körperschwerpunkt steht über der Mitte der Unterstützungsfläche, und die Körperlängsachse zieht nach oben zum Kopf-Kronenpunkt. Schon bei Kindern sind Fehlhaltungen ein weit verbreitetes Phänomen, und es braucht wenig Phantasie, sich die epidemischen Werte für Erwachsene vorzustellen. Deshalb dienen die folgenden Übungen zur 'Aufrichtung unten', wieder ins Lot zu kommen.

Die Zielsetzungen der beiden Business-Yoga-Programme sind im Überblick der Infotafel zu entnehmen und können wie folgt zusammengefasst werden:

- Trainiert wird, mit beiden Füßen ganzflächig auf dem Boden zu stehen und Erdung zu haben. Gemeint ist damit die 3-Punkt-Belastung, nämlich die Gewichtsverteilung auf Fersenaußenkante, Großzehenballen und Kleinzehenballen. Diese zielt darauf ab, flächig und mit nahezu gleicher Druckverteilung mit den Sohlen den Boden zu berühren, um entspannt stehen zu können. Die Unterstützungsfläche wird beispielsweise kleiner, wenn das Lot durch den Knöchel geht.

Ziele der Programme

- Fuß-, Bein- und Hüftgelenke mobilisieren
- Fuß-, Bein- und Hüftmuskulatur stärken
- Hüftbeugemuskulatur dehnen
- Durchblutung der unteren Extremitäten fördern
- Aufrichtung des Körpers und Schulung der aufrechten Körperhaltung
- Gleichgewichts- und Standfestigkeit verbessern

Das Körpergewicht wird dann überwiegend auf die Fersen abgeleitet, und es fällt schwerer, die Rückenmuskulatur anzusteuern.

■ Weiterhin wird eine aktiv eingenommene Ruhehaltung trainiert, bei der die Körpersegmente im Lot sind, also übereinander stehen: Ausgehend von der 3-Punkt-Belastung der Füße sind dies: neutrale Knie- und Beckenstellung – physiologische Lendenlordose – gehobenes Brustbein mit dynamischer Streckung des Thorax – entspannt auf dem Thorax ruhender Schultergürtel – Kopf in Verlängerung der Körperlängsachse und Blick zum Horizont.

■ Muskulär wird dafür sensibilisiert, dass, vom Fuß ausgehend, die aufrechte Haltung eine Längsspannung erfordert, die auf der Spannung der tiefen Muskulatur beruht. Hingegen sollte die äußere Muskulatur im Stehen entspannt sein und erst dann aktiviert werden, wenn von der Statik des Stehens beispielsweise zur Dynamik des Gehens gewechselt wird.

■ In den Übungen geforderte Körperstreckungen schulen den aufrechten Stand. Schließlich werden über verschiedene Formen des Einbeinstandes Gleichgewichtserfahrungen intensiviert.

Tipps

■ Bei den Fußübungen, insbesondere beim Kreisen, Krallen und Spreizen, ist es wichtig, dass Ihre Zehen genügend Platz in den Schuhen haben. Am besten ist es, wenn in Strümpfen oder barfuß trainiert werden kann.

■ Das Gleichgewicht zu halten, kann Sie besonders in den einbeinigen Übungen anfänglich sehr fordern. Machen Sie sich deshalb bewusst: Entscheidend ist nicht die Perfektion der Haltung. Es geht darum, für einige Momente im Gleichgewicht zu sein und den Atem ruhig fließen zu lassen.

■ Immer wieder einmal das Gleichgewicht zu verlieren ist normal. Es kann auch ein Zeichen von Unkonzentriertheit sein. Wenn dies der Falls sein sollte, kommen Sie in die Ausgangshaltung zurück und beginnen von vorn. Üben Sie mit Humor und der Einstellung eines Kindes, das gerade Laufen lernt. Sie können sich auch jederzeit in die Nähe einer Wand oder eines Tisches stellen und sich bei Bedarf beim Üben mit einer Hand abstützen.

■ Nicht entscheidend ist, etwa beim 'Baum' oder der 'Palmenhaltung' besonders weit nach oben zu gehen. Weniger ist mehr: Heben Sie lieber nur ein paar Zentimeter vom Boden ab und bleiben Sie stabil in diesen Positionen, als dass Sie ganz nach oben gehen und dann aus der Haltung herausfallen.

Übungen für das Büro

'Aufrichtung von unten' startet mit den Füßen, die durch multidirektionale Bewegungen gezielt durchwärmt werden. Danach erfolgt eine Aufrichtung nach oben, die die Hüfte einbezieht und mit einbeinigen Standpositionen endet, die mit Körperstreckungen verbunden sind.

Das Programm beginnt mit der Mobilisierung der Füße, nämlich *Füße kreisen, krallen und spreizen*. Mit dem entschleunigten Kreisen der Füße wird auch deren Durchblutung gefördert. Danach wirkt das Krallen und das Spreizen gezielt Durchblutungsstörungen in den Füßen entgegen. Erfolgt die Übung mit Schuhen, kann auch festgestellt werden, ob diese den Zehen genügend Platz lassen.

Das *Wippen* auf Fußballen und Fersen gilt als Basisübung für schöne Waden, ist gezielte Venengymnastik und ein ausgezeichnetes Training für die gesamte Fuß- und Wadenmuskulatur. Es wird nicht nur die Durchblutung der Füße angeregt, sondern auch die der Unter- und Oberschenkel. Außerdem erfolgt eine Schulung des Gleichgewichts. Wann immer möglich, sollte diese Übung barfüßig oder in Socken erfolgen. Als Einzelübung zwischendurch bietet sich das Wippen geradezu an, etwa in einer Warteschlange oder zuhause z.B. beim Zähneputzen.

Die Übung *Hüften aktivieren* beginnt zunächst einmal mit dem Beinheben, um einen stabilen Einbeinstand einzuleiten. Beim bewussten Hochheben eines Beins wird neben der Koordinationsfähigkeit auch die Konzentration gefördert. Gleichzeitig werden die einzelnen Beingelenke

Übungen	Dauer 14 Min.
Füße kreisen, krallen und spreizen	bis 3 Min.
Wippen	bis 2 Min.
Hüften aktivieren	bis 3 Min.
Einfacher Kranich	bis 3 Min.
Aufrechter Tänzer	bis 3 Min.

mobilisiert und wirken geschwollenen und müden Beinen aktiv entgegen.

Die Übung *Einfacher Kranich* ist im Unterschied zur Vollform, die auch als Krähe – im Sanskrit Bekasana genannt – bezeichnet wird, sehr einfach und als Standposition ausgelegt. Sie trägt zur aufrechten Körperhaltung bei und stärkt durch die einbeinige Position die Standsicherheit. Energetisch soll sie harmonisierend wirken, psychisch Zielorientiertheit entwickeln.

Die Haltung *Aufrechter Tänzer* verbessert das Gleichgewicht und die Standfestigkeit, fördert Flexibilität wie auch Körperspannung und dehnt die Hüftbeugemuskulatur wie auch die Muskulatur der Oberschenkel. Außerdem werden die Hüftgelenke mobilisiert, und die Wirbelsäule wird in eine Überstreckung geführt, die einem Rundrücken entgegenwirkt. In der hier angeleiteten Form ist diese Übung einfach durchzuführen. Auch stellt sie eine gute Vorform des vollausgebildeteten Tänzer-Asana dar, das im Sanskrit als 'Natarajasana' bezeichnet wird.

Füße kreisen, krallen und spreizen

| Füße mobilisieren |

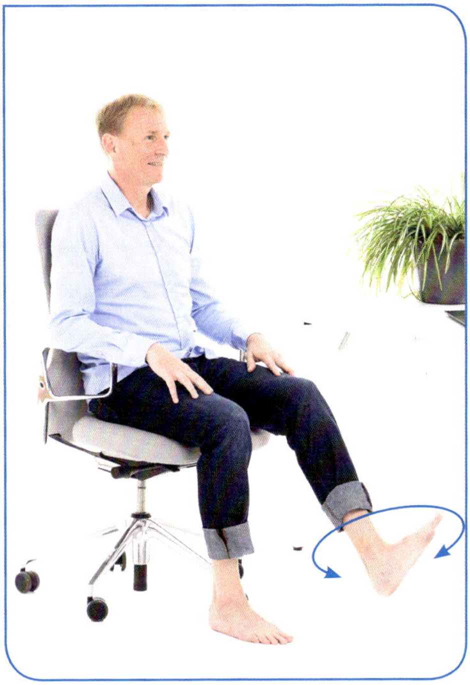

Mit dem Fuß langsam im und dann gegen den Uhrzeigersinn kreisen. Dann die Füße krallen und spreizen.

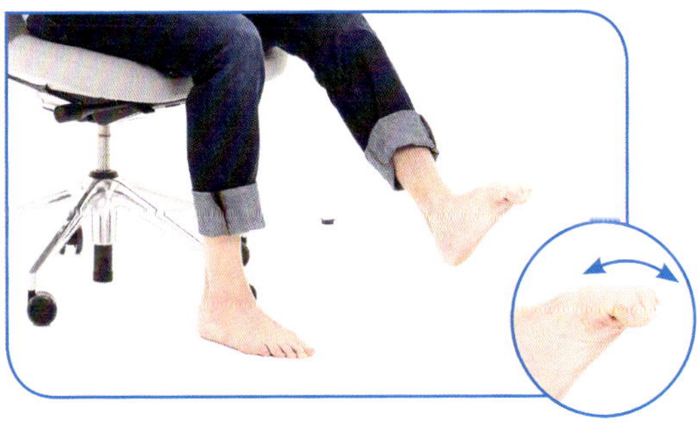

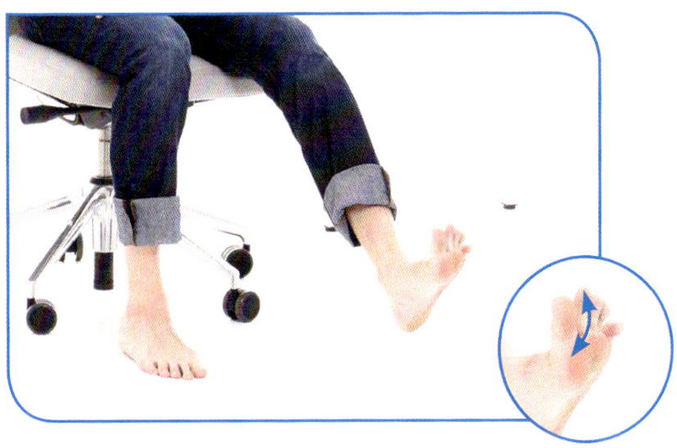

■ Nehmen Sie eine aufrechte Sitzposition ein und legen Sie die Hände locker auf den Oberschenkeln ab. Ihre Füße sind hüftbreit aufgestellt.

■ Heben Sie zunächst den linken Unterschenkel nach vorne an und beginnen Sie, den Fuß im Uhrzeigersinn so langsam zu kreisen, dass es Ihnen möglich ist, beim Vorwärtskreisen einzuatmen und beim Rückwärtskreisen auszuatmen.

■ Wechseln Sie dann die Richtung und kreisen Sie den Fuß gegen den Uhrzeigersinn langsam für mehrere Atemzüge.

■ Stellen Sie den linken Fuß wieder auf dem Boden ab, und führen Sie die Bewegung mit dem rechten Fuß durch.

■ Jetzt heben Sie den linken Fuß vom Boden wieder an. Konzentrieren Sie sich ganz auf Ihre Zehen und krallen Sie sie für einen Atemzug fest zusammen. Dann spreizen Sie zum Ausgleich ebenfalls einen Atemzug lang die Zehen so weit wie möglich und ziehen sie nach oben.

■ Wiederholen Sie die Übung mehrmals mit dem linken Fuß, dann wechseln Sie zum rechten Fuß.

■ Nehmen abschließend ganz bewusst beide Füße wahr: Wie fühlen sie sich jetzt an? Vielleicht spüren Sie sogar ein leichtes Kribbeln? Dies ist ein Zeichen dafür, dass Sie die Durchblutung angeregt haben.

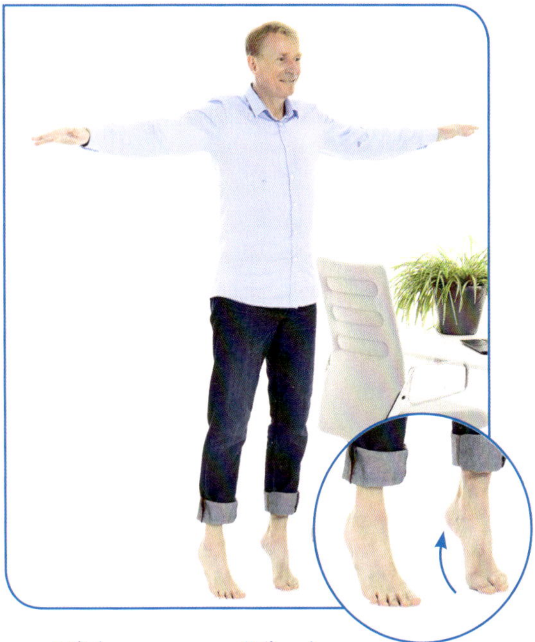

Mit langsamen Wippbewegungen das Gewicht auf Fußballen und Zehenspitzen verlagern, sodass sich die Fersen vom Boden lösen. Dann auf die Fersen abrollen.

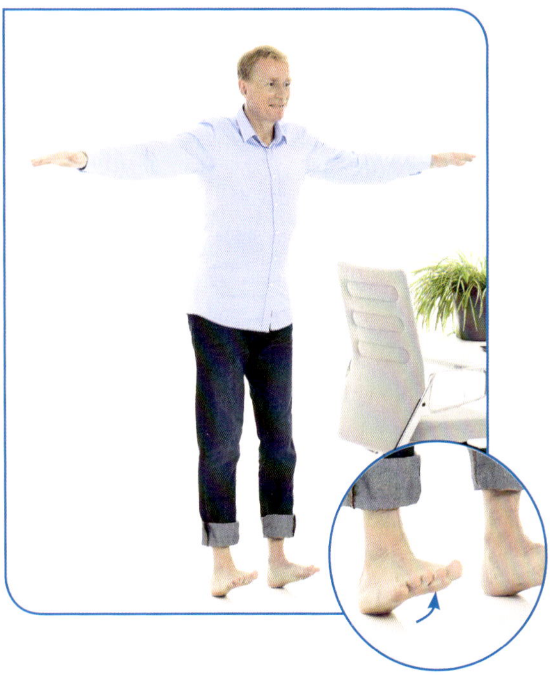

Wippen

I Füße auf und ab I

■ Nehmen Sie einen aufrechten Stand ein. Die Beine sind hüftbreit auseinander, die Zehen zeigen nach vorne. Konzentrieren Sie sich für ein paar tiefe Atemzüge. Spüren Sie die Ausgleichsbewegungen in den Füßen? Schließen Sie nun Ihre Augen: Spüren Sie jetzt mehr Bewegung im Stand? Wo spüren Sie die fortwährenden Ausgleichsbewegungen: Nur in den Füßen oder auch in den Beinen?

■ Jetzt öffnen Sie wieder Ihre Augen. Suchen Sie sich einen Punkt schräg zum Boden oder an einer Wand. Bei Problemen mit dem Gleichgewicht können Sie die Arme seitlich auf Schulterhöhe ausbreiten oder sich auch an einer Wand oder Stuhllehne abstützen.

■ Verlagern Sie jetzt mit einer langsamen Wippbewegung Ihr Gewicht auf Fußballen und Zehenspitzen und lösen Sie die Fersen vom Boden.

■ Mit der rückwärtigen Wippbewegung heben Sie die Fußspitzen an, sodass nur noch Ihre Fersen auf dem Boden sind. Fahren Sie mit dem Wippen nach vorne und hinten fort.

■ Abschließend kommen Sie wieder in den aufrechten Stand und spüren mit ein paar tiefen Atemzügen der Übung nach.

Hüften aktivieren

| mobilisieren und kräftigen |

■ Aus dem aufrechten Stand heraus heben Sie ein Bein einatmend bis auf Hüfthöhe mit etwa 90° angewinkeltem Knie nach oben, ausatmend bringen Sie es langsam wieder zum Boden. Dann einatmend das andere Bein nach oben und ausatmend nach unten.

■ Machen Sie so weiter, und steigern Sie langsam das Tempo. Achten Sie darauf, dass Ihr Oberkörper dabei aufrecht bleibt. Je schneller Sie werden, desto mehr lösen Sie zusätzlich bei jedem Heben des Beins jeweils die Ferse des Standbeins leicht vom Boden. Drücken Sie dabei die Fußspitze aktiv in den Boden und ziehen Sie gleichzeitig die Zehen des angehobenen Beins nach oben. Die Arme schwingen im Wechsel mit.

■ Kommen Sie in den aufrechten Stand zurück. Dann verlagern Sie das Gewicht auf Ihr linkes Bein, heben langsam das rechte Bein wieder bis auf Hüfthöhe an und umfassen das rechte Knie mit der rechten Hand. Bei Gleichgewichtsproblemen stützen Sie sich mit der linken Hand z.B. an einer Stuhllehne ab.

■ Wenn Sie sicher stehen, drehen Sie Ihr Knie mit der nächsten Ausatmung nach rechts heraus und wenden gleichzeitig den Kopf zur linken Schulter. Bleiben Sie mehrere Atemzüge in dieser Haltung und spüren Sie in die Dehnung der Hüfte und des Oberschenkels hinein.

■ Kommen Sie in den aufrechten Stand zurück, und üben Sie auf der anderen Seite.

■ Abschließend stehen Sie wieder im aufrechten Stand und lockern beide Beine.

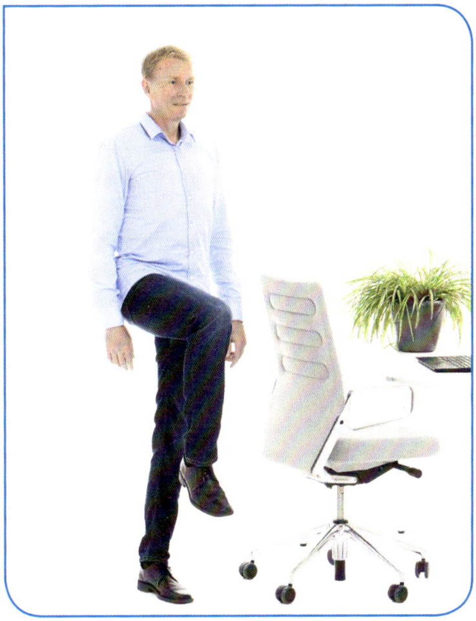

Abwechselnd das rechte und linke Bein mit angewinkeltem Knie zunächst langsam, dann schnell auf Hüfthöhe anheben. Dann ein Bein anwinkeln, nach außen drehen und die Hüfte aktivieren.

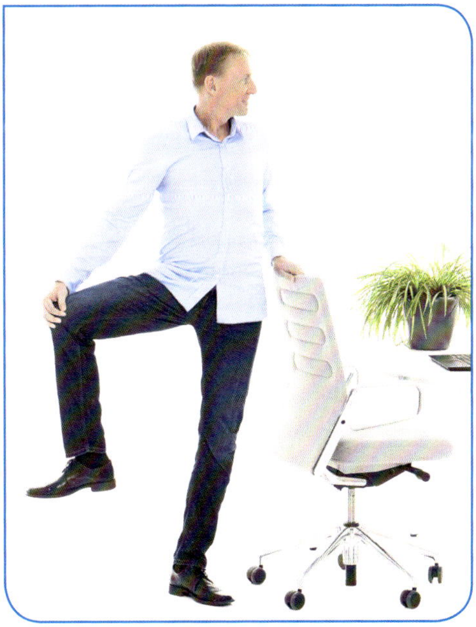

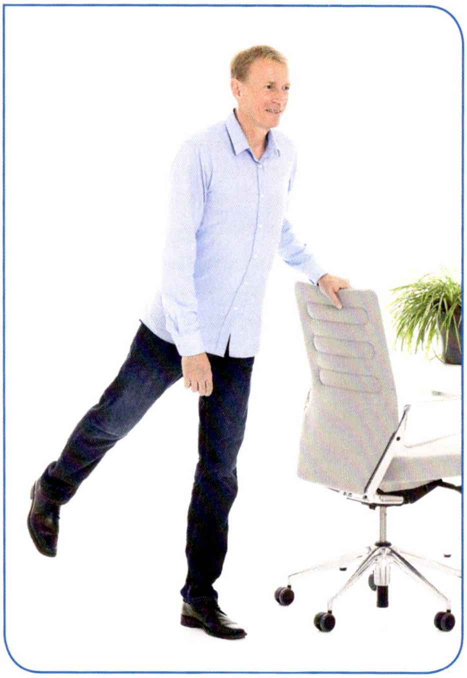

Konzentriert stehen und die eigene Mitte finden.

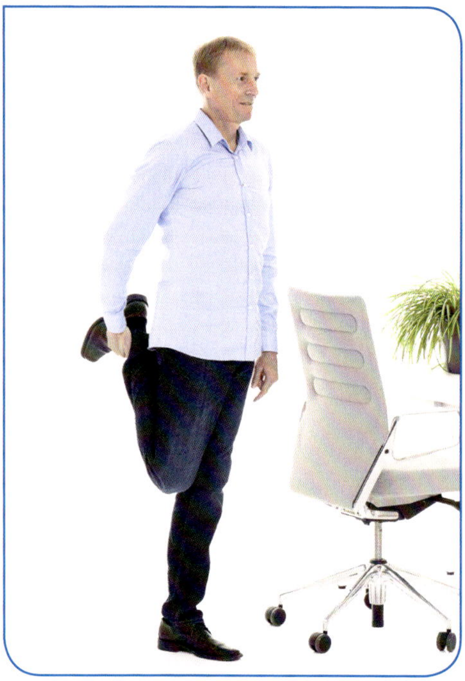

Einfacher Kranich

I die eigene Mitte finden I

■ Stellen Sie sich aufrecht hin und stützen Sie sich nach Bedarf mit einer Hand an einer Wand, einem Tisch oder einer Stuhllehne ab, um das Gleichgewicht leichter halten zu können.

■ Verlagern Sie das Gewicht auf das der Wand oder dem Tisch oder Stuhl zugewandte Bein und lösen Sie das andere Bein leicht vom Boden. Pendeln Sie nun mit dem angehobenen Bein zunächst langsam vor und zurück.

■ Jetzt werden Sie nach und nach schneller. Je geübter Sie sind, desto größer wird die Bewegungsamplitude. Spüren Sie dabei in Ihr Hüftgelenk hinein: Fühlt es sich geschmeidig und wie „geölt" an?

■ Mit Ihrem letzten Schwung bringen Sie Ihre rechte Ferse nach hinten zum Gesäß und versuchen, den Fuß mit Ihrer rechten Hand oben zu halten. Stabilisieren Sie Ihren Stand.

■ Halten Sie die Position für mehrere Atemzüge. Wenn Sie ein stabilen Stand haben, können Sie sich auch zusätzlich mit dem linken Arm nach oben strecken. Die Haltung wird dann schwieriger, gleichzeitig ist der Effekt intensiver.

■ Kommen Sie in die Ausgangsposition zurück und wiederholen Sie die Übungsabfolge mit dem anderen Bein.

■ Schütteln Sie abschließend beide Beine mehrmals hintereinander kräftig aus. Lassen Sie dabei Hüft-, Knie- und Fußgelenke so locker wie möglich.

Aufrechter Tänzer

| Körpervorderseite dehnen |

■ Stehen Sie im aufrechten Stand und richten Sie den Blick auf einen Punkt vor Ihnen. Jetzt verlagern Sie das Gewicht auf das linke Bein und stabilisieren sich so, dass Sie das rechte Bein vom Boden abheben und die Ferse behutsam in Richtung Gesäß bringen können. Fassen Sie mit der rechten Hand den Knöchel. Zur Stabilisierung können Sie die linke Hand in die Hüfte bringen oder Sie sichern einen stabilen Stand, indem Sie sich mit der linken Hand z.B. an einer Stuhllehne halten.

■ Bleiben Sie für mehrere Atemzüge in der Haltung und spüren Sie die Dehnung in Hüfte und Oberschenkel. Nehmen Sie wahr, wie die Dehnungsintensität mit jedem Atemzug nachläßt.

■ Jetzt aktivieren Sie Ihre Bauchmuskulatur. Halten Sie die Spannung, denn sie schützt vor einer Überstreckung des unteren Rückens. Dann heben Sie Ihren rechten Fuß nach hinten oben an, so dass Sie in eine Bogenspannung kommen, die Ihre ganze Körpervorderseite dehnt.

■ Bleiben Sie auch hier für mehrere Atemzüge in der Haltung und spüren Sie in Ihr rechtes Hüftgelenk, Ihre Wirbelsäule und Ihre rechte Schulter hinein.

■ Nun wechseln Sie die Seite, indem Sie die Haltungsabfolge mit dem rechten Bein als Standbein ausführen.

■ Kommen Sie in den aufrechten Stand zurück. Spüren Sie für mehrere Atemzüge der Haltung nach. Dann lockern Sie beide Beine.

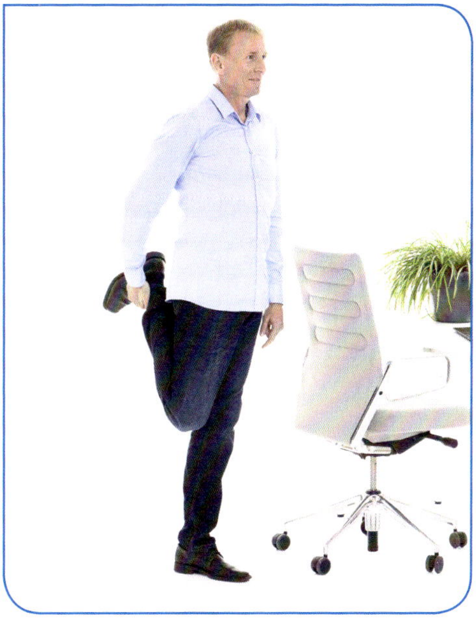

Ein Bein anwinkeln, die Ferse zum Gesäß bringen und die Dehnung in Hüfte und Oberschenkel spüren. Dann den Fuß nach hinten-oben bringen und in eine Bogenspannung kommen.

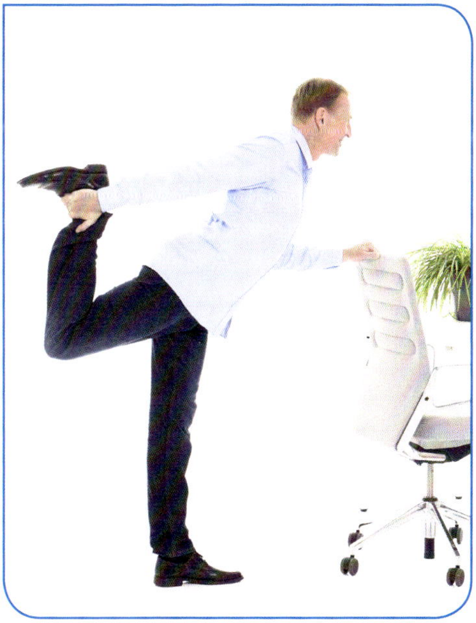

Übungen für das Homeoffice

Übungen	Dauer 9 Min.
Füße kneten	bis 1 Min.
Palme	bis 2 Min.
Einbeinstand	bis 2 Min.
Baum	bis 2 Min.
Zweibeinstand	bis 2 Min.

'Aufrichtung von unten' wird in diesem Programm so interpretiert, dass nach einer Aufwärmübung für die Füße auf einen stabilen Stand hin gearbeitet wird. Zuerst werden im Stand die Fersen angehoben und somit gegenüber den ganzen Fußsohlen auf einer kleineren Fläche gestanden, nämlich den Fußballen. Dann wird in weiteren zwei Übungen die Standfläche reduziert, indem nur auf einem Bein gestanden wird. Abschließend sensiblisiert der Zweibeinstand, mit der ganzen Fußsohle auf dem Boden zu stehen.

Mit *Füße kneten* wird die vordere Hälfte des Fußes durchblutet und für die folgenden Übungen mobilisiert.

Die *Palme* – im Sanskrit Talasana genannt – richtet den ganzen Körper von unten nach oben auf. Der Übungsablauf zeigt, wie sehr unser Bewegungsapparat ständig gegen das Umfallen arbeitet und immer wieder korrigiert, um das Gleichgewicht zu erhalten. Sprunggelenke wie auch die Bein-, Rumpf- und Armmuskulatur sind zur Stabilisierung aktiv. Positive Effekte für eine bessere Haltung im Alltag lassen sich so erzielen. Die Achtsamkeit für die Füße, ein stabiler Stand, Koordination und der Gleichgewichtssinn werden trainiert. Im übertragenen Sinn erfolgt die Streckung weit über die Komfortzone hinaus. Die Erfahrung, trotz wackeligem Stand nicht umzufallen, stärkt das Selbstbewusstsein.

Der *Einbeinstand* fördert intensiv den Gleichgewichtssinn. Ober-, Unterschenkel und Knöchel des Standbeins werden gekräftigt. Gedehnt werden die Hüften und der untere Rücken. Die Konzentrationsfähigkeit kann gesteigert werden. Durch eine fließende Atmung in dieser Haltung lernt der Geist, auch in turbulenten Stresssituationen Ruhe zu bewahren.

Der *Baum* – im Sanskrit Vrikshasana genannt – trainiert die Standfestigkeit und die Konzentration. Koordination und Kraft des Standbeins samt Oberschenkel, Waden und Knöchel sind gefordert, gleichzeitig wird die Beweglichkeit der Hüftgelenke verbessert. Mit der äußeren Aufrichtung geht eine innere Aufrichtung und Zentrierung einher, die zu mehr Ausgeglichenheit führen und helfen soll, im Leben Bestimmtheit und Zielorientiertheit zu entwickeln.

Der *Zweibeinstand* – im Sanskrit Samasthiti genannt – schult das entspannte, stabil-aufgerichtete Stehen im Alltag. Das innere Gleichgewicht kann gefunden, die Körperwahrnehmung optimal gefördert werden. Die Übung hilft, die gleichmäßige Gewichtsverteilung auf beide Füße und das minimale Schwanken des Körpers besser zu erspüren.

Füße kneten

| Weckruf bis in die Zehenspitzen |

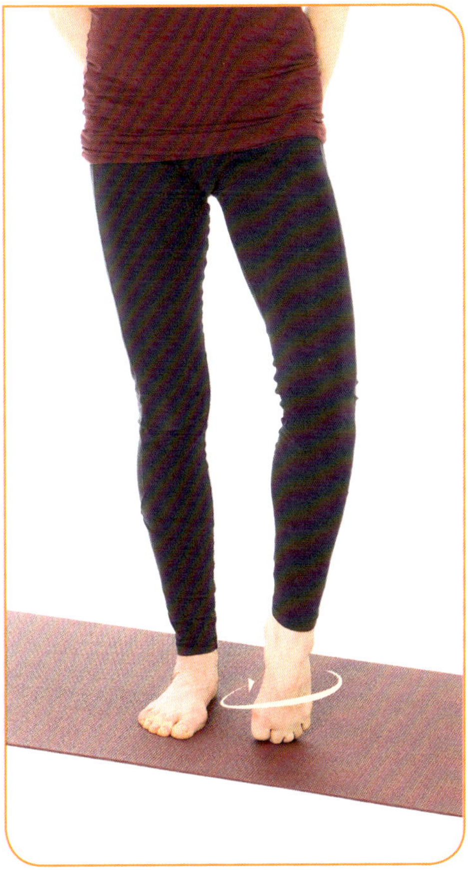

Vorsichtig die Zehen vor- und rückwärts rollen.

■ Aus dem aufrechten Stand heraus verlagern Sie das Gewicht auf ein Bein, heben die Ferse des anderen Fußes vom Boden ab und setzen vorsichtig die Zehenspitzen auf. Falls Sie nicht sicher auf einem Bein stehen können, stützen Sie sich an einer Wand oder Stuhllehne ab oder führen Sie die Übung im Sitzen durch.

■ Mobilisieren Sie jetzt Ihre Zehen, indem Sie mit sehr sanftem Druck auf die Zehen kreisförmige Bewegungen aus dem Fußgelenk heraus beschreiben, so dass Sie die Zehen vor- und rückwärts rollen. Wechseln Sie nach mehreren Wiederholungen die Richtung beim Kreisen. Dann stellen Sie den Fuß wieder auf.

■ Führen Sie die Übung etwa genauso lange mit dem anderen Fuß durch.

■ Stellen Sie zum Abschluss die Füße leicht geöffnet wieder parallel zueinander auf und spüren Sie nach, ob sich Ihre Empfindung in den Füßen und Zehen verändert hat.

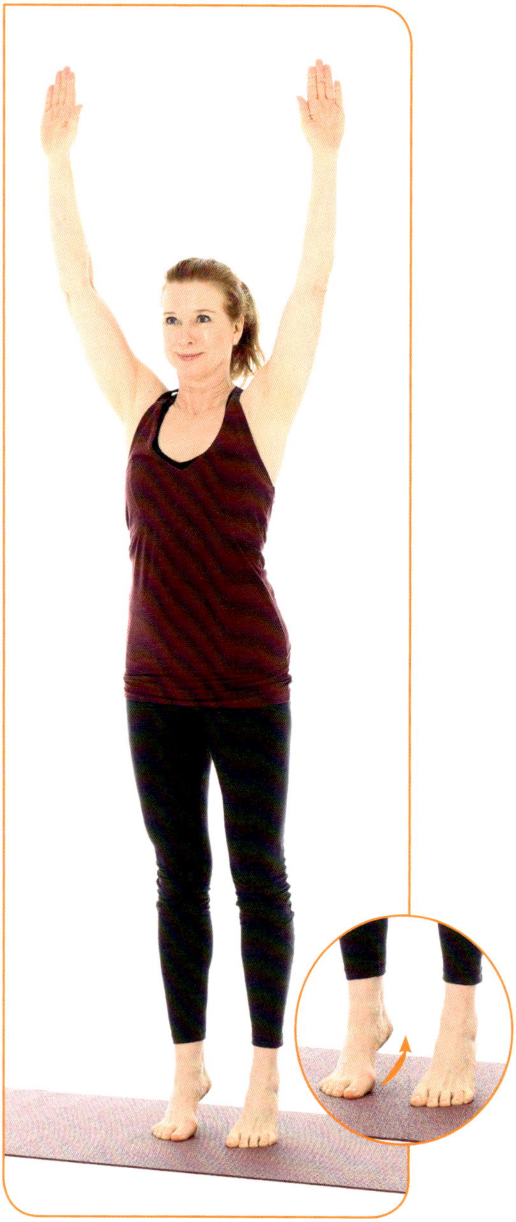

Mehrere Male einatmend die Arme über vorne heben und auf die Fußballen kommen, ausatmend mit Armen und Fersen zurück. Zuletzt einatmend auf die Fußballen kommen und die Stellung halten.

Palme

| Talasana |

- Stehen Sie entspannt mit leicht geöffneten Beinen. Konzentrieren Sie sich mit tiefen Atemzügen. Spüren Sie die kleinen, ausgleichenden Bewegungen in den Füßen?

- Schließen Sie nun Ihre Augen. Spüren Sie jetzt mehr Ausgleichsbewegungen in den Füßen und auch in den Beinen?

- Öffnen Sie wieder Ihre Augen. Richten Sie für die Palmenhaltung Ihren Blick auf einen Fixpunkt vor sich auf dem Boden oder geradeaus auf eine Wand. So kommen Sie nicht so leicht aus dem Gleichgewicht. Konzentrieren Sie sich nach innen auf den Bauchraum und spüren in Ihre Mitte hinein.

- Atmen Sie vollständig und bewusst aus. Bringen Sie mit dem nächsten Einatemzug die Arme über vorne nach oben und kommen Sie gleichzeitig auf die Fußballen. Senken Sie ausatmend die Arme wieder langsam ab und kommen Sie dabei mit den Fersen wieder zum Boden zurück.

- Wiederholen Sie diese Bewegungsfolge einige Male. Die Handflächen weisen nach vorne, wenn Sie oben in der Palmenhaltung angekommen sind. Achten Sie darauf, Ihre Schultern nicht zu sehr nach oben zu ziehen. Sie müssen die Arme nicht vollständig durchstrecken, sondern können die Ellbogen leicht gebeugt lassen.

- Bleiben Sie bei der letzten Wiederholung für mehrere Atemzüge auf den Ballen. Versuchen Sie, das Gleichgewicht zu halten und den Atem frei fließen zu lassen. Entspannen Sie auch das Gesicht.

- Kommen Sie ein letztes Mal ausatmend nach unten und spüren Sie nach.

Einbeinstand

I sicher stehen I

- Stehen Sie gut geerdet auf beiden Beinen. Nehmen Sie das Gewicht Ihres Körpers mit den Füßen wahr. Atmen Sie gleichmäßig.

- Verlagern Sie im aufrechten Stand das Gewicht auf das linke Bein. Richten Sie Ihren Blick auf einen Punkt, um stabiler im Gleichgewicht zu bleiben. Stützen Sie die linke Hand in die Hüfte.

- Jetzt heben Sie das rechte Bein langsam und kontrolliert vom Boden ab, bis Sie das Knie mit der rechten Hand umgreifen können.

- Ziehen Sie langsam das Knie weiter nach oben zur Brust und zu sich heran. Runden Sie dabei nicht den Rücken, sondern richten Sie sich bewusst auf und verlängern Sie die Wirbelsäule nach oben. Nehmen Sie die linke Schulter etwas zurück und nach unten.

- Bleiben Sie mehrere Atemzüge in der Position. Achten Sie darauf, dass Sie während der ganzen Zeit fest mit dem linken Fuß auf dem Boden stehen. Das Standbein drückt aktiv in den Boden. Das Bein nicht überstrecken.

- Halten Sie die Position so lange Sie können und wollen. Halten Sie den Atem nicht an, sondern atmen Sie fließend und gleichmäßig. Entspannen Sie das Gesicht und den Kiefer.

- Stellen Sie abschließend das gehobene Bein wieder ab und lockern Sie beide Beine. Dann führen Sie die Übung mit dem anderen Bein aus.

- Spüren Sie abschließend nach.

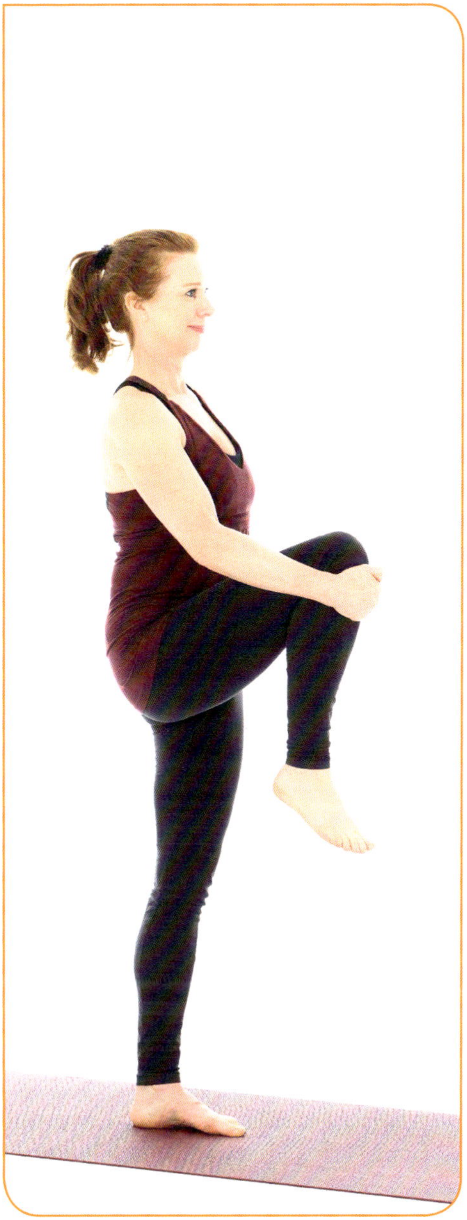

Aus dem stabilen Stand heraus das Bein heben und das Knie umgreifen. Der Oberkörper bleibt aufrecht. Dann das Bein heranziehen und in dieser Position für mehrere tiefe Atemzüge bleiben.

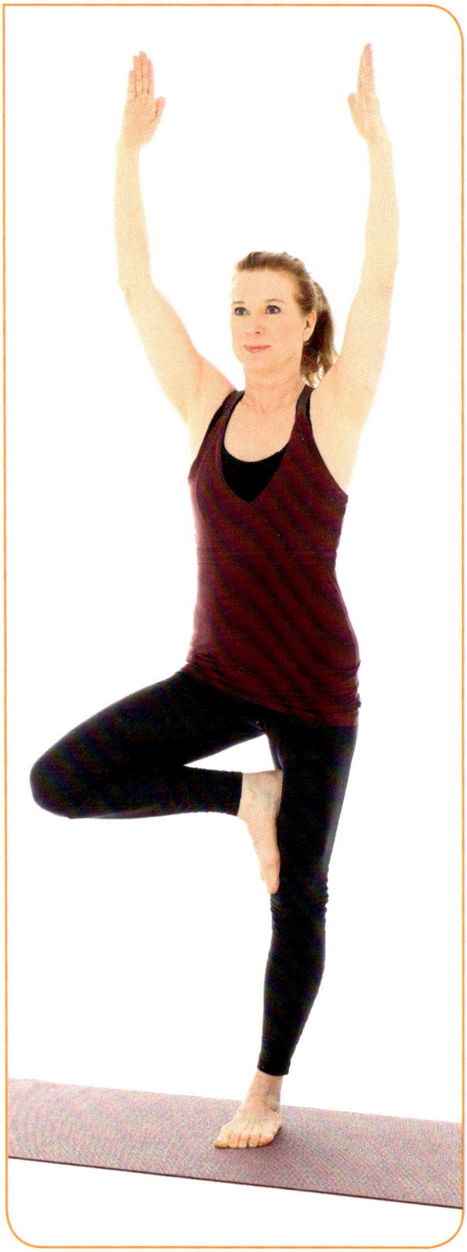

Stabil stehen. Das Gewicht auf ein Bein verlagern. Dann das andere Bein nach außen drehen und an der Innenseite des Standbeins nur so weit nach oben kommen, soweit stabiles Stehen möglich ist.

Baum

| Vrikshasana |

■ Stehen Sie gut geerdet auf beiden Beinen. Atmen Sie gleichmäßig. Fokussieren Sie Ihren Blick auf einen Punkt schräg vor sich auf dem Boden oder an einer Wand, um das Gleichgewicht besser zu halten.

■ Jetzt verlagern Sie das Gewicht auf das linke Bein. Dann breiten Sie zur besseren Balance langsam Ihre Arme seitlich aus. Drücken Sie nun das linke Bein bewusst in die Erde, und wachsen Sie in die Höhe. Zugleich lösen Sie die rechte Ferse vom Boden und drehen das rechte Knie nach außen.

■ Für die einfachste Variante des Baums stellen Sie die Ferse des rechten Fußes sanft am Knöchel des linken Fußes ab. Für schwierigere Varianten heben Sie den Fuß ganz vom Boden ab und wandern damit an der Innenseite des Standbeins nach oben soweit Sie können – bis zum Unterschenkel oder gar bis zur Oberschenkelinnenseite. Wenn Sie stabil stehen, nehmen Sie die Arme einatmend weiter nach oben bis über den Kopf, und strecken Sie sich in die Länge. Die Handflächen zeigen zueinander.

■ Halten Sie die Position. Konzentrieren Sie sich auf Ihre Körpermitte, und stehen Sie für ein paar Atemzüge stabil. Stellen Sie sich vor, dass Ihre Wurzeln über das Standbein hinaus in die Erde reichen. Überstrecken Sie Ihr Standbein nicht.

■ Um die Haltung aufzulösen, senken Sie die Arme über die Seite ab und stellen den rechten Fuß wieder ab. Dann wiederholen Sie die Übung auf der anderen Seite.

■ Spüren Sie nach.

Zweibeinstand

| Samasthiti |

■ Stehen Sie einfach nur still da. Die Füße zeigen nach vorne und sind leicht geöffnet. Werden Sie sich bewusst, dass Sie mit beiden Füßen ganzflächig auf dem Boden stehen und Erdung haben. Ihre Knie sind nahezu gerade, also weder überstreckt noch gebeugt.

■ Versuchen Sie nun, die Schultern nach hinten und unten zu rollen. So öffnen Sie den Brustkorb und richten den Oberkörper weiter auf. Jetzt befinden Sie sich im aufrechten Stand.

■ Schließen Sie nun Ihre Augen und spüren Sie in Ihren Körper hinein. Nehmen Sie bewusst wahr: Verteilt sich Ihr Körpergewicht gleichmäßig auf beide Fußsohlen? Sind Ihre Beine entspannt? Ist Ihr Becken aufgerichtet? Sind Ihre Bauch- und Gesäßmuskeln leicht angespannt, um eine Hohlkreuzbildung zu vermeiden? Ist Ihr Brustbein nach vorne oben gehoben? Halten Sie Ihren Kopf entspannt und aufrecht? Hängen Ihre Arme entspannt neben dem Körper und sind die Schultern tief? Ist auch Ihre Gesichtsmuskulatur entspannt?

■ Jetzt nehmen Sie Ihren ganzen Körper als eine Einheit wahr – von den Zehenspitzen bis zum Scheitelpunkt des Kopfes. Bleiben Sie entspannt stehen, so lange Sie wollen. Konzentrieren Sie sich auf Ihren Atem. Lassen Sie ihn frei und gleichmäßig ein- und ausströmen wie eine Welle.

■ Öffnen Sie langsam Ihre Augen und atmen Sie mehrmals tief ein und aus. Dann tun Sie, was Ihnen gut tut: dehnen, strecken oder auch die Beine ausschütteln.

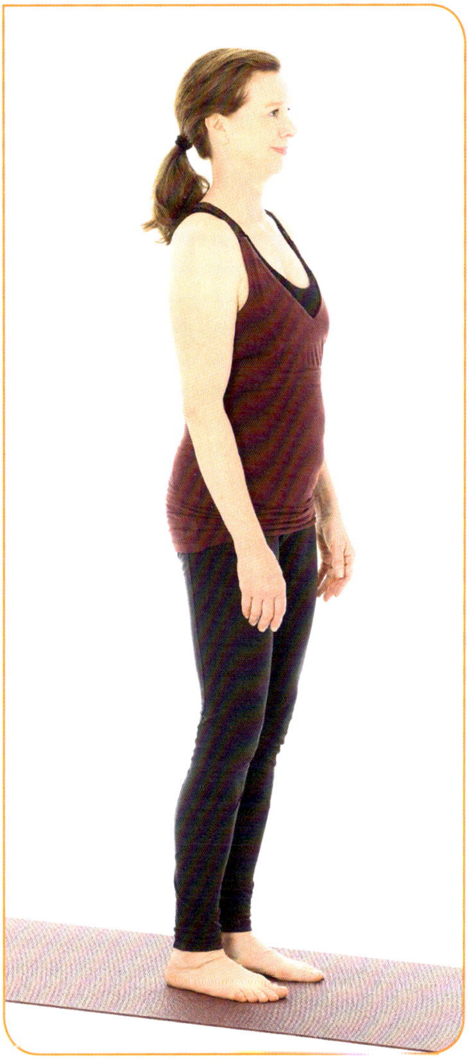

Entspannt stehen und das Körpergewicht gleichmäßig auf beide Fußsohlen verteilen. Den ganzen Körper als Einheit wahrnehmen – von den Zehenspitzen bis zum Scheitelpunkt des Kopfes.

Durchlässige Körpermitte

Mit der Körpermitte, in der Fitness-Sprache auch Core genannt, werden meist stärkende Übungen für Bauch-, Rücken-, Becken- und Hüftmuskeln verstanden. Bei der 'durchlässigen' Körpermitte werden die knöchernen Strukturen fokussiert, nämlich eine flexible Wirbelsäule und ein befreiter Atem.

Im Unterschied zur Fitnessbranche konzentrieren wir uns bei den Übungen zur Körpermitte weniger auf muskuläre Aspekte, sondern auf die Mobilisierung und Flexibilisierung von knöchernen Strukturen und Faszien. Diese werden kombiniert mit Übungsanteilen, die dazu gedacht sind, die körperliche Mitte zu finden, die nicht nur anatomisch oder physiologisch, sondern auch psychisch zu verstehen ist.

Mit dem aus dem japanischen Kulturkreis kommenden Hara-Begriff wird diese Mehrperspektivität deutlich. Hara ist im japanischen Alltagsverständnis zunächst mit 'Bauch' (fukubu oder onaka) zu übersetzen, was die Körpergegend vom Magen bis einschließlich Unterleib (tanden) meint. Über den körperlichen Begriff hinaus wird Hara leibseelisch als Grundlage der japanischen Lebensart verstanden. Die Mitte finden gilt in allen japanischen Künsten, ob Kampfkunst, Zen, Blumenstecken oder Teetrinken, als zentrales Übungsziel. Praktisch äußert sich dies beispielsweise in den Kampfkünsten so, dass Kraft aus der Lendengegend über die Hüftbewegung und nicht über die Schultern entwickelt wird.

Zur Mitte kommen heißt, zu sich selbst zu finden, die Geschäftigkeit des äußeren Lebens für einige Momente ruhen zu lassen und introspektiv das körperliche und geistige Geschehen zu beobachten. Zur Mitte kommen heißt, der ausgeprägten Ich-Kultur und 'Verkopfung' im westlichen Menschenbild ein anderes Lebensgefühl entgegensetzen. Im asiatischen Raum gilt eher der Bauch als Zentrum des intuitiven Wahrnehmens, des Ausdrucks und des Handelns. Zur Mitte kommen heißt schließlich, Übungen anzubieten, mit denen sich durch eher passives Handeln die Körpermitte finden läßt, die aus dem Stadium der Konzentration zur Meditation führen kann, was nichts anderes als 'zur Mitte hin' [meditari] bedeutet.

Die Zielsetzungen der beiden Business-Yoga-Programme sind im Überblick der Infotafel zu entnehmen und können wie folgt zusammengefasst werden:

■ Verschiedene Übungen fordern dazu auf, zur eigenen inneren Mitte zu kommen. Ein Ruhegefühl stellt sich ein und man findet zu sich selbst.

■ Mit Fokus auf die Wirbelsäule sollen die Programme in sanfter Form den Körper stabilisieren und beweglich erhalten. Aus überlangen Sitztätigkeiten und Bewegungsmangel resultierenden Versteifungen wird entgegengewirkt.

Ziele der Programme

- Erfahrungen mit Übungen sammeln, die Konzentration fördern und zu meditativem Tun führen
- Training zur Förderung der Flexibilität der Wirbelsäule im Ganzen
- Bewusstmachung der Beweglichkeit einzelner Wirbelsäulenabschnitte
- Ansteuerung und Kräftigung der die Wirbelsäule umgebenden tieferliegenden Muskulatur
- gezielte Reduktion von Beweglichkeitseinschränkungen in Teilen der Wirbelsäule
- Bewusstmachung von Atem-Enge und Atem-Weite infolge verschiedener Körperhaltungen
- Erfahrungen sammeln zu energetischen Wirkungen bei körperlich unterschiedlichen Ausdehnungen im Raum

■ Unsere Übungen zeigen auf, wo intensiver und nachhaltiger geübt werden muss. Etwa bei der 'Katze im Sitz' wird deutlich, ob sich die Wirbelsäule gleichmäßig in beide Richtungen entfalten kann. Gleiches gilt für die Rotation des Oberkörpers vom Becken bis zum Schultergürtel bei der Übung 'Vorbeugen mit Drehung'.

■ Natürlich tragen die Übungen dazu bei, eine falsche Körperhaltung zu korrigieren und Rückenschmerzen vorzubeugen. Aus diesem Grund sind in unseren Programmen auch Übungen zu finden, die nicht nur die Wirbelsäule mobilisieren, sondern zugleich die umgebende Muskulatur kräftigen. Denn eine Wirbelsäule ist nur so gut oder so schlecht wie die sie stabilisierende Muskulatur. Präventiv wird Wirbelsäulenproblemen und daraus resultierenden Rückenschmerzen unterschiedlich begegnet: Strukturell mit Blick auf Skoliosen oder Bandscheibenvorfälle, funktionell bezüglich eines erhöhten Muskeltonus und Verspannungen oder gemischt strukturell-funktionell hinsichtlich Beweglichkeitseinschränkungen.

Tipps

■ Versuchen Sie bei allen Übungen, bewusst zu atmen und dabei insbesondere auf den Atemfluss und die Tiefe der Atmung zu achten.

■ Bei Schmerzen im Rücken dürfen nur leichte Übungen durchgeführt werden, etwa 'Entspannt zur Seite drehen', nicht aber das 'Krokodil'. Machen Sie nur das, was Ihnen gut tut.

■ Führen Sie die Übungen strikt in Ihrem Atemrhythmus durch, dann werden Ihre Bewegungen weder schnell noch ruckartig, sodass Ihre Wirbelsäule geschützt bleibt.

■ Um Schmerzen oder Krämpfe zu vermeiden, sollte die Übung 'Vorbeugen mit Drehung' besonders achtsam und bewusst ausgeführt werden.

■ Bei allen Übungen zur Beweglichkeit müssen Sie vorsichtig sein, wenn Sie Bandscheibenprobleme haben.

■ Einige der Übungen, etwa die 'Flankenöffnung', sind zur Entlastung für Zwischendurch hervorragend geeignet, wenn Sie viel Zeit im Sitzen verbringen.

Übungen für das Büro

Eine durchlässige Körpermitte setzt eine flexible Wirbelsäule voraus. Deshalb konzentrieren sich die folgenden Übungen auf Streckungen und Drehungen der Wirbelsäule in verschiedene Richtungen.

Einleitend wird in der Abfolge des ersten Übungsteils die Wirbelsäule bewegt, bevor die Haltung *Entspannter Kutscher* eingenommen wird. Diese erinnert daran, wie die Kutscher früher auf dem Bock saßen, wenn Sie Pause hatten. Die Position beruhigt und bewirkt eine wohltuende Dehnung von Rücken und Nacken.

Beim *Power-up* wird aus dem entspannten Sitzen eine kraftvolle Bewegung aus dem Sitzen heraus, mit der die Körpermitte aktiviert wird.

Mit der halben *Flankenöffnung* – im Sanskrit Ardha Utthita Parsvakonasana genannt – können aus einer stabilen Sitzhaltung heraus die Seiten des Oberkörpers von der Taille bis zu den Fingerspitzen gedehnt werden. Hält man die Dehnposition, wird bei jeder Einatmung die Zwischenrippenmuskulatur noch etwas mehr aktiviert und gedehnt, was wiederum eine vollständige und tiefe Atmung unterstützt. Durch die seitlichen Press- und Dehnwirkungen im Bauchraum wird auch die Verdauung gefördert. Grundsätzlich wird auch die Wahrnehmung für Kraftlinien und myofasziale Ketten verfeinert, die den Körper durchziehen.

Vorbeugen mit Drehung ist an das Dreieck – im Sanskrit Trikonasana genannt – angelehnt. Die Übung löst Spannungen im Rücken, in den Schultern und im Nacken. Die Rotation der Wirbelsäule wirkt wie eine

Übungen	**Dauer 12 Min.**
Entspannter Kutscher	bis 3 Min.
Power-up	bis 2 Min.
Flankenöffnung	bis 2 Min.
Vorbeugen mit Drehung	bis 2 Min.
Meditativer Kutscher	bis 3 Min.

Gegenbewegung zur alltäglichen Körperhaltung und lässt dadurch einen sofortigen Effekt erspüren. Wird diese Übung täglich durchgeführt, besitzt sie für den Erhalt der Beweglichkeit der Wirbelsäule essenzielle Bedeutung. Denn durch tägliches Praktizieren einer Wirbelrotationsübung kann der mit zunehmendem Alter entstehenden Versteifung entgegengewirkt werden. Zusätzlich wird durch die Rotation Raum zwischen den Wirbeln geschaffen und somit für eine verbesserte Nährstoffversorgung gesorgt. Außerdem wird der Brustraum erweitert und der Atem angeregt.

Nachdem eingangs des Programms der entspannte Kutscher geübt wird, ist es ausgangs der *Meditative Kutscher*, wie er von dem Begründer des Autogenen Trainings, Johannes Heinrich Schultz, in Anlehnung an die Droschkenkutscher um die Jahrhundertwende – 19./20. Jhd. – ausgedacht und in das Autogene Training als meditative Sitzhaltung eingebracht wurde. Richtig ausgeführt ist dies eine Haltung, bei der man in sich gekehrt vollständig entspannen kann.

Entspannter Kutscher

I Rücken und Nacken mobilisieren I

■ Setzen Sie sich aufrecht auf das vordere Drittel eines Stuhls und legen Sie Ihre Hände auf den Oberschenkeln ab.

■ Einatmend kippen Sie das Becken nach vorne und legen den Kopf etwas in den Nacken, so dass Sie in eine leichte Rückbeuge kommen.

■ Ausatmend kommen Sie mit Ihrem Kinn zur Brust und wölben dabei den oberen Rücken so, als wollten Sie einen Katzenbuckel bilden. Das Becken kippt dabei nach hinten.

■ Führen Sie diese Bewegung für mehrere Atemzüge durch.

■ Kommen Sie nun in die entspannte Kutscherhaltung, indem Sie Ihren gestreckten Oberkörper nach vorne beugen. Dabei gleiten auch Ihre Arme nach vorne, sodass Sie Ihren weiterhin gestreckten Oberkörper mit den Ellbogen und Unterarmen auf den Knien abstützen können.

■ Schließen Sie die Augen, und genießen Sie für mehrere Atemzüge diese wohltuende Haltung. Nehmen Sie tiefe Atemzüge, so dass sich Ihr Bauch bei der Einatmung vor wölbt und die Brust sich weitet.

■ Abschließend kommen Sie einatmend mit gestrecktem Oberkörper in die aufrechte Sitzposition zurück. Spüren Sie mit tiefen Atemzügen der Kutscherhaltung nach, bevor Sie Ihre Augen öffnen.

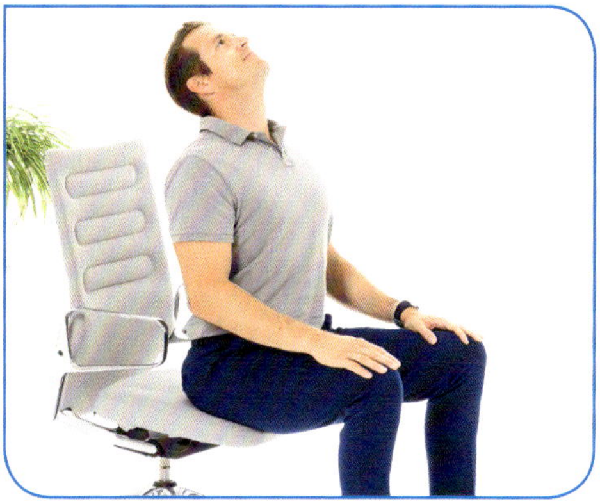

Einatmend in eine leichte Rückbeuge kommen, ausatmend eine Buckel machen.

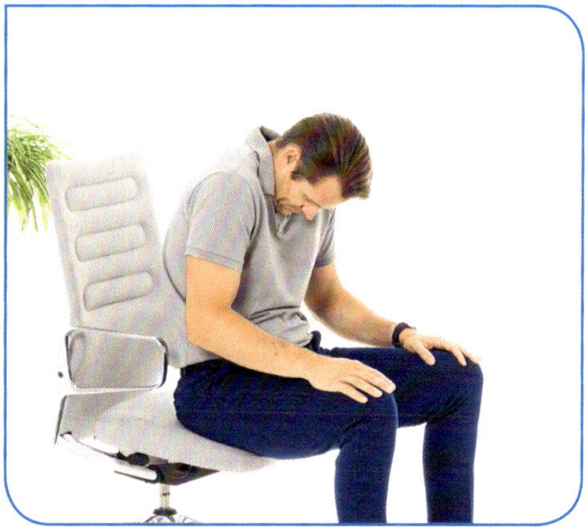

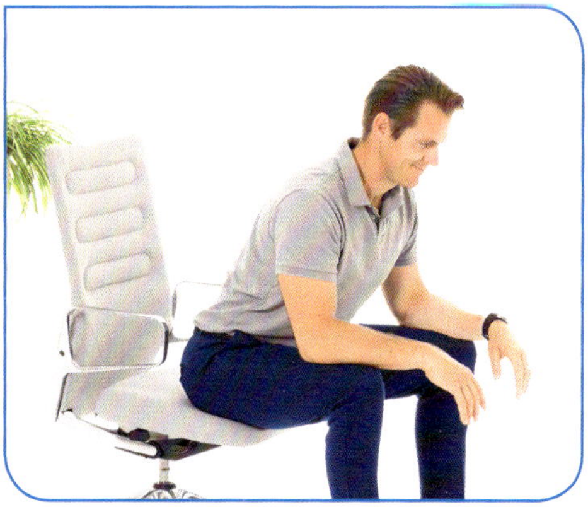

In der Kutscherhaltung vollständig entspannen.

Power-up

I kraftvoll erheben, kraftvoll bleiben I

■ Sitzen Sie aufrecht auf dem vorderen Drittel eines Stuhls. Die Füße sind fest auf den Boden gestellt.

■ Einatmend nehmen Sie die Arme über vorne nach oben über den Kopf. Oberkörper und Arme sind gestreckt. Ausatmend gehen Sie mit gestrecktem Oberkörper so weit nach vorne-unten, bis Sie einatmend ohne größere Anstrengung Ihr Gesäß vom Sitz lösen können. Ausatmend kommen Sie langsam in Ihren Sitz zurück und führen die Arme wieder nach unten.

■ Führen Sie diese Bewegunsgabfolge mehrmals durch. Lassen Sie sich bei den einzelnen Bewegungsabschnitten gezielt von Ihrem Atemrhythmus leiten.

■ Erheben Sie sich einatmend ein letztes Mal vom Stuhl. Nun bleiben Sie aber für mehrere Atemzüge in dieser Haltung.

■ Ausatmend kommen Sie auf Ihren Sitz zurück und spüren im aufrechten und entspannten Sitz der Übung nach.

Einatmend in die Streckung kommen, dann ausatmend nach vorne-unten.

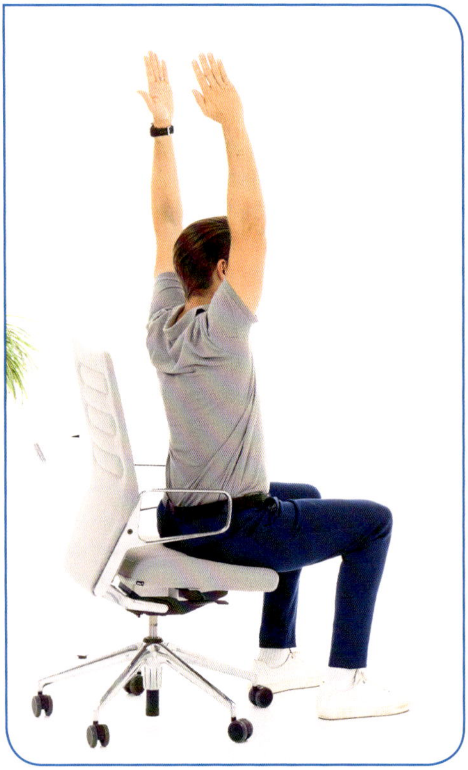

Wieder einatmend mit durchgestrecktem Oberkörper das Gesäß vom Sitz lösen.

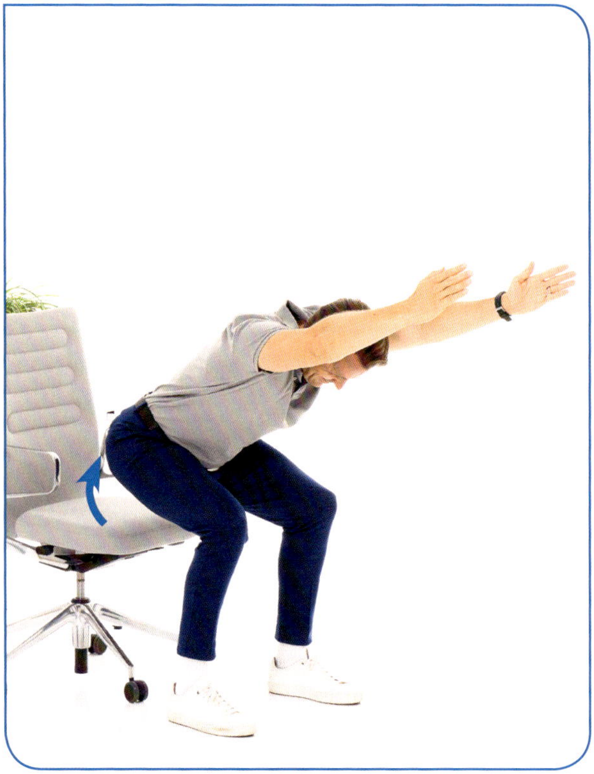

Flankenöffnung

| Ardha Utthita Parsvakonasana |

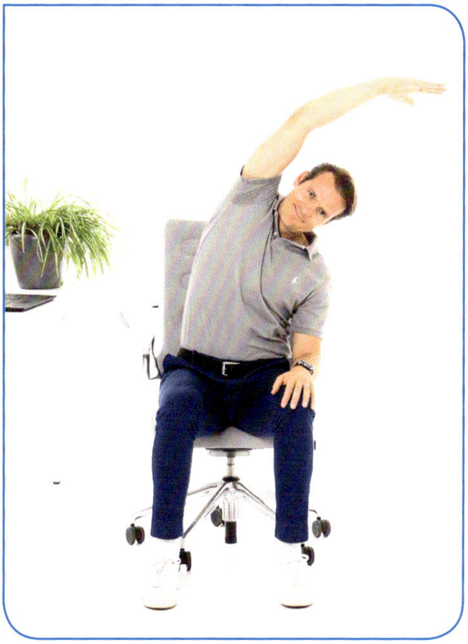

In der Flankendehnung die Spannung halten. Wenn Sie sich wohlfühlen, den Kopf zur Armbeuge hin drehen.

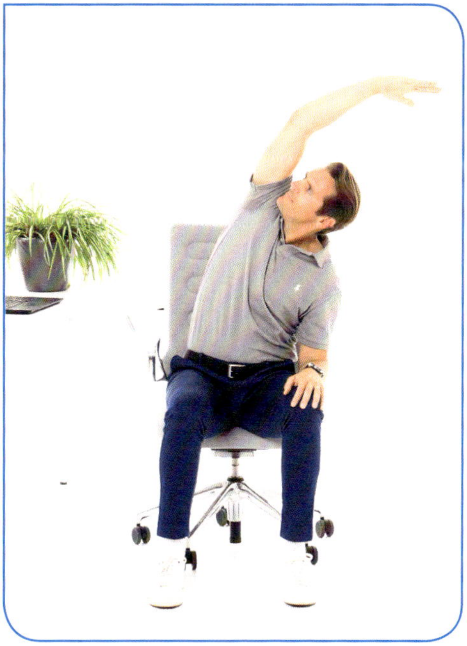

- Setzen Sie sich auf das vordere Drittel eines Stuhls.

- Richten Sie Ihren Oberkörper auf. Dann bringen Sie einatmend Ihren rechten Arm gestreckt über die Seite nach oben und über Ihren Kopf. Von der Hand bis zur Taille bildet sich ein Bogen.

- Halten Sie die Spannung für mehrere Atemzüge. Genießen Sie in dieser Haltung bewusst jeden Atemzug. Spüren Sie, wie Ihr Atem nicht tief in den Bauch fließt, sondern weit in die Flanken, sodass sich die unteren Rippenbögen durch die Einatmung zur Seite hin dehnen.

- Wenn Sie sich wohlfühlen, können Sie den Kopf zum gehobenen Arm hin drehen, so dass Ihr Blick an der Armbeuge vorbei nach oben zeigt. Lassen Sie dabei Ihren Oberkörper nach vorne ausgerichtet, sodass sich die Wirbelsäule nicht dreht. Achten Sie auch darauf, Ihre Schulter entspannt zu halten.

- Lösen Sie die Haltung auf, indem Sie ausatmend den rechten Arm nach unten führen und den Oberkörper wieder aufrichten.

- Nun führen Sie die Übung auf der anderen Seite durch.

- Lockern Sie abschließend Ihre Beckenregion, indem Sie im Sitzen Ihr Becken nach vorne und hinten sowie langsam nach rechts und nach links kippen. Wenn Sie wollen, können Sie diese Übung auch im Stehen ausführen.

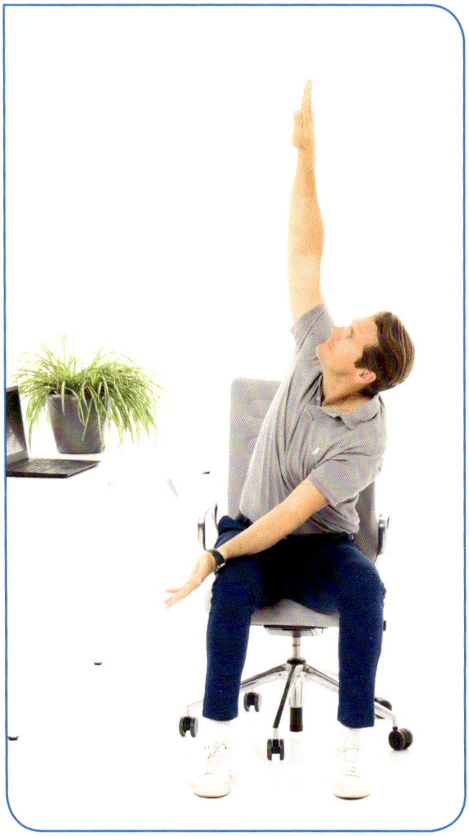

Die Drehung der Wirbelsäule entschleunigt durchführen.

Vorbeugen mit Drehung

I sorgsam den Oberkörper drehen I

- Sie sitzen auf dem vorderen Drittel Ihres Stuhls und öffnen Ihre Knie schulterbreit. Ihre Hände legen Sie auf den Oberschenkeln ab.

- Nun beugen Sie Ihren Oberkörper nach vorne und stützen ausatmend Ihren linken Unterarm auf Ihrem rechten Oberschenkel ab.

- Einatmend heben Sie Ihren rechten Arm senkrecht nach oben und schauen in Richtung Ihrer Hand. In dieser Position verharren Sie für einige Atemzüge. Lassen Sie dabei den Atem ruhig fließen. Achten Sie darauf, dass die Hüfte gerade bleibt und beide Sitzhöcker gleich stark belastet werden.

- Ausatmend lösen Sie die Spannung, indem Sie den rechten Arm wieder nach unten führen und den Oberkörper wieder aufrichten.

- Wiederholen Sie diesen Bewegungsablauf mit der anderen Seite.

- Führen Sie die Übung auf beiden Seiten noch einmal durch. Drehen Sie nur soweit, wie es angenehm ist. Je öfters die Übung durchgeführt wird, desto besser gelingt die Drehung.

- Kommen Sie in die Ausgangsposition zurück, und lassen Sie die Arme locker hängen. Spüren Sie nach.

Meditativer Kutscher

I auf sich selbst konzentrieren I

■ Setzen Sie sich auf das vordere Drittel eines Stuhls, die Beine sind etwas auseinander. Die Füße sind flach auf dem Boden, sodass Unter- und Oberschenkel einen rechten Winkel bilden.

■ Richten Sie Ihren Oberkörper auf und lassen Sie die Arme seitlich hängen, sodass sie pendeln können.

■ Ist dies erfolgt, knicken Sie in der Lendenwirbelsäule (im Iliosakralgelenk) ein. Wichtig ist, dass die Schultern weiterhin senkrecht über den seitlichen Hüftknochen bleiben. Der Kopf wird mit dem Kinn zum Brustbein hin gebeugt, ohne dass der Nacken überstreckt wird.

■ Entscheidend ist nun das Ausbalancieren des Rumpfes. Dazu pendeln Sie den Oberkörper in alle Richtungen aus und versuchen, Ihren persönlichen Ruhepunkt zu finden, der üblicherweise in der Körpermitte liegt. Übt man häufiger in dieser Position, dann wird dieser Ruhepunkt schnell gefunden.

■ Zuletzt werden die Unterarme auf die Oberschenkel aufgelegt, ohne dass die Hände die Oberschenkel oder sich beide Hände berühren. Wer kurze Arme hat oder einen langen Oberkörper, legt sich ein Kissen auf den Schoß. Es kann auch ein Aktenordner sein.

■ Schließen Sie Ihre Augen und genießen Sie die Entspannung für mehrere Atemzüge. Dann kehren Sie in Ihren Alltag zurück.

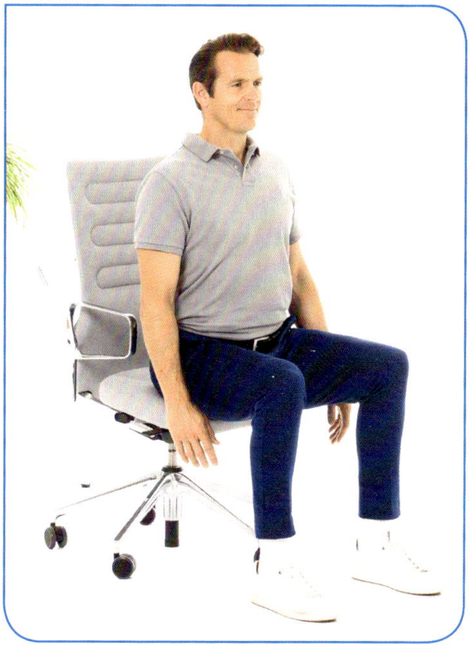

Zuerst aufrecht und mit hängenden Armen sitzen. Dann in die Droschkenkutscherhaltung gehen.

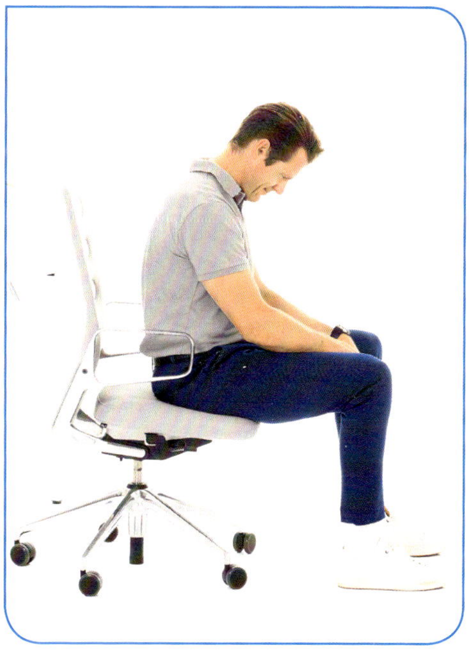

Übungen für das Homeoffice

Für das Mattentraining zu Hause sind in diesem Programm fünf wohltuende Asanas versammelt, die die Beweglichkeit der Wirbelsäule fördern, die sie umgebende Muskulatur dehnen wie auch stärken und die rückwärtigen Faszienstrukturen geschmeidig halten.

Die *Gestreckte Welpenhaltung* – im Sanskrit Uttana Shishosana genannt – eignet sich, um ein Programm zu beginnen, das sich auf das Thema 'Durchlässige Körpermitte' konzentriert. Ziel dieser Position ist die Dehnung des gesamten Oberkörpers bis zu den Fingerspitzen. In Kombination mit tiefen Atemzügen entspannen die muskulären Strukturen merklich. Wer durch häufiges Sitzen im oberen Rücken verspannt ist, spürt dies sofort. Es kann solange in dieser Haltung verweilt werden, wie es guttut.

Der *Fersensitz* – im Sanskrit Vajrasana genannt – stärkt im Anschluss an die 'Gestreckte Welpenhaltung' die aufrechte Haltung des Oberkörpers und bietet die Möglichkeit, mit einer nach innen gerichteten Körperbewusstheit nicht nur größere, sondern auch kleinere Verspannungen wie auch muskuläre Dysbalancen wahrnehmen zu können.

Aus dem Fersensitz heraus schließt sich die *Katze im Sitz* – im Sanskrit Marjaryasana genannt – an. Sie bietet als Gegenpol zum 'Sitzkorsett', in dem wir viele Stunden am Tag verbringen, einen Ausgleich für Becken und Rücken. Unabhängig von diesem Programm sollte sie deshalb als Einzelübung täglich praktiziert werden, ob nun in der Ausgangslage Fersensitz am Boden oder aus der Sitzhaltung heraus auf einem Stuhl.

Übungen	**Dauer 12 Min.**
Gestreckte Welpenhaltung	bis 2 Min.
Fersensitz	bis 3 Min.
Katze im Sitz	bis 2 Min.
Entspannt zur Seite drehen	bis 2 Min.
Krokodil	bis 3 Min.

In den zwei vorherigen Übungen wurden mit der Grundposition 'Fersensitz' die Ober- und Unterschenkel gedehnt und gepresst. Nun entlasten wir diese, indem wir aus der gestreckten Rückenlage in den Sitz kommen und uns *Entspannt zur Seite drehen*. Das häufiger verspannte Becken wird flexibler gemacht. Zugleich ist die hier durchgeführte leichte Verwringung des Körpers ist eine gute Vorübung für das abschließende 'Krokodil', das eine intensivere Drehung von Kopf bis Fuß verlangt.

Das *Krokodil* – im Sanskrit Makarasana genannt – vervollständigt die Übungsreihe, indem in der Rückenlage mit einer passiven Drehung die Brustwirbelsäule, der Beckenring, das Iliosakralgelenk und das Hüftgelenk mobilisiert werden. Muskulär werden die seitliche Rumpf-, die tiefe Gesäß- und die Brustmuskulatur intensiv gedehnt. Vor allem wird der untere Rücken entlastet. Gefördert werden Gefühle von Gelassenheit und Offenheit. Das zunehmende Entspannen in Rücken, Schultern und Hüften vermittelt das Gefühl, sich fallen lassen zu können.

Gestreckte Welpenhaltung

| Uttana Shishosana |

■ Kommen Sie in den Vierfüßlerstand. Ihre Knie sind unter den Hüftgelenken, die Hände unter den Schultern. Die Fußrücken berühren die Unterlage. Machen Sie Ihren Rücken lang und entspannen Sie ihn bewusst. Auch die Schultern sind locker.

■ Kreisen Sie einige Male mit dem Becken, ganz so, wie es sich für Sie gut anfühlt. Sie können dabei das Gewicht auch ein bisschen vor und zurück verlagern, bis Ihr ganzer Oberkörper in die Kreisbewegung mit einschwingt. Atmen Sie frei und fließend durch die Nase.

■ Jetzt strecken Sie Ihre Arme nach vorne aus, indem Sie mit Oberkörper und Kopf in Richtung Boden sinken. Die Hüfte bleibt dabei unverändert über den aufgestellten Knien. Die Stirn kann, muss die Matte aber nicht berühren. Spüren Sie die wohltuende Dehnung im Schulterbereich und im gesamten Oberkörper.

■ Nehmen Sie tiefere Atemzüge, um Ihre Verspannungen insbesondere in Ihrem oberen Rücken spüren und lösen zu können.

■ Nach mehreren Atemzügen in der Dehnung kommen Sie in die Ausgangsposition zurück.

Oberkörper strecken und die Dehnung über mehrere Atemzüge wirken lassen.

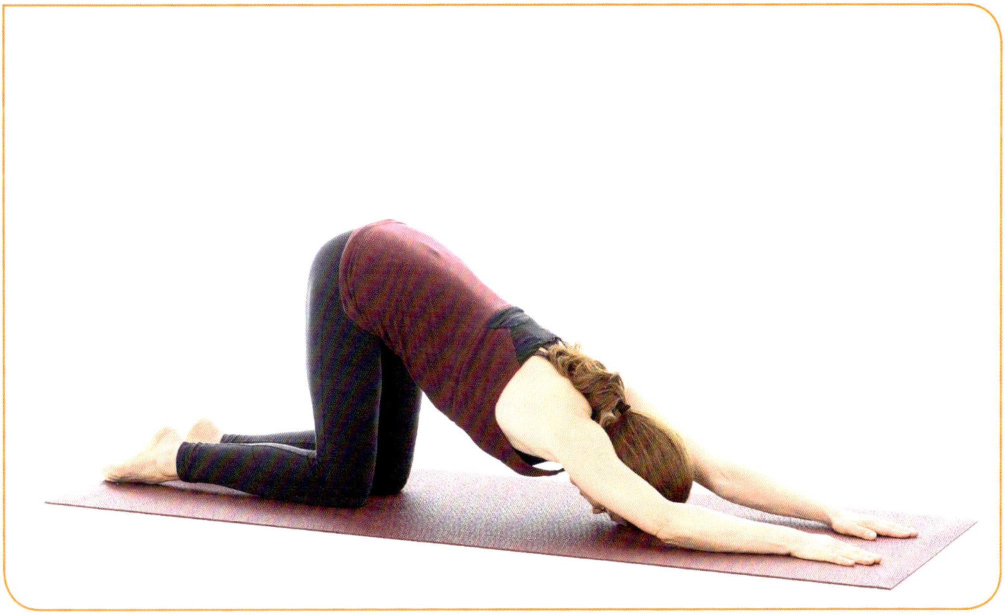

Fersensitz

| Vajrasana |

■ Kommen Sie in den Fersensitz. Sie können eine Decke zwischen Ferse und Gesäß legen, sollten Sie Schwierigkeiten mit der Haltung haben. Zusätzlich können Sie sich eine gerollte Decke unter die Fußgelenke schieben, wenn Ihnen die Dehnung zu stark wird.

■ Nehmen Sie einatmend die Arme mehrmals langsam seitlich nach oben über den Kopf und mit dem Ausatmen wieder nach unten.

■ Dann kreisen Sie die Schultern einige Male behutsam rückwärts und lassen Sie sie schließlich entspannt hängen. Legen Sie Ihre Hände mit den Handflächen auf den Oberschenkeln ab.

■ Schließen Sie Ihre Augen und nehmen Sie mehrere tiefe Atemzüge. Richten Sie den Oberkörper mit jeder Einatmung bewusst auf. Spüren Sie, wie die einströmende Atemluft den Brustraum füllt, das Brustbein hebt und den Rücken länger macht. Ausatmend behalten Sie die Aufrichtung bei. Der Atem fließt ruhig und gleichmäßig. Entspannen Sie Gesicht und Nacken.

■ Nutzen Sie den Fersensitz, um in sich hineinzuspüren. Wenn Sie Verspannungen im Körper wahrnehmen, lassen Sie ausatmend einfach los.

■ Öffnen Sie jetzt wieder die Augen, und kommen Sie mit Ihrer Aufmerksamkeit in den Raum zurück.

Schultern im Fersensitz entspannen und den Atem fließen lassen.

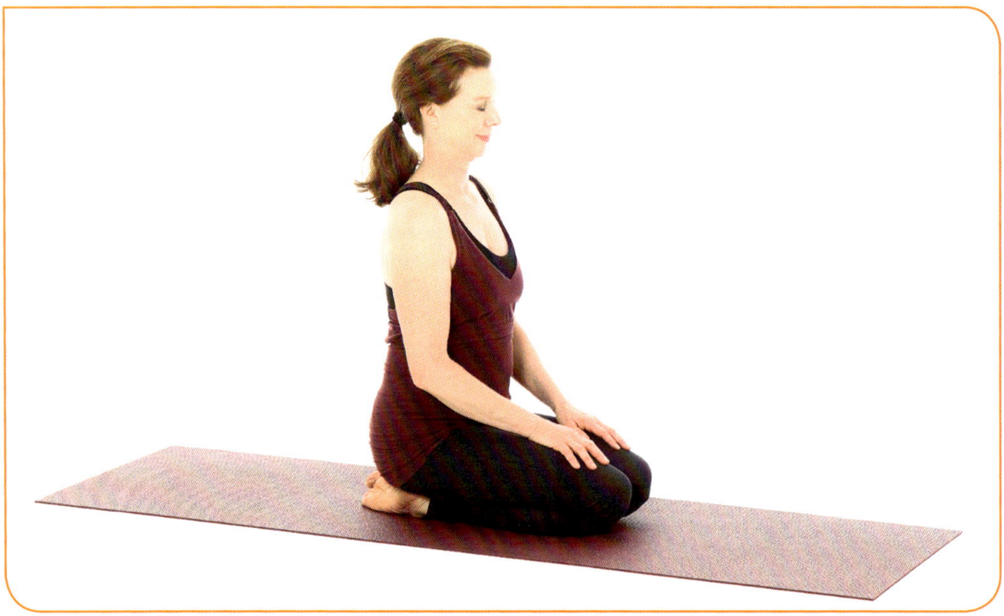

Katze im Sitz

| Marjaryasana |

■ Nehmen Sie den Fersensitz ein, und legen Sie die Handflächen locker auf den Oberschenkeln ab. Sie können eine Decke zwischen Ferse und Gesäß legen, sollten Sie Schwierigkeiten in der Haltung haben. Zusätzlich können Sie sich eine gerollte Decke unter die Fußgelenke schieben, wenn Ihnen die Dehnung zu stark wird.

■ Einatmend kippen Sie das Becken nach vorne und biegen die komplette Wirbelsäule nach vorne durch. Ausatmend kippen Sie das Becken zurück und machen den Rücken rund.

■ Einatmend hebt sich auch der Blick leicht an. Beim Ausatmen den Rücken runden, den Bauch einziehen und den Kopf sinken lassen.

■ Wiederholen Sie die Bewegung mehrmals in Ihrem Atemrhythmus.

■ Spüren Sie die ausgleichende und lockernde Bewegung im Becken- und Lendenbereich. Nehmen Sie auch die Öffnung im Brustbereich wahr.

Einatmend das Becken nach vorn kippen und die Körpervorderseite dehnen.

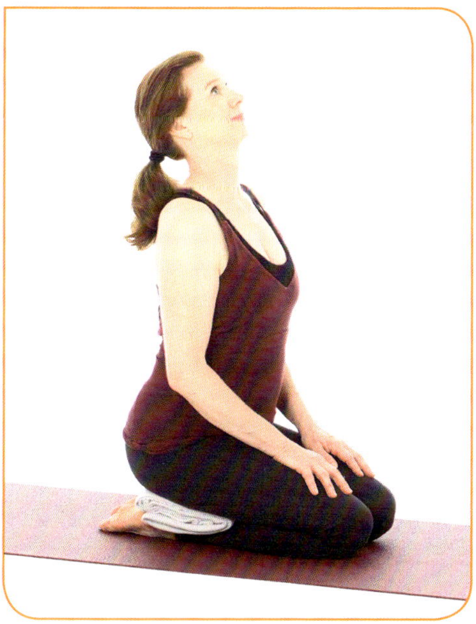

Ausatmend den Rücken runden und den Kopf langsam sinken lassen.

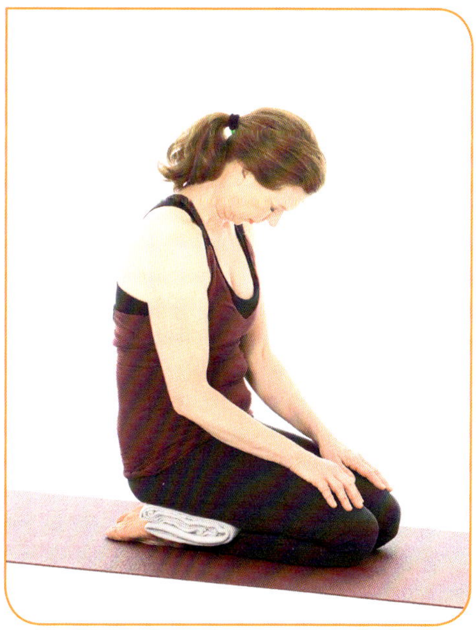

Entspannt zur Seite drehen

I mit langem Rücken drehen I

■ Kommen Sie in den Sitz, die Beine sind ausgestreckt. Stützen Sie sich mit den Händen hinter dem Becken auf. Ihr Oberkörper ist dabei leicht nach hinten gelehnt, aber dennoch gerade. Sie können die Hände mit den Fingerspitzen nach vorne, nach außen oder, etwas schwieriger, nach hinten aufsetzen. Wichtig ist, dass Sie Ihre Schulterblätter aktiv zusammenführen, so dass Ihr Brustraum geöffnet ist. Stellen Sie beide Beine locker auf.

■ Ausatmend lassen Sie die Knie zu einer Seite Richtung Boden sinken. Einatmend kommen Sie wieder in die Mitte zurück, dann mit der nächsten Ausatmung zur anderen Seite.

■ Wiederholen Sie diese Lockerungsübung mehrmals in Ihrem eigenen Atemtempo. Wenn Sie die Drehung für die Wirbelsäule intensivieren möchten, können Sie den Oberkörper und den Blick leicht gegendrehen, wenn Sie mit den Beinen nach unten gehen. Achten Sie darauf, dass Ihr Brustbein nach vorne-oben strebt und Sie den unteren Rücken lang machen.

■ Kommen Sie in die Ausgangshaltung zurück, und spüren Sie der Drehung nach.

Ausatmend Beine zu einer Seite absenken, einatmend wieder nach oben.

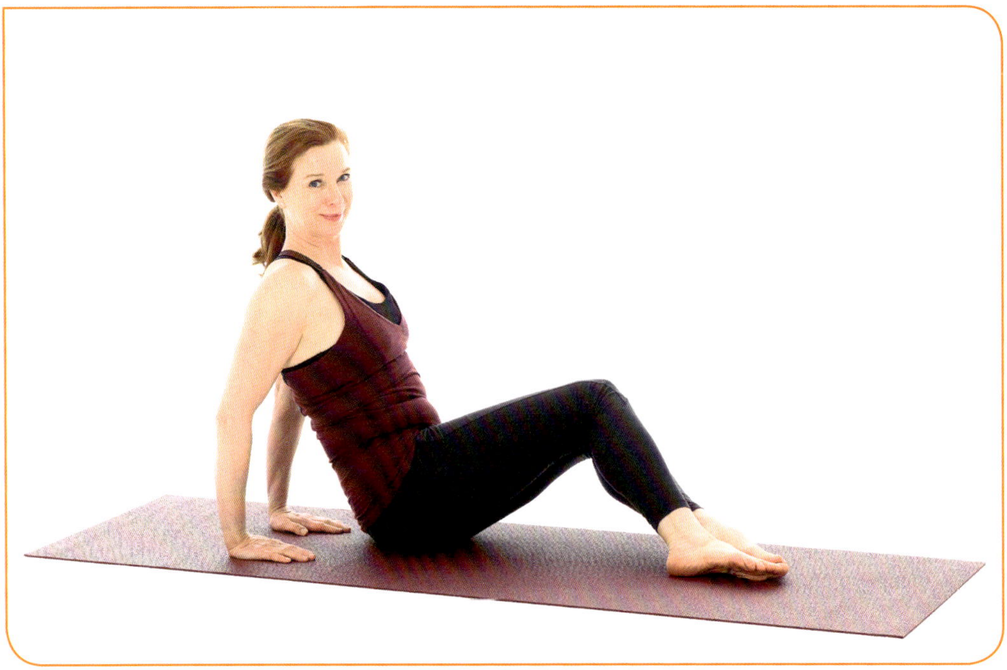

Krokodil

| Makarasana |

■ Begeben Sie sich für diese Haltung in die Rückenlage und breiten Sie Ihre Arme links und rechts auf Schulterhöhe aus. Die Handflächen zeigen nach oben, und die Schultern sind entspannt. Stellen Sie die Beine locker und leicht geöffnet auf und spüren Sie, wie Ihr Gewicht von der Erde getragen wird. Atmen Sie fließend ein und aus.

■ Beginnen Sie jetzt mit der dynamischen Ausführung des Krokodils. Ausatmend senken Sie Ihre Knie langsam nach rechts zum Boden. Einatmend stellen Sie die Beine wieder auf in die Ausgangsposition. Dann senken Sie die Beine zur linken Seite ab.

■ Wiederholen Sie diese Übungsfolge mehrmals in Ihrem eigenen Atemtempo. Die Oberschenkel können, müssen den Boden aber nicht berühren. Wenn Sie die Drehung der Wirbelsäule intensivieren möchten, drehen Sie jeweils ausatmend vorsichtig den Kopf in die entgegengesetzte Richtung. Wenn die Beine nach rechts absinken, dreht der Kopf nach links und umgekehrt. Einatmend jedes Mal den Kopf wieder in die Mitte drehen.

■ Üben Sie jede Seite gleich oft und kommen Sie zum Schluss wieder in die Ausgangsposition zurück.

■ Nun beginnen Sie mit der statischen Ausführung des Krokodils, indem Sie für mehrere Atemzüge in der jeweils gedrehten Position verharren.

■ Abschließend kommen Sie wieder in die Ausgangslage zurück und spüren nach.

Ausatmend die Beine zu einer Seite sinken lassen.

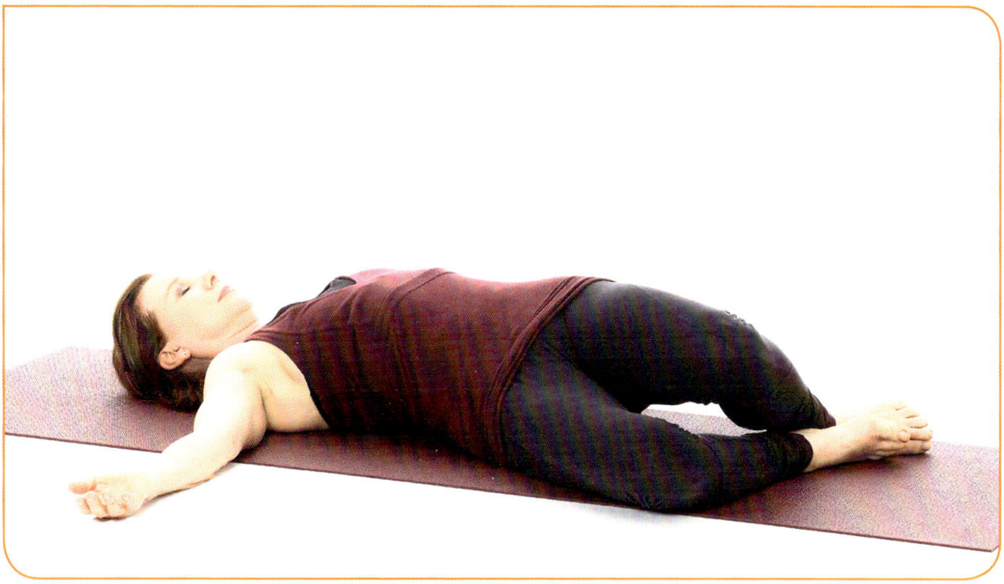

Aufrichtung von oben

Neben der Aufrichtung von unten über die Füße und Beine helfen Beweglichkeits-, Dehnungs- und Kräftigungsübungen für die obere Körperhälfte nicht nur, einen stabilen und zugleich lockeren Stand zu entwickeln, sondern auch eine aufrechte Haltung einzuüben.

Eine dauernde Abweichung von der aufrechten Haltung ist schädigend. Die 'richtige Haltung' einnehmen wird allerdings oft falsch verstanden als 'Brust raus - Bauch rein - Kopf hoch'. Weitere Anweisungen lauten: 'Gerade sitzen', 'Gesäß anspannen' oder 'Bauch einziehen'. Jedoch zielt eine 'richtige' Haltungsschulung nicht darauf ab, sich mit Körperspannung in eine Stellung zu zwingen, sondern mit möglichst wenig Körperspannung ins Lot zu kommen, um locker, unangestrengt, stabil und andauernd stehen, aber auch sitzen zu können.

Sichtbarer Ausdruck körperlicher Fehlhaltungen und damit einhergehender muskulärer Dysbalancen sind Beugungen der Wirbelsäule. Waren es früher rückenbelastende Schwerarbeiten, sind heute die Sitzarbeitenden die Zielgruppe. Denn noch nie gab es eine Zeit, in der über viele Stunden hinweg der Alltag im Sitzen zugebracht wird.

Um gut zu stehen, zu sitzen und sich zu bewegen, nimmt die Wirbelsäule eine zentrale Stellung für unsere Körperhaltung ein. Das Prinzip 'Use it or lose it' bedeutet hier vor allem, deren Beweglichkeit zu erhalten. Seitlich gesehen bildet die natürliche Krümmung der Wirbelsäule ein doppeltes 'S'. Die Brustwirbelsäule wölbt sich leicht nach außen [Kyphose], hingegen die Hals- und die Lendenwirbelsäule nach innen [Lordose]. In die Längsrichtung gedacht sollten die einzelnen Teile der Wirbelsäule so übereinander und miteinander ausgependelt sein, dass nach oben hin der Kopf mit nur leicht muskulärem Tonus aufrecht gehalten werden kann und nach unten ein stabiler Stand ohne größere muskuläre Anstrengung in den Füßen und Beinen möglich ist. Vom Fuß ausgehend ist deshalb eine Längsspannung erforderlich, die auf der Spannung der tiefen Muskulatur beruht. Hingegen sollte die äußere Muskulatur im Stehen entspannt sein und erst dann aktiviert werden, wenn von der Statik des Stehens beispielsweise zur Dynamik des Gehens gewechselt wird. Damit wird deutlich, dass eine Beugehaltung, wie sie heute an Schreibtischen antrainiert wird, den Körper aus dem Lot bringt. Hier hilft nicht nur ein Training zur muskulären Stärkung, sondern auch eine Beweglichkeitsschulung der Wirbelsäule. Diese soll dazu anhalten, Sitzzeiten mit haltungsverändernden Übungen zu unterbrechen, um der Erstarrung der Wirbelsäule entgegenzuwirken.

Da die 12 Wirbel der Brustwirbelsäule (TH1 - TH12) mit den Rippen verbunden sind und ein Gerüst bilden, das vor allem die Lungen schützt, ist dieser Bereich, verglichen mit den anderen, recht unbeweglich. Deshalb konzentrieren wir uns in

Ziele der Programme

- Brustraum dehnen und weiten
- Wirbelsäule mobilisieren und strecken
- Schultergelenke mobilisieren
- Oberkörper aufrichten
- Bewegungsweite der oberen Körperhälfte verbessern
- muskuläre Partien in der oberen Körperhälfte kräftigen

den beiden Business-Yoga-Programmen auf die obere Körperhälfte mit Brustkorb und Brustwirbelsäule, um Blockaden und Spannungen zu lösen. Beweglichkeitsübungen helfen, die Nerven nicht zu beeinträchtigen, die zwischen den Wirbeln entspringen: Bei TH2/TH3 sind es die Nerven für Herz, Herzklappen und Herzkranzgefäße, die Funktionsstörungen des Herzens hervorrufen können. Zwischen TH3/TH4 entspringen die Nerven für Lunge und Bronchien, die unter Beeinträchtigung Atemnot oder Asthma zur Folge haben können. Die Nerven zwischen TH4/TH5 stehen wiederum mit dem Magen in Verbindung und können Magenprobleme wie Sodbrennen verursachen.

Die Zielsetzungen der beiden Business-Yoga-Programme sind im Überblick der Infotafel zu entnehmen und können wie folgt zusammengefasst werden:

- Haltungsaufrichtungen können über die Füße von unten erfolgen, aber auch von oben. Letzteres ist der Ansatz der hier präsentierten Programme. Dabei ist der Brustkorb mit seinem Wirbelsäulenabschnitt im Fokus, begleitet von unterstützenden Schulter-Arm-Bewegungen.

- Die Übungen haben zum Ziel, die Wahrnehmung der oberen Wirbelsäule zu schulen. Dies erfolgt durch Konterbewegungen, bei denen beispielsweise über Beugen und Strecken die Enge und Weite des Brustkorbs und die momentane Beweglichkeit der Wirbelsäule wahrgenommen werden kann.

- Weiterhin wird Wert darauf gelegt, durch Dehnungen und Streckungen des Oberkörpers aktiv zu einer besseren Haltung beizutragen.

Tipps

- Bleiben Sie bei Übungen wie dem 'Kuhgesicht' geduldig. Erzwingen Sie keine Dehnungen, sondern bleiben Sie locker und arbeiten Sie in den Übungen mit einer Wohlfühldehnung. Sie werden dann mit der Zeit über viele Trainingszyklen hinweg messbare Trainingseffekte wie etwa eine Verbesserung der Beweglichkeit erzielen.

- Aus den Programmen heraus können Sie einzelne Übungen, bei denen Sie sich besonders wohlfühlen, immer wieder in Ihren Tagesablauf integrieren. Nehmen Sie sich aber auch Übungen vor, bei denen Sie merken, wie eingerostet Sie sind.

- Bei den Sitzhaltungen sollten Sie mit einem Sitzkissen oder einer gefalteten Decke üben, wenn Sie diese nicht bequem einnehmen können. Denn es kommt darauf an, dass Sie sich bei den Sitzübungen in diesen Programmen wohlfühlen und sich auf Ihre obere Körperhälfte konzentrieren können.

Übungen für das Büro

Übungen	Dauer 9 Min.
Kuhgesicht	bis 2 Min.
Aufrichten und pressen	bis 2 Min.
Hoch hinaus	bis 2 Min.
Narrentanz	bis 1 Min.
Leonardo	bis 2 Min.

Das Programm startet mit einem traditionellen Asana, dem Kuhgesicht, das den gesamten Oberkörper aufrichtet und spürbar den Brustkorb weitet. Die weiteren vier Übungen schulen die Wahrnehmung eines aufgerichteten Oberkörpers und stärken die dazu notwendigen, durch Sitztätigkeiten meist vernachlässigten Muskelpartien.

Das *Kuhgesicht* – im Sanskrit Gomukhasana genannt – wird im Sitzen durchgeführt, sodass der Fokus vollständig auf die Aufrichtung des Oberkörpers gelenkt wird. Die Position dehnt und öffnet intensiv den Schulterbereich, weitet den Brustraum und streckt die gesamte Wirbelsäule. Gegenüber der stehenden Position wird im Sitzen die Aufrechtstellung des Oberkörpers intensiviert, indem das Becken nach vorne gekippt wird, so dass die natürliche lordotische Krümmung der Lendenwirbelsäule verstärkt wird. Dabei werden Rücken-, Schulter- und Armmuskulatur gekräftigt, die Rückseiten der Oberarme und die Brust gedehnt. Die Position soll die Gedanken beruhigen und die geistige Flexibilität fördern.

Aufrichten und pressen verdeutlicht noch einmal, um was es im Kern dieses Programms geht: die Aufrichtung. Denn wer den ganzen Tag am Schreibtisch sitzt, macht dies zunehmend mit einem gebeugten Oberkörper. Insofern wird in der einen Hälfte der Übung ein Buckel ausgebildet, in der anderen Hälfte erfolgt dann die Gegenbewegung mit der vollständigen Aufrichtung des Oberkörpers. Diese Übung hat eine Reihe heilsamer Nebeneffekte: So werden beim Pressen der Verdauungstrakt massiert und Blähungen gelindert. Ebenso wirkt die Übung auf Verspannungen im unteren Rücken entspannend und dehnt die Gesäßmuskeln.

Hoch hinaus ist eine einfache Streckübung, die dabei hilft, den Rücken aufzurichten und ihn auch zu lockern. Dabei wird vor allem die seitliche Rumpfmuskulatur angesprochen.

Der *Narrentanz* mobilisiert als dynamisch durchgeführte Übung die Schulterpartien. Insbesondere ist die Beweglichkeit der Schultergelenke gefordert. Es zeigt sich, ob die Schultergelenke uneingeschränkt beweglich sind. Durch die Dynamik der Übung und das schnelle Ein- und Ausatmen wird die Atemmuskulatur gestärkt, und es wird neue Energie getankt.

Leonardo dient wiederum der Streckung und wirkt auf muskuläre Dysbalancen regulierend. Wiederum werden die Schultergelenke mobilisiert und zugleich die Arm- und Beinmuskulatur gekräftigt.

Kuhgesicht

| Gomukhasana |

■ Setzen Sie sich aufrecht auf das vordere Drittel Ihres Stuhls.

■ Bringen Sie nun mit jeder Einatmung Ihre Arme nach oben in die Streckung. Ausatmend lassen Sie die Arme wieder sinken. Wiederholen Sie diese Bewegung mehrmals.

■ Dann heben Sie einatmend nur den rechten Arm an. Ausatmend beugen Sie den Ellenbogen und lassen Ihre rechte Handfläche zum Schulterblatt sinken.

■ Wieder einatmend beugen Sie den linken Ellenbogen ebenfalls und bringen die Handrückseite am Rücken entlang nach oben. Die Finger können, müssen sich aber nicht berühren. Dies ist ein Sache des Trainings.

■ Halten Sie die Position für mehrere Atemzüge. Achten Sie darauf, dass der rechte Ellbogen weiterhin nach oben zeigt. Der Kopf bleibt gerade. Versuchen Sie, Ihr Becken noch etwas mehr nach vorne zu kippen, so dass sich die Lordose Ihrer Lendenwirbelsäule verstärkt und die Aufrichtung des Oberkörpers noch etwas intensiver wird. Entspannen Sie auch Ihre Gesichtsmuskulatur, und spüren Sie die intensive Dehnung in den Oberarmen und der Brust.

■ Ausatmend lösen Sie die Position wieder auf und lassen die Arme für mehrere Atemzüge locker am Körper hängen.

■ Dann führen Sie die Übung mit der anderen Seite aus.

■ Abschließend Arme und Schultern lockern und die Beine ausschütteln.

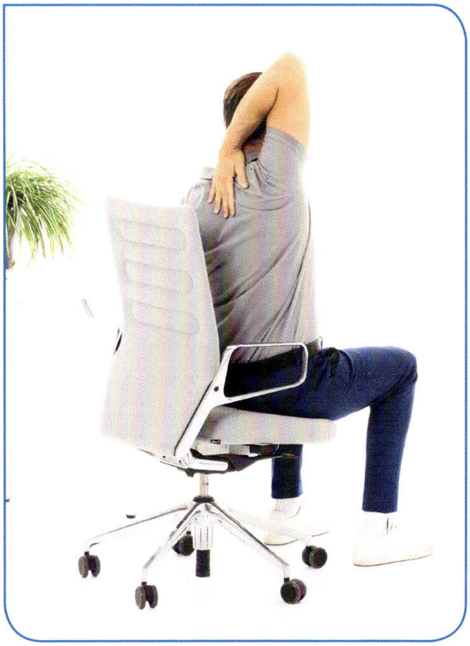

Ausatmend mit einer Hand zum Schulterblatt kommen. Dann mit der anderen Hand mit der Handrückseite von unten nach oben.

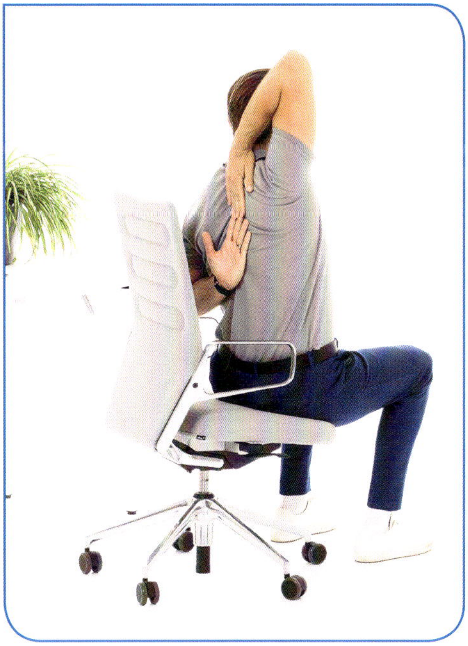

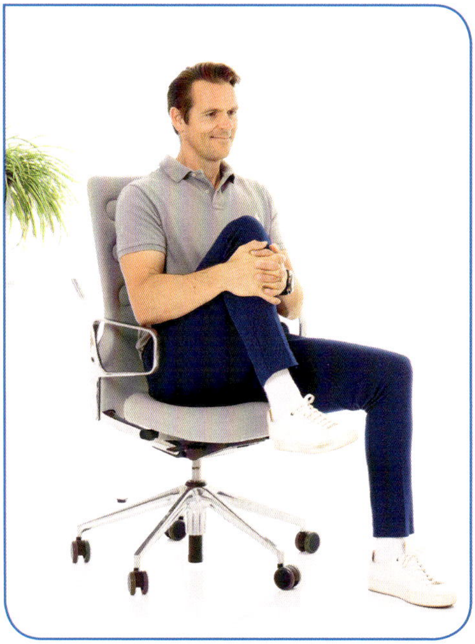

Aufrichten und pressen

I Enge und Weite spüren I

■ Setzen Sie sich aufrecht auf das vordere Drittel Ihres Stuhls. Die Beine sind hüftbreit auseinander.

■ Heben Sie einatmend das rechte Bein mit dem Knie zum Brustkorb, und legen Sie dabei Ihre verschränkten Hände auf die Vorderseite des Unterschenkels.

■ Halten Sie diese Position mit aufrechtem Oberkörper für mehrere Atemzüge. Spüren Sie in die Dehnung von Gesäß und Oberschenkel hinein. Mit jedem Einatmen verlängern Sie Ihren Rücken noch mehr nach oben, mit jedem Ausatmen ziehen Sie das Knie näher zum Brustkorb.

■ Nun beugen Sie ausatmend den Kopf zum Knie, einatmend richten Sie sich wieder auf.

■ Führen Sie diese Bewegungsfolge mehrmals durch. Spüren Sie ausatmend das Pressen des Bauchraums und einatmend die Öffnung des Brustraums.

■ Setzen Sie das rechte Bein ab und wiederholen Sie den Übungszyklus mit dem linken Bein.

■ Abschließend kommen Sie in die Ausgangshaltung zurück. Spüren Sie nach.

Oberkörper aufrichten und die Position halten, dann ausatmend den Kopf zum Knie bringen, einatmend den Rücken wieder aufrichten.

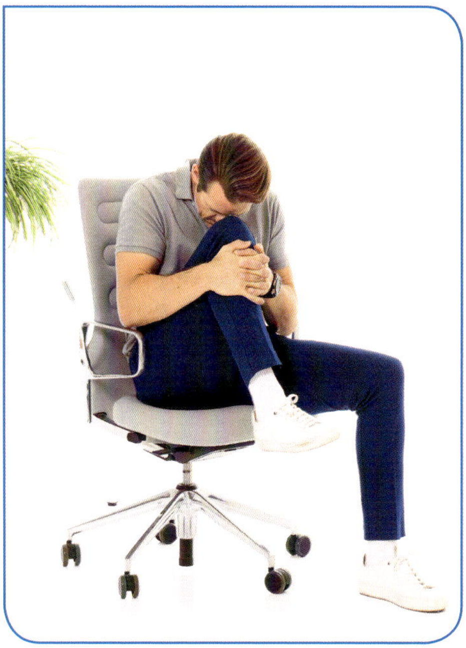

Hoch hinaus

I die Seiten dehnen I

■ Stellen Sie sich aufrecht hin, die Beine sind schulterbreit auseinander. Die Zehenspitzen zeigen nach vorn oder leicht nach außen. Becken und Schultern sind im Lot und stehen in einer Linie über den Fersen.

■ Strecken Sie zuerst beide Arme nach oben. Dann greifen Sie abwechselnd mit tiefen Atemzügen mit der rechten und linken Hand nach imaginären Äpfeln. Spannen Sie dabei Ihre Bauchmuskulatur etwas an.

■ Achten Sie darauf, während der Streckungen mit beiden Füßen am Boden zu bleiben und nicht die Fersen rechts und links anzuheben. Der Oberkörper bewegt sich dann isoliert von der unteren Körperhälfte, und Sie können die Beweglichkeit Ihres Oberkörpers intensiver wahrnehmen. Auch sollten Sie nicht nach oben schauen, sondern Ihren Kopf in Verlängerung der Wirbelsäule halten.

■ Wiederholen Sie die Streckungen so lange Sie wollen. Nehmen Sie dabei die Beweglichkeit Ihres Oberkörpers nach rechts und links wahr. Sind Sie auf beiden Seiten gleich beweglich? Dann spüren Sie in die Dehnung an den Seiten Ihres Oberkörpers hinein. Können Sie hier muskulär und faszial unterschiedliche Spannungen feststellen?

■ Beenden Sie die Greifbewegungen, indem Sie mit nach oben gestreckten Armen zum Stillstand kommen. Dann nehmen Sie die Arme seitlich nach unten und spüren den Streckbewegungen nach.

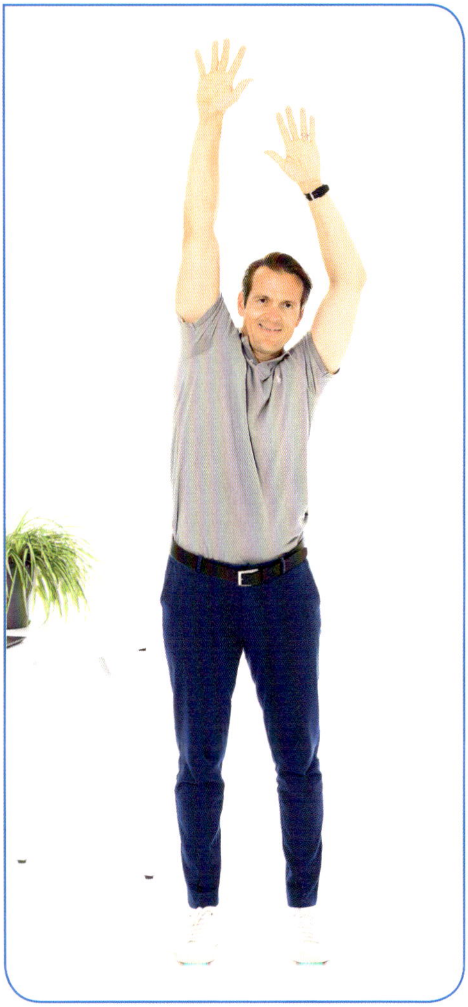

Bei den Streckungen darauf achten, dass sich fast nur der Oberkörper von der einen zur anderen Seite bewegt.

Narrentanz

I in den Schultern beweglich bleiben I

■ Stehen Sie aufrecht. Strecken Sie zuerst beide Arme waagrecht zur Seite. Dann winkeln Sie den rechten Unterarm im 90-Grad-Winkel nach oben, sodass die Handfläche nach vorn zeigt. Jetzt lassen Sie den linken Unterarm nach unten hängen, sodass die Handfläche nach hinten zeigt. Halten Sie diese Position für einen Atemzug, bevor Sie mit dem dynamischen Teil der Übung beginnen.

■ Nun drehen Sie die Arme im Schultergelenk, sodass der linke Unterarm nach oben, der rechte Unterarm hingegen nach unten geht. Dann das ganze im Wechsel der Arme wieder zurück.

■ Nehmen Sie sich für einen Zyklus zunächst für einen tiefen Atemzug Zeit. Dann werden Ihre Drehbewegungen zunehmend schneller, ebenso Ihre Ein- und Ausatmung.

■ Wiederholen Sie die schnellen Drehbewegungen so oft Sie wollen. Achten Sie darauf, dass Ihre Oberarme nicht absinken, sondern parallel zum Boden bleiben. Beim Üben können Sie wie ein Narr Grimassen schneiden, indem Sie beispielsweise alle Ihre Gesichtsmuskeln bewegen und diese so entspannen können.

■ Zum Abschluss werden Sie wieder langsamer. Nehmen Sie die Arme nach unten, und kommen Sie im Stand zur Ruhe.

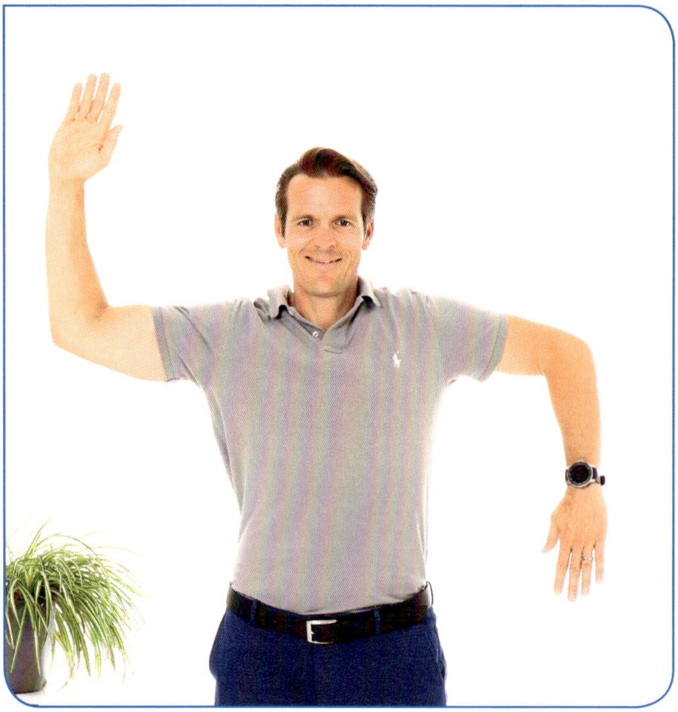

Position einnnehmen. Dann langsam im Wechsel auf und ab. Dann schneller wechseln. Dann wieder langsamer werden.

Leonardo

| Bewegungsweite testen |

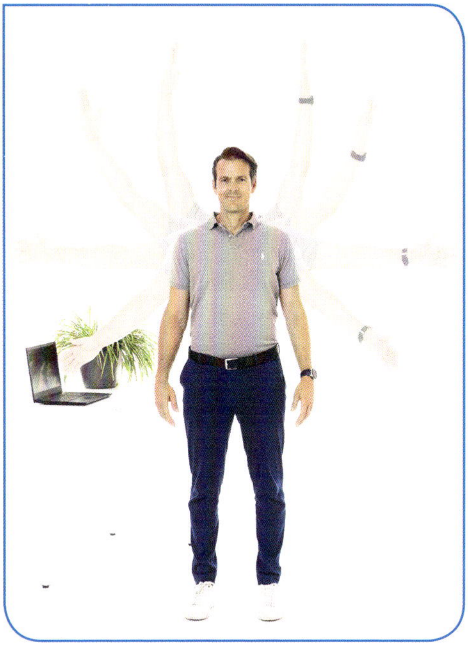

■ Stehen Sie hüftbreit im aufrechten Stand. Lassen Sie dabei Ihre Arme hängen, und spannen Sie Ihre Bauchmuskeln an.

■ Einatmend heben Sie beide Arme gestreckt auf halbe Schulterhöhe und halten sie dort für mehrere Atemzüge. Die Handflächen zeigen schräg nach unten.

■ Einatmend heben Sie dann beide Arme gestreckt auf Schulterhöhe und halten sie dort für mehrere Atemzüge. Die Handflächen zeigen nach vorne.

■ Einatmend heben Sie nun beide Arme gestreckt schräg nach oben und halten sie dort für mehrere Atemzüge. Die Handflächen zeigen schräg nach oben.

■ Einatmend heben Sie dann beide Arme gestreckt nach oben und halten sie dort für mehrere Atemzüge. Die Handflächen zeigen zueinander.

■ Nun führen Sie die Arme ausatmend seitlich nach unten und einatmend seitlich nach oben. Führen Sie diese Bewegung mehrere Atemzüge durch. Heben Sie leicht den Kopf an, wenn die Arme nach oben gehen, und senken Sie das Kinn, wenn Sie sie nach unten bringen. Das mobilisiert zusätzlich Ihre Wirbelsäule.

■ Abschließend lassen Sie die Arme locker seitlich am Körper hängen. Spüren Sie der Übung nach. Ein Wärmegefühl in den Armen zeigt eine erhöhte Durchblutung der Muskulatur an. Dann schütteln Sie Ihre Arme aus, um die Armmuskulatur zu lockern.

Zunächst die Arme in mehreren Stellungen zum Körper halten. Dann dynamisch nach unten und oben führen. Abschließend nachspüren.

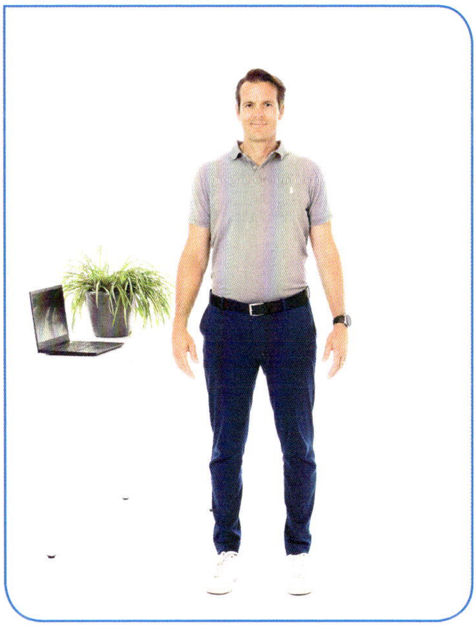

Übungen für das Homeoffice

Das Programm beinhaltet verschiedene Formen des Aufrichtens und Streckens des Oberkörpers. Ergänzend dazu werden die Schultern mobilisiert und gekräftigt, denn hängende Schultern sind sichtbarer Ausdruck einer schlechten Körperhaltung. Mit der Stärkung der Schulterpartie wird auch deren Verletzungsanfälligkeit vorgebeugt. In einer abschließenden yogatypischen Sitzhaltung kann dann den Übungen nachgespürt und getestet werden, wie lange man aufgerichtet sitzen kann.

Das *Schulterkreisen* ist eine einfache Übung. Unabhängig von der Einbindung in dieses Programm sollte sie tagtäglich und je nach Bedarf durchgeführt werden, denn die Schultermuskulatur, die aufgrund unserer sitzenden und unbeweglichen Lebensweise zu Verspannungen neigt, wird gelockert und zugleich gestärkt. Schulterregion und auch der obere Rücken werden mobilisiert und deren Beweglichkeit und Flexibilität gefördert.

Aufgewärmt arbeiten wir dann mit dem *Rückenstrecker* an der behutsamen Längenstreckung des gesamten Rückens. Gefördert wird eine aufrechte Körperhaltung, und die dazugehörige Muskulatur wird gestärkt.

Nachdem die beiden ersten Übungen im Stehen durchgeführt werden, finden die weiteren Übungen im Sitzen statt, sodass sich bei Fixierung der Beine und auch des unteren Rückens der Fokus noch intensiver auf den oberen Rücken richtet. Hier beginnen wir mit dem *Ellbogen kreisen*. Ergänzend zur Eingangsübung 'Schulterkreisen' wird nochmals die gesamte Schulterregion mobilisiert. Schwerpunkt ist jetzt die Kräftigung, denn diese Übung erfordert mehr Kraft als das anfängliche Schulterkreisen. Auf Dauer wird dadurch insbesondere der Schultergürtel entlastet, der bei häufiger Arbeit am PC zu Verspannungen neigt.

Übungen	**Dauer 11 Min.**
Schulterkreisen	bis 2 Min.
Rückenstrecker	bis 2 Min.
Ellbogen kreisen	bis 3 Min.
Arme strecken und dehnen	bis 2 Min.
Schustersitz	bis 2 Min.

Beim *Arme strecken und dehnen* werden-Schulter- und Rückenmuskulatur durch die Haltearbeit mit den Armen weiterhin aktiviert. Eine wohltuende Dehnung macht sich in den Unterarmen bemerkbar, die im Alltag besonders stark gefordert sind, z.B. am Bildschirmarbeitsplatz.

Mit der letzten Übung, dem *Schustersitz* – im Sanskrit Baddha Konasana genannt – ist nun die Bereitschaft hergestellt, locker und entspannt eine abschließende meditative Haltung einzunehmen, die einen aufgerichteten Rücken erfordert. Kann diese Haltung über mehrere Atemzüge aufrecht erhalten werden, sollte man versuchen, mit jeder Einatmung noch ein bisschen weiter in die Länge zu wachsen und ausatmend die Aufrichtung beibehalten.

Schulterkreisen

| Schultergürtel lockern |

■ Zur Lockerung der Muskulatur beginnen Sie im aufrechten Stand, die Schultern mit kleineren Kreisbewegungen mehrmals rückwärts zu kreisen. Machen Sie die Bewegung langsam und ganz bewusst aus der Schulter heraus: Die Arme folgen der Kreisbewegung und gehen mit nach oben und unten.

■ Lassen Sie die Kreise dann größer werden, und nutzen Sie nach einer Weile den gesamten Bewegungsspielraum mit möglichst großen Kreisen aus.

■ Wechseln Sie jetzt die Bewegungsrichtung, und kreisen Sie die Schultern auf gleiche Weise vorwärts. Zuerst wieder kleine, dann größere Kreise.

■ Beenden Sie die Übung mit einem weiteren Rückwärtskreisen, um dem alltäglichen Nach-vorne-Hängen der Schultern entgegenzuwirken.

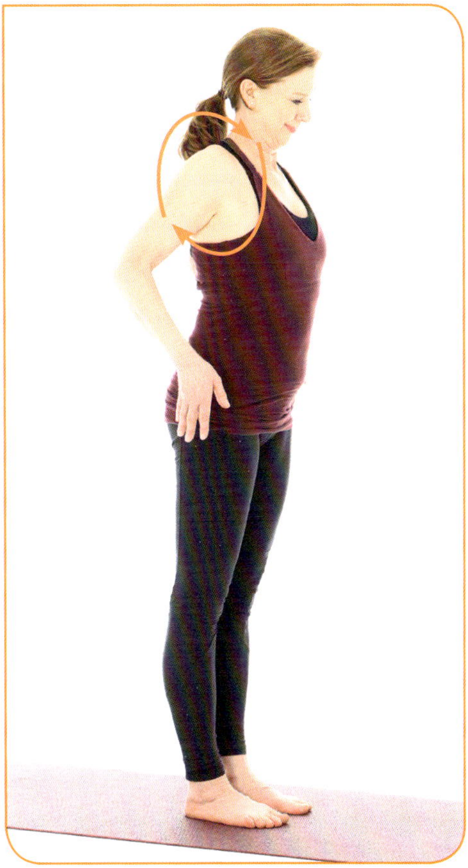

Die Schultern vorwärts und rückwärts kreisen.

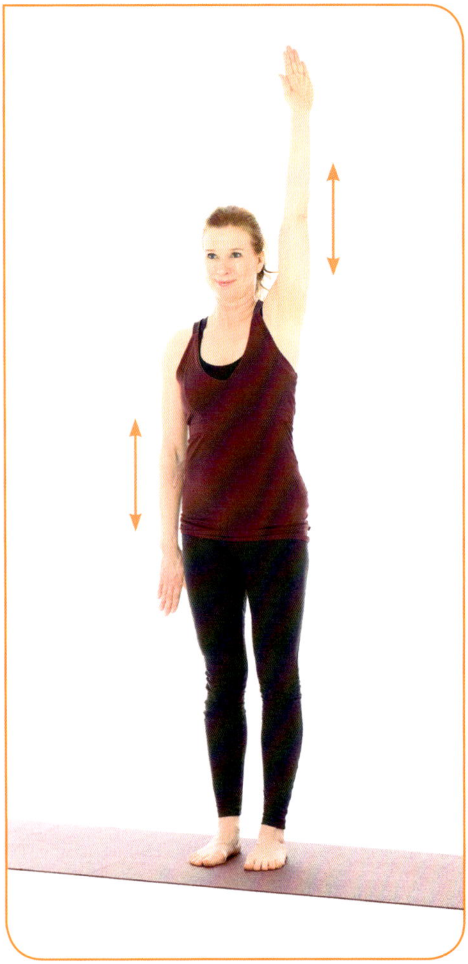

Den Körper mithilfe der Arme in die Länge strecken und dabei Bauch- und Gesäßmuskeln anspannen.

Rückenstrecker

I sich lang machen I

- Stehen Sie aufrecht. Die Beine sind hüftbreit auseinander. Beide Arme hängen seitlich am Körper nach unten, die Handflächen zeigen nach hinten.

- Spannen Sie die Beine leicht an, drücken Sie die Füße bewusst in den Boden. Spannen Sie auch die Bauchmuskeln an, sodass Sie stabil stehen und der Rücken lang ist.

- Einatmend strecken Sie nun den linken Arm über vorne nach oben über den Kopf, die Handfläche weist nach vorne. Der rechte Arm zieht ausgestreckt zum Boden, die Handfläche weist nach hinten. Ausatmend führen Sie den linken Arm nach unten und den rechten nach oben.

- Wiederholen Sie diese Bewegung in fließendem Wechsel mehrmals auf jeder Seite. Strecken Sie sich dabei jedes Mal mithilfe der Arme über die gesamte Länge des Rückens.

- Schütteln Sie danach Ihre Schultern und Arme aus.

Ellbogen kreisen

I geschmeidig in den Schultergelenken I

■ Nehmen Sie eine bequeme Sitzposition Ihrer Wahl ein. Strecken Sie Ihre Arme seitlich auf Schulterhöhe aus. Beugen Sie die Ellbogen und setzen Sie Ihre Fingerspitzen von oben auf Ihre Schultern auf. Die rechten Fingerspitzen berühren mit sanftem Druck die rechte Schulter, die linken Fingerspitzen die linke. Die Ellbogen sind auf Schulterhöhe angehoben und zeigen nach außen.

■ Kreisen Sie nun langsam mit der rechten Ellbogenspitze vorwärts. Versuchen Sie, einen vollständigen Kreis mit einem Atemzug zu kombinieren. Spüren Sie die Bewegung im Schultergelenk. Wechseln Sie die Richtung, und kreisen Sie rückwärts.

■ Jetzt wiederholen Sie die Abfolge mit der linken Schulter.

■ Wiederholen Sie das Kreisen dann mit beiden Schultern und Ellbogen gleichzeitig – zuerst vorwärts ... und nach einiger Zeit rückwärts. Der Atem fließt entspannt und Ihr Gesicht ist gelöst.

■ Lassen Sie die Arme wieder sinken, schließen Sie die Augen und spüren Sie in Ihre Schultern hinein: Wie fühlen sich die Schultergelenke an? Sind Sie durch das Programm warm geworden? Konnten Sie Unterschiede in der Beweglichkeit zwischen linker und rechter Seite feststellen?

■ Nun öffnen Sie wieder Ihre Augen und kommen mit Ihrer Aufmerksamkeit wieder in den Raum zurück.

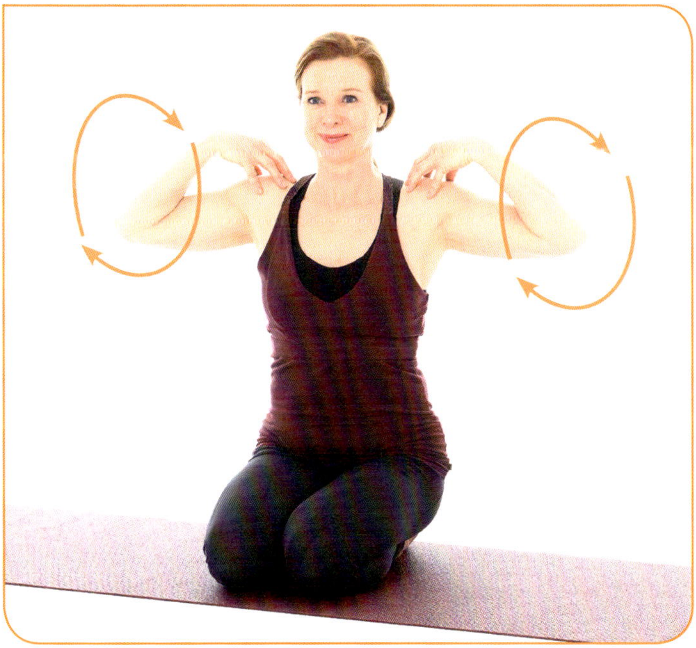

Schultern lockern durch das Kreisen der Ellbogen.

Arme strecken und dehnen

I genussvoll üben I

■ Nehmen Sie eine bequeme Sitzposition Ihrer Wahl ein. Beobachten Sie, wie Ihr Atem ein- und ausströmt. Wenn Sie möchten, schließen Sie für einige Augenblicke Ihre Augen und richten Sie Ihre Aufmerksamkeit nach innen.

■ Öffnen Sie Ihre Augen und strecken Sie den rechten Arm auf Schulterhöhe nach vorne aus. Ihre Handfläche zeigt zum Boden.

■ Umfassen Sie nun mit der Handinnenfläche der linken Hand die Handinnenfläche Ihrer rechten Hand und ziehen Sie die rechte Hand langsam, sanft und bewusst nach hinten oben, sodass die Fingerspitzen nach oben zeigen.

■ Sobald Sie ein leichtes Ziehen im Unterarm spüren, halten Sie inne. Bleiben Sie für ein paar Atemzüge in der Dehnung. Der Arm bleibt durchgestreckt, der Oberkörper aufgerichtet.

■ Halten Sie die Position so lange, bis die Spannung nachlässt. Dann lösen Sie die Dehnung – Hand und Arm sinken entspannt nach unten.

■ Spüren Sie kurz nach und führen Sie die Übung nun mit dem anderen Arm durch.

Die Dehnung des Unterarms für mehrere Atemzüge wirken lassen.

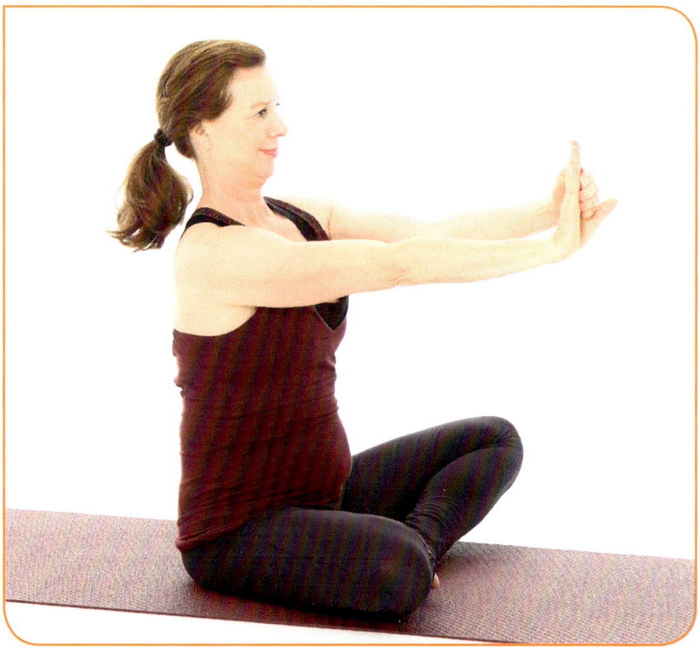

Schustersitz

| Baddha Konasana |

■ Kommen Sie in den Schustersitz. Dazu können Sie eine Sitzunterlage benutzen – eine gefaltete Decke zum Beispiel oder ein Meditationskissen.

■ Stellen Sie Ihre Beine auf, und öffnen Sie Ihre Knie. Fassen Sie Ihre Fußfesseln, und bringen Sie die Fußsohlen zusammen. Bewegen Sie die Knie langsam weiter in Richtung Boden. Wenn Sie Hüftprobleme haben, können Sie sich zwischen Oberschenkel und Boden links und rechts ein Kissen legen.

■ Richten Sie Ihren Rücken auf, indem Sie vorsichtig die Fersen näher zum Becken heranziehen. Dadurch kippt das Becken leicht nach vorne. Atmen Sie bewusst in den Brustkorb ein und langsam und gleichmäßig aus. Bleiben Sie für mehrere Atemzüge in der Haltung.

■ Spüren Sie, wie nach und nach die Anspannung im Hüft- und Leistenbereich nachlässt und die Knie etwas weiter Richtung Boden sinken. Üben Sie keinen Druck nach unten aus.

■ Mit jedem Einatmen wachsen Sie etwas mehr in die Länge, ausatmend behalten Sie die Aufrichtung bei.

■ Bringen Sie Ihre Knie wieder zusammen, um aus der Haltung herauszukommen.

■ Abschließend schütteln Sie Arme und Beine aus.

Den Rücken aufrichten und mehr und mehr entspannen.

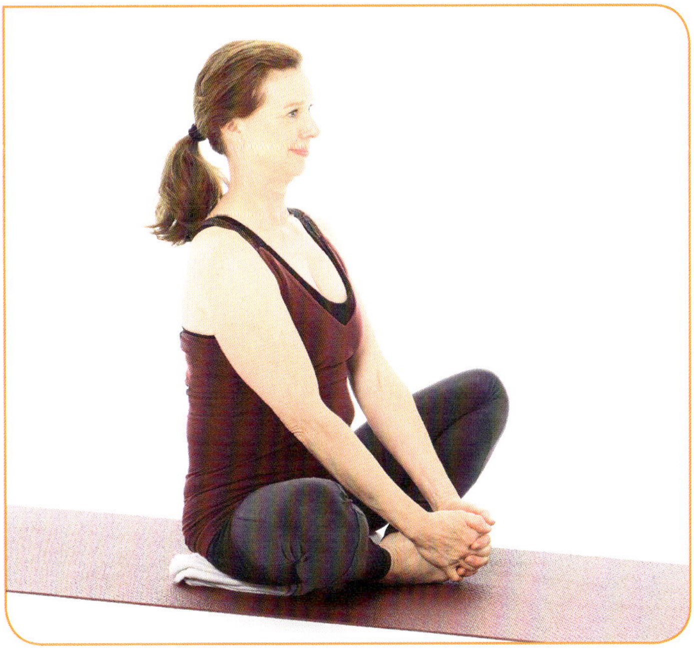

Nacken, Schultern und Kopf

Die Nackenregion ist der fragilste Teil der Wirbelsäule. Gering ausgeprägte Schulter-/Nackenmuskeln und ungünstige Körperhaltungen belasten diese Strukturen erheblich. Übungen für Nacken und Schultern bis hin zu den Gesichtsmuskeln sensibilisieren, kräftigen, mobilisieren und dehnen zugleich.

Grundsätzlich wird die hintere Region des Halses als ‚Nacken', die vordere als ‚Hals im engeren Sinne' bezeichnet. Die Halswirbelsäule besteht aus sieben Wirbeln. Sie stellt den beweglichsten, gleichzeitig aber auch fragilsten Teil der Wirbelsäule dar. Bildlich gesehen ruht der Kopf auf der Halswirbelsäule wie eine Kugel auf einem beweglichen Stab. Dabei sorgen die ersten zwei Halswirbel als Gelenkverbindung zwischen Wirbelsäule und Kopf dafür, dass unsere Kopfbewegungen dreidimensional ausgeführt werden können. Der Nacken ist mit seinem sehr beweglichen Wirbelsäulenabschnitt anfällig für Fehlhaltungen, die zu Verspannungen und Verhärtungen der muskulären Strukturen führen können.

Unter Nackenproblemen leiden vor allem Berufsgruppen, die schwere oder einseitige Bewegungen ausführen, wie es beispielsweise bei Pflegepersonal der Fall ist. Dies führt dazu, dass erste Verschleißerscheinungen bei vielen bereits vor dem 30. Lebensjahr auftreten. Doch auch im Alltag können wir es kaum vermeiden, dass der Nacken überbeansprucht wird. Sei es im Büro, wenn wir vor dem Bildschirm sitzen und den Kopf nach vorne beugen, bei der Hausarbeit, wenn wir über Kopf arbeiten und ihn dabei in den Nacken legen oder umgekehrt, wenn wir beim Kochen oder Abwaschen an einer zu niedrigen Arbeitsplatte hantieren. Selbst beim Lesen bringen wir unbewusst den Kopf näher zu den Seiten und halten den Nacken nicht aufrecht. Sich dessen bewusst werden, ist der erste Schritt zu einer Nackenentlastung im persönlichen Alltag. Hinzu kommt, dass sich psychische Über- und Unterbelastungen wie etwa Burnout und Boreout, Emotionen wie Ängste und Ärger oder Zustände wie Müdigkeit in der Nackenregion konzentrieren. Der Volksmund wusste dies schon immer mit Sprüchen zu beschreiben wie 'den Kopf hängen lassen', 'hartnäckig sein', 'große Lasten schultern' oder 'sich zuviel aufhalsen'. Die Nackenmuskulatur gilt deshalb als Stressmuskulatur, die sich auch auf umgebende Körperregionen, nämlich die Gesichts- und Schultermuskulatur auswirkt. Bei unseren Programmen berücksichtigen wir deshalb die funktionelle Einheit von Nacken, Schultern und Kopf. So können Schulterschmerzen infolge eines Halswirbelsäulenproblems auftreten oder Nackenverspannungen durch eine Kieferfehlstellung.

So viele Ursachen es für Nackenschmerzen gibt, es geht immer darum, Schmerzen zu verringern und Funktionsstörungen entgegenzuwirken, die zu einer Chronifizierung und damit langfristig zu Schäden führen.

Ziele der Programme

- Förderung der Schulterbeweglichkeit
- Mobilisierung, Kräftigung und Dehnung der Nackenregion
- Entspannung der Kiefermuskulatur
- Kräftigung der Augenmuskulatur
- psychische Entspannung

Die Folgen sind vielfältig. Die muskulären Strukturen in der Nackenregion können beispielsweise eine Verschiebung des ersten Halswirbels bedingen. Werden die Nerven durch eine Gelenkverschiebung gereizt, können Migräne, Kopf- oder Kieferschmerzen und sogar Schwindel die Folge sein. Von der Halswirbelsäule ausgehend, können Beschwerden im ganzen Körper auftreten. So kann sich eine Fehlstellung der Halswirbelsäule auf die gesamte Wirbelsäule auswirken und beispielsweise zu einem Beckenschiefstand und der damit einhergehenden Beinlängendifferenz führen.

Die Zielsetzungen der beiden Business Yoga-Programme sind im Überblick der Infotafel zu entnehmen und können wie folgt zusammengefasst werden:

- Beim Büro-Programm wird der Fokus auf Nacken und Kopf gelegt, um Belastungen durch Sitztätigkeiten mit Beweglichkeits-, Mobilisierungs-, Kräftigungs- und Dehnungsübungen entgegenzuwirken.

- Bei den Übungen für das Homeoffice wird etwas mehr Wert auf Dynamik und Beweglichkeit gelegt. Dabei steht die Schulter- und Nackenregion und hier die Förderung der Beweglichkeit im Fokus.

Tipps

- Ihre Halswirbelsäule ist fragil. Sie ist sehr beweglich und deshalb sowohl in körperlicher als auch in psychischer Hinsicht anfällig. Folglich sollten Sie sämtliche Kopfbewegungen langsam und kontrolliert durchführen und keineswegs an Ihr Limit gehen. Erzwingen Sie nichts!

- Führen Sie die Übungen mit hoher Aufmerksamkeit durch, um einzelne Halswirbelsäulensegmente bewusst wahrzunehmen. Ein Knirschen oder leichtes Knacken der Wirbelkörper vor allem bei den Kopfdrehungen ist nicht ungewöhnlich.

- Bei Problemen mit der Halswirbelsäule sollten Sie Übungen zur Beweglichkeit wie den 'Nacken-Scan' auslassen oder zuvor mit Ihrem Arzt oder Physiotherapeuten sprechen.

- Wer Probleme mit dem Blutdruck hat, sollte bei Haltungen wie der Vorwärtsbeuge im Spreiz zurückhaltend sein und z.B. auf den Kopfdruck achten, der sich aufbauen und zu Schwindel führen kann.

- Übungen mit Akupressurtechniken in der Kieferregion können am Anfang schmerzhaft sein, wenn muskuläre Verspannungen und Verhärtungen vorliegen, insbesondere wenn man auf Triggerpunkte, d.h. punktuelle Muskelverhärtungen, stößt.

- Um Schwindelgefühle zu vermeiden, sollten Sie auch beim Augentraining mit Bedacht üben, denn ein Augentraining ist anfangs ungewohnt.

Übungen für das Büro

Das Programm startet mit statischen Übungen, die die Nackenmuskulatur ansprechen. Auf dieser Basis folgen dann dynamische Übungen, bei denen der Kopf in verschiedenen Richtungen bewegt und die Muskulatur gedehnt wird. Nachdem mit den drei ersten Übungen der meist verspannten Nackenmuskulatur zu Leibe gerückt wird, werden anschließend die untere und dann die obere Gesichtshälfte durch geeignete Übungen aktiviert und entspannt.

Übungen	Dauer 14 Min.
Standhalten	bis 3 Min.
Nacken-Scan	bis 2 Min.
Nacken dehnen	bis 3 Min.
Kiefer-Yoga	bis 3 Min.
Augen-Yoga	bis 3 Min.

Standhalten und Kraft im Nacken aufbauen ist eine wirkungsvolle Übung, um zwischen muskulärer Anspannung und Entspannung, also hohem und niedrigem Tonus im Nackenbereich, zu differenzieren. Diese Sensibilisierung ist im Alltag hilfreich, wenn es darum geht, immer mal wieder gezielt den zu sehr angespannten Nacken zu entlasten. Physiologisch lassen sich Verspannungen vermindern, weil durch diese Übung die Durchblutung in der Nackenregion angeregt wird.

Der *Nacken-Scan* fördert die Sensomotorik der Nackenmuskulatur und trägt zum Erhalt einer Kopfbeweglichkeit bei, die notwendig ist, um den Alltag sicherer bewältigen zu können. Etwa dann, wenn es gilt, im Straßenverkehr die Übersicht zu behalten und schnell reagieren zu können.

Ergänzend zu den beiden vorigen Übungen trägt das *Nacken dehnen* dazu bei, für Nackenverspannungen zu sensiblisieren und aktiv dagegen angehen zu können.

Beim *Kiefer-Yoga* wird durch die lokale Akupressurmassage die Durchblutung angeregt, das biochemische Milieu – dazu zählen u.a. der pH-Wert, Schmerz- und Entzündungsmediatoren – wieder ausbalanciert, und Verhärtungen werden gelöst. Das Öffnen des Mundes ist eine Koordinationsübung mit dem Ziel, den Mund kontrolliert und gleichmäßig öffnen und schließen zu können. Wenn es keine Probleme mit dem Kiefer gibt, finden Zeige- und Mittelfinger übereinandergesetzt zwischen den Zähnen Platz. Schließlich sollen Seitbewegungen des Unterkiefers das Kiefergelenk schmieren und zugleich die Muskeln aktivieren, sodass der Unterkiefer mit der Zeit fließend und entspannt bewegt werden kann.

Der *Augen-Yoga* ist wie der Kiefer-Yoga mehrschrittig aufgebaut. Er dient dazu, die die Augen umgebende Gesichtsmuskulatur zu entspannen und für eine bessere Durchblutung und Sauerstoffversorgung der Augen zu sorgen. Weiterhin werden die Augen, die heuzutage durch Arbeiten am Bildschirm meist zu trocken sind, befeuchtet und schließlich die Augenmuskeln gekräftigt.

Standhalten

| Kraft im Nacken aufbauen |

■ Setzen Sie sich aufrecht und bequem hin.

■ Legen Sie die Handflächen an die Schläfen, und beginnen Sie aus der Nackenmuskulatur heraus, einatmend langsam Druck nach vorne gegen die Hände aufzubauen. Halten Sie die Spannung für einige Atemzüge, und achten Sie darauf, dass der Kopf gerade bleibt und sich nicht bewegt.

■ Ausatmend lösen Sie den Druck behutsam. Spüren Sie mehrere Atemzüge nach, wie sich die Entspannung im Nacken ausbreitet.

■ Wiederholen Sie diesen Übungsablauf.

■ Halten Sie im Anschluss noch einmal inne, und genießen Sie das wohltuende und wärmende Entspannungsgefühl.

■ Führen Sie nun die linke Handfläche zur linken Schläfe. Die rechte Handfläche liegt locker auf dem rechten Oberschenkel. Bauen Sie mit der linken Nackenmuskulatur sanft Druck gegen die Hand auf, und halten Sie diese Spannung für einige Atemzüge. Achten Sie wieder auf Ihren Kopf.

■ Lösen Sie dann wieder den Druck behutsam, und spüren Sie mehrere Atemzüge nach, wie sich die Entspannung in der rechten Nackenregion ausbreitet.

■ Wiederholen Sie diesen Übungsablauf.

■ Führen Sie dann die Übung auf der rechten Seite durch. Achten Sie auf Ihre Kopfposition.

■ Spüren Sie anschließend nochmals ein paar Atemzüge dem An- und Entspannungsgefühl nach. Konnten Sie einen Unterschied zwischen den Seiten feststellen?

Langsam Druck nach vorne gegen die Handflächen aufbauen.

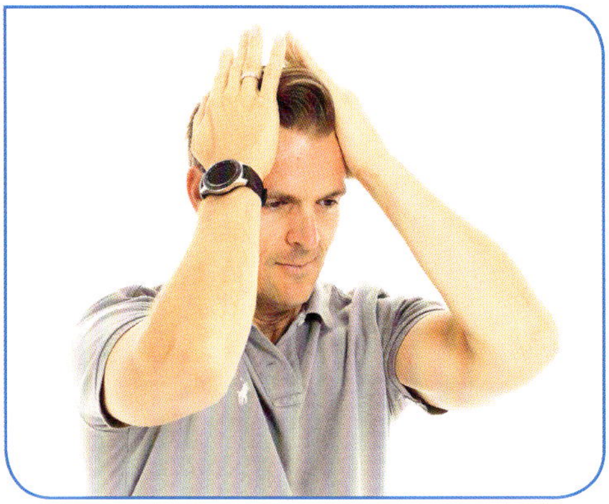

Behutsam Druck zur Seite gegen die Handfläche aufbauen.

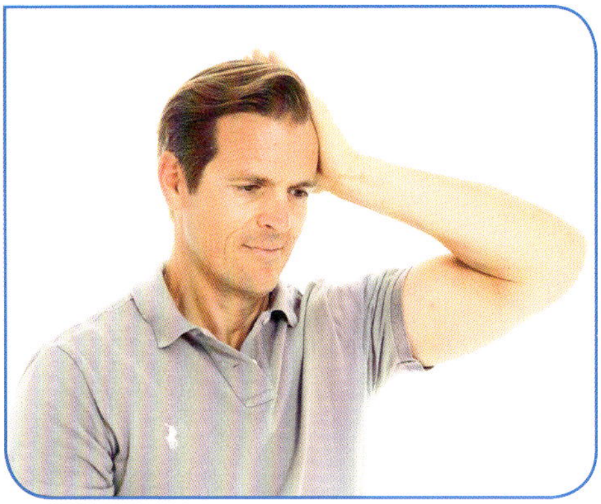

Nacken-Scan

I wahrnehmen und mobilisieren I

■ Stellen Sie sich aufrecht und hüftbreit hin. Schließen Sie die Augen, und widmen Sie Ihre Aufmerksamkeit voll und ganz dem Nacken.

■ Neigen Sie ausatmend langsam den Kopf nach vorne, indem Sie das Kinn Richtung Brust senken. Kehren Sie dann einatmend zurück in die Ausgangsposition.

■ Führen Sie nun ausatmend langsam den Kopf nach hinten in den Nacken. Einatmend führen Sie den Kopf wieder langsam zurück in die Ausgangsposition.

■ Jetzt neigen Sie ausatmend Ihren Kopf langsam zur linken Seite, sodass Ihr Ohr Richtung linke Schulter zeigt. Die Schultern bleiben tief. Einatmend führen Sie den Kopf zurück zur Mitte.

■ Nun neigen Sie den Kopf ausatmend langsam zur rechten Seite, einatmend kehren Sie zur Mitte zurück. Auch hier darauf achten, dass die Schultern unten bleiben.

■ Jetzt drehen Sie den Kopf ausatmend über die linke Schulter zur Seite. Mit dem nächsten Einatmen kommen Sie zurück in die Ausgangsposition.

■ Zuletzt drehen Sie den Kopf ausatmend über die rechte Schulter zur Seite. Mit dem nächsten Einatmen kommen Sie zurück zur Mitte.

■ Halten Sie für ein paar Atemzüge inne, und spüren Sie der Beweglichkeit Ihres Nackens nach.

■ Wenn Sie wollen, können Sie die Übungsabfolge nochmals durchführen.

■ Öffnen Sie abschließend wieder langsam Ihre Augen.

Das Kinn zur Brust führen.

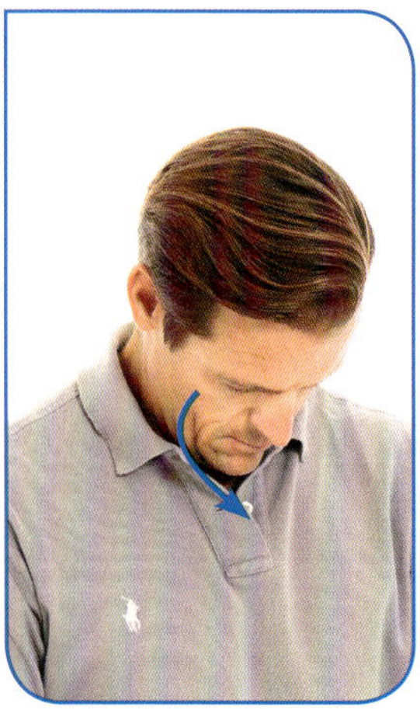

Den Kopf in den Nacken legen.

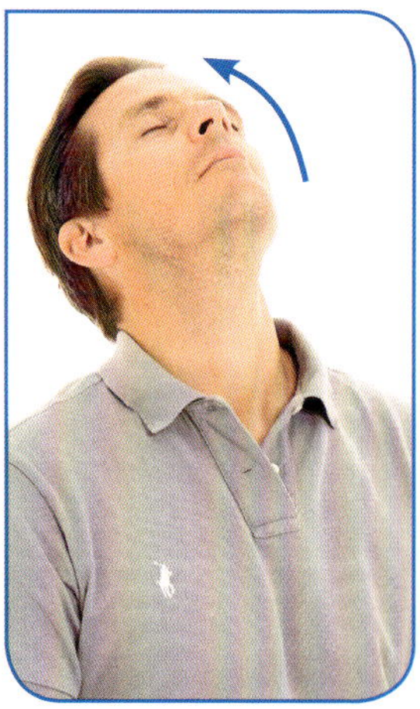

Den Kopf zur Seite neigen.

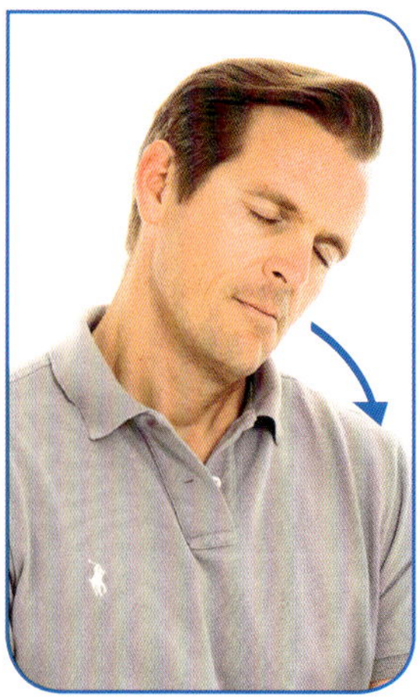

Den Kopf zur Seite drehen.

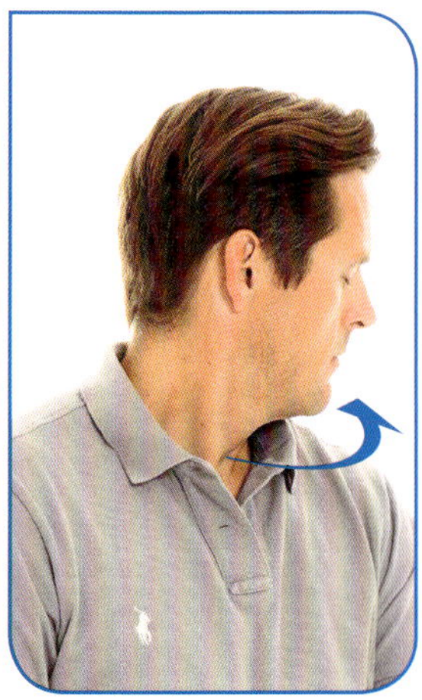

Nacken dehnen

| Kopf hängen lassen |

■ Setzen Sie sich bequem und aufrecht hin. Legen Sie die Handflächen locker auf den Oberschenkeln ab.

■ Ausatmend senken Sie den Kopf langsam nach vorne, bis Sie eine leichte Spannung im Nacken und im oberen Rücken verspüren. Verweilen Sie in dieser Position für einige Atemzüge.

■ Einatmend lösen Sie dann die Dehnung, indem Sie den Kopf langsam aufrichten und in die Ausgangsposition zurückkehren.

■ Spüren Sie dem gelösten Zustand für mehrere Atemzüge nach.

■ Dann wiederholen Sie diese Übung.

■ Nun senken Sie ausatmend den Kopf wieder langsam nach vorne zum Kinn und verweilen dort für zwei Atemzüge. Mit dem nächsten Ausatmen beginnen Sie, den Kopf langsam zur rechten Seite zu bewegen. Ihr Kinn bleibt dabei möglichst nah am Brustkorb. Sobald Sie eine leichte Dehnspannung im linken Nackenbereich spüren, verweilen Sie für mehrere Atemzüge in dieser Position. Atmen Sie dabei ruhig und gleichmäßig weiter.

■ Mit dem nächsten Ausatmen führen Sie die Bewegung über die Mitte fließend zur linken Seite durch.

■ Wiederholen Sie den Bewegungsablauf noch einmal zu jeder Seite.

■ Abschließend spüren Sie der Dehnung für ein paar Atemzüge nach.

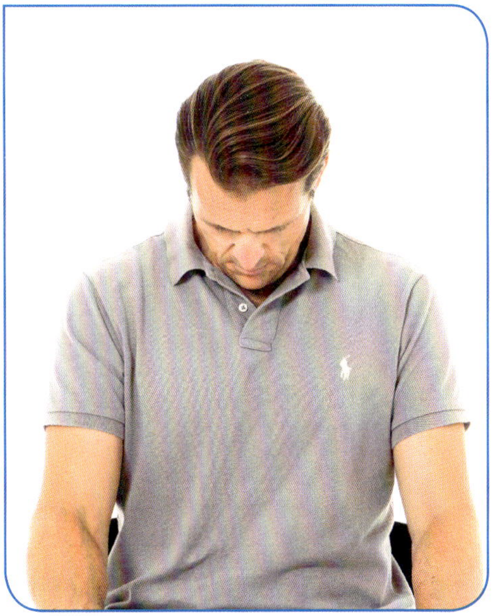

Den Kopf nach vorne beugen, und die Dehnung im Nacken spüren.

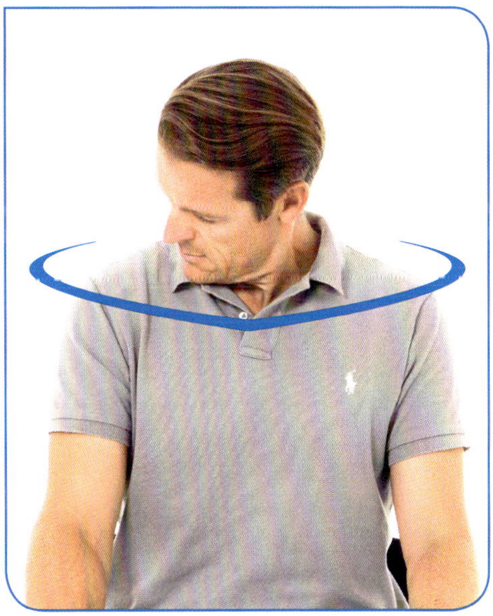

Das Kinn zum Brustkorb senken, dann zur rechten und über die Mitte zur linken Seite führen.

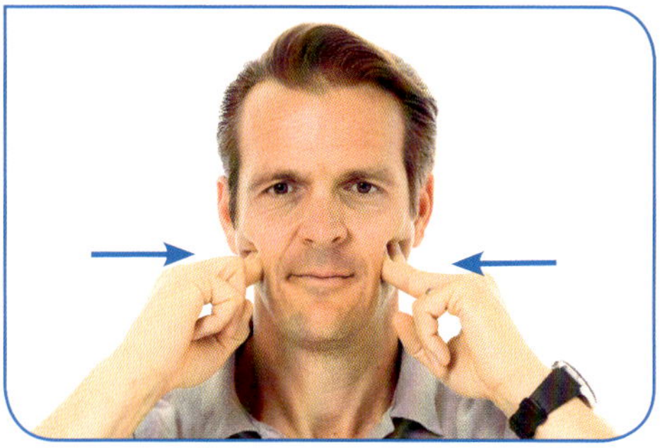

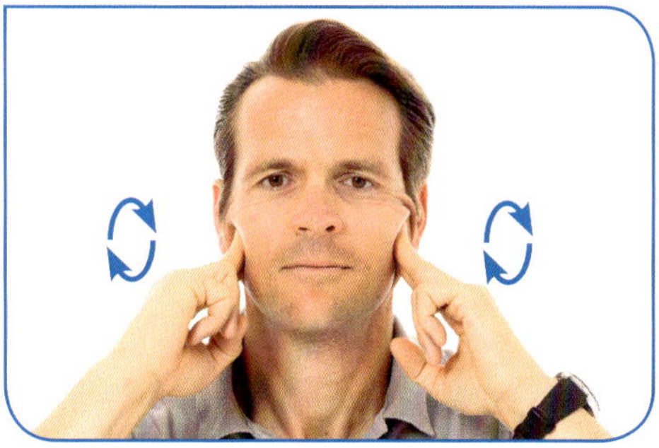

Zuerst pressen ... dann massieren ...

... dann öffnen ... dann bewegen.

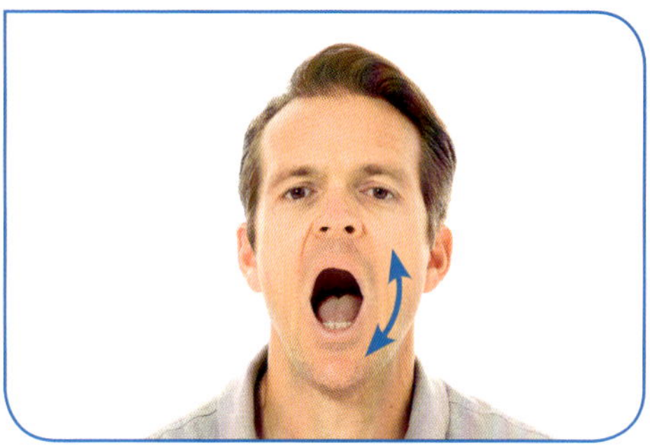

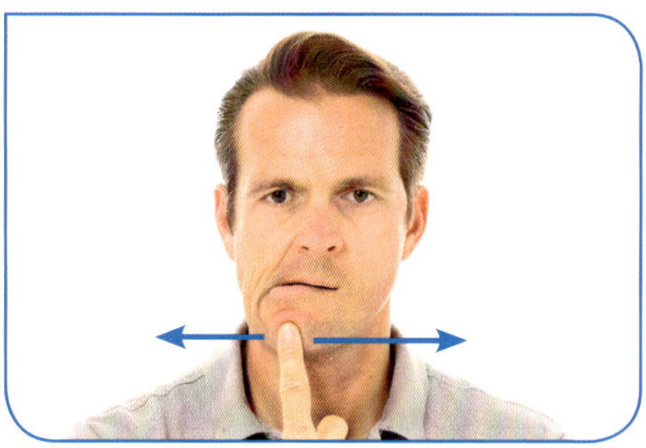

Kiefer-Yoga

I kneten und mobilisieren I

■ Nehmen Sie eine bequeme Sitzhaltung ein, und konzentrieren Sie sich auf Ihren Kiefer. Legen Sie Zeige- und Mittelfinger auf die Wangen und ertasten Sie Ihre Kiefermuskulatur, indem Sie den Kiefer leicht zusammenpressen.

■ Entspannen Sie Ihre Kiefermuskulatur, und drücken Sie nun mit Zeige- und Mittelfinger punktuell und für zwei Atemzüge auf die eben ertastete Muskulatur. Achten Sie darauf, dass der Druck sich wohltuend anfühlt. Lösen Sie den Druck wieder.

■ Führen Sie nun für mehrere Atemzüge mit Zeige- und Mittelfingern kreisende Bewegungen am Kiefergelenk durch. Massieren Sie dieses, und nehmen Sie auch großzügig die umgebende Haut mit. Wechseln Sie nach Belieben die Kreisrichtung.

■ Nun beginnen Sie einatmend, Ihren Mund etwas zu öffnen, so, als würden Sie eine Himbeere in den Mund nehmen. Ausatmend schließen Sie ihn dann wieder. Machen Sie dies mehrmals. Versuchen Sie, mit jedem weiteren Öffnen und Schließen Ihren Mund etwas weiter zu öffnen. Ein leichtes Kieferknacken kann der Fall sein und soll nicht stören.

■ Beim letzten Übungsschritt lassen Sie Ihren Mund leicht geöffnet und legen den Zeigefinger auf Ihr Kinn. Bewegen Sie nun Ihren Unterkiefer in fließenden und rhythmischen Bewegungen nach rechts und links. Wenn Sie nach unten schauen, sehen Sie, wie sich Finger und Hand bewegen.

■ Beenden Sie den Kiefer-Yoga, indem Sie den gesamten Kiefer achtsam wahrnehmen.

Augen-Yoga

| Gesichtsmuskeln entspannen |

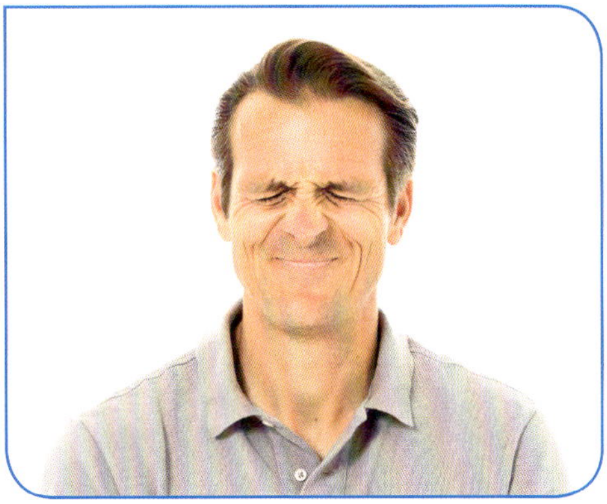

Augen zusammenkneifen und Nase rümpfen ... dann blinzeln.

■ Setzen Sie sich bequem hin, und schließen Sie Ihre Augen. Konzentrieren Sie sich auf Ihr Gesicht.

■ Einatmend kneifen Sie die Augen zusammen und rümpfen die Nase. Halten Sie diese Spannung für einige Atemzüge. Spannen Sie Ihre Gesichtsmuskulatur nur so fest an, dass Sie die Spannung deutlich spüren, jedoch kein unangenehmes Gefühl im Gesichtsbereich auftritt.

■ Mit dem nächsten Ausatmen lösen Sie die gesamte Spannung im Gesicht. Spüren Sie mit geschlossenen Augen für mehrere Atemzüge nach, und genießen Sie Ihre entspannte Gesichtsmuskulatur. Dann öffnen Sie Ihre Augen wieder.

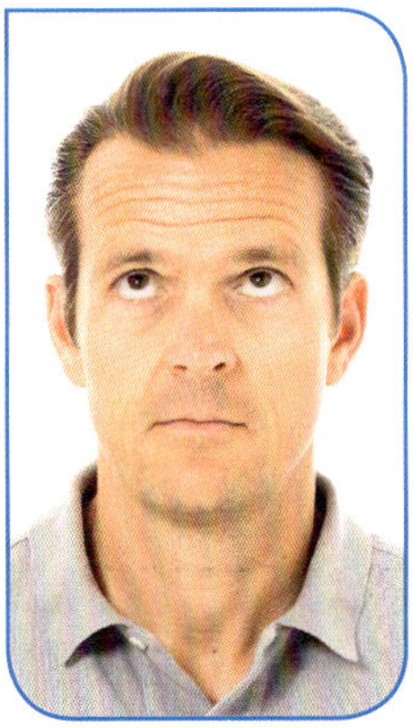

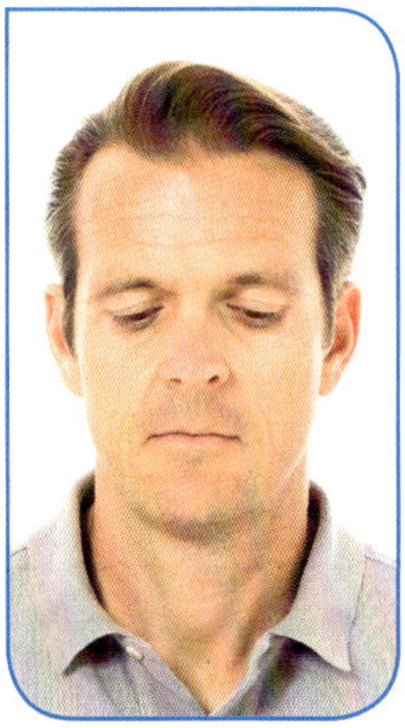

Bewusst, langsam und fließend nach oben und unten, dann nach rechts und links blicken.

■ Jetzt schlagen Sie schnell, aber dennoch ganz entspannt Ihre Augenlider auf und zu. Blinzeln Sie so lange, bis Sie Ihre Augen befeuchtet haben. Dann schließen Sie Ihre Augen und gönnen sich wieder eine kleine Entspannungspause. Danach öffnen Sie Ihre Augen.

■ Nun blicken Sie einatmend nach oben, und ausatmend nach unten. Wiederholen Sie dies für mehrere Atemzüge. Dabei den Kopf nicht bewegen.

■ Dann mehrere Atemzüge einatmend die Augen langsam nach rechts, ausatmend nach links bewegen. Fahren Sie mit den Augen auf einer imaginären waagrechten Geraden entlang, den Kopf dabei nicht bewegen. Versuchen Sie, die Anstrengung für Ihre Augenmuskeln gering zu halten.

■ Beenden Sie den Augen-Yoga, indem Sie Ihren Augenraum achtsam wahrnehmen.

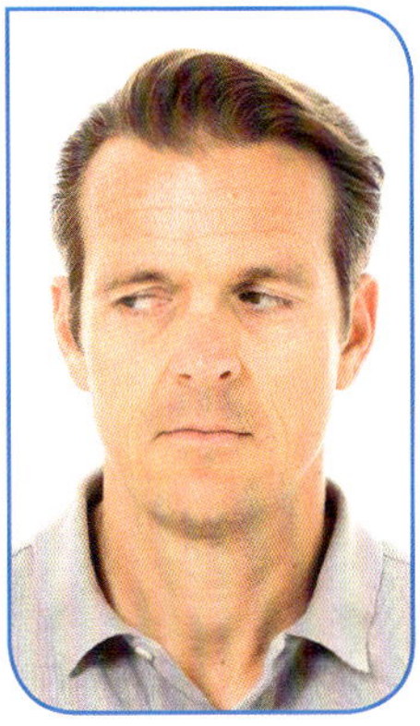

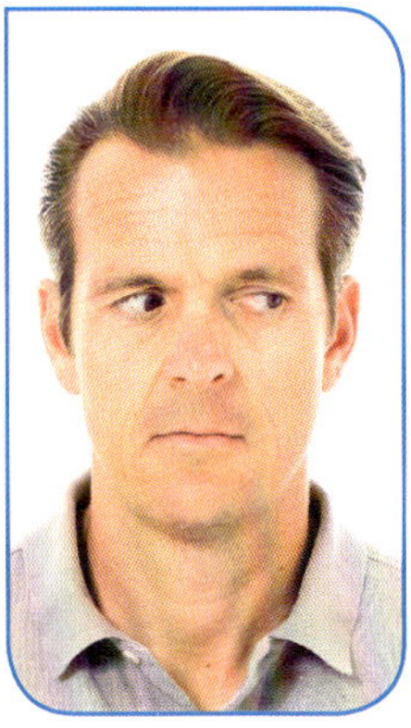

Übungen für das Homeoffice

In diesem Programm steht die Mobilisation der Schulter- und Nackenregion im Vordergrund. Dabei wird vor allem mit dynamischen Bewegungsabfolgen trainiert.

Übungen	Dauer 9 Min.
Drehungen im Stand	bis 1 Min.
Schulteröffner	bis 2 Min.
Der Bewegung folgen	bis 2 Min.
Nackendehnung	bis 2 Min.
Vorwärtsbeuge im Spreiz	bis 2 Min.

Eingeleitet wird das Programm mit *Drehungen im Stand*. Diese erfolgen im Oberkörper als auch im Nacken durch das Mitdrehen des Kopfes in der Bewegung. Zusätzlich wird durch das Halten der Arme in der Waagrechten die Schulter- und Armmuskulatur aktiviert.

Der *Schulteröffner* ergänzt die vorige Übung, indem nach den Drehbewegungen nun die Beweglichkeit von Oberkörper und Nacken nach vorne gefordert ist, die mit einer wohltuenden Dehnung der oberen Rücken- und der Nackenmuskulatur einhergeht.

Der Bewegung folgen führt dazu, dass die Bewegungsweite des Schultergelenks gefordert ist. Ebenso erfolgt durch eine sanfte Drehung des Kopfes seitlich nach oben eine Mobilisation der Nackenmuskulatur, die Verspannungen lösen kann und die Durchblutung verbessert.

Mit der *Nackendehnung* werden die seitliche Nackenmuskulatur und der obere Trapezmuskel angesprochen. Durch seitliches Dehnen wird das Problem angegangen, dass viele Menschen mit leicht hochgezogenen Schultern durch den Tag gehen, was zu einem dauerhaft hohen Muskeltonus in der Nackenmuskulatur und im Schultergürtel führt. Verfestigte muskuläre und fasziale Strukturen in der Schulter-Nacken-Region haben sich epidemisch verbreitet, denn die oberen Trapezmuskeln sind stressanfällig. Man braucht nur an etwas Unangenehmes denken, um dabei unwillkürlich die Schultern hochzuziehen. Auch Emotionen wie etwa Ängste tragen dazu bei, dass die Schultern vermehrt nach oben gezogen werden. Daraus entstehen Fehlhaltungen, sichtbar durch eine nach vorne gebeugte Haltung. Im Übrigen können auch Arbeitsplatzsituationen Schuld an schmerzhaft hochgezogenen Schultern sein, wenn etwa der Schreibtisch zu hoch ist und deshalb ständig mit hochgezogenen Schultern gearbeitet werden muss.

Den Abschluss dieses Programms bildet die *Vorwärtsbeuge im Spreiz* – im Sanskrit Prasarita Padottanasana genannt. Hier kommt es darauf an, diejenigen Körperteile zu entspannen, die in den Übungen zuvor bewusst trainiert wurden. Dabei soll initiiert werden, den Kopf zuerst locker zu bewegen, um ihn dann völlig entspannt hängenzulassen, ebenso den Oberkörper und die Schultern. Die Rückenmuskeln erfahren dabei eine intensive Dehnung. Und die Übung hat eine beruhigende Wirkung auf den Geist.

Drehungen im Stand

| behutsam drehen |

■ Stehen Sie locker und entspannt mit annähernd geschlossenen Beinen. Lassen Sie Ihre Schultern hängen.

■ Heben Sie mit dem Einatmen die Arme seitlich bis auf Schulterhöhe an. Ausatmend drehen Sie den Oberkörper mit ausgebreiteten Armen zu einer Seite, einatmend zur Mitte. Dann entsprechend zur anderen Seite. Der Kopf geht mit den Drehbewegungen des Oberkörpers jeweils mit, sodass Sie gegen Ende der Bewegung über die jeweilige Schulter etwas nach hinten schauen.

■ Wiederholen Sie die Übungsfolge für mehrere Atemzüge. Führen Sie die Drehbewegungen achtsam durch, spüren Sie die sanfte Dehnung im oberen Rücken und im Nacken.

■ Kommen Sie wieder in die Mitte und senken Sie ausatmend die Arme ab. Dann spüren Sie den Empfindungen in der Wirbelsäule nach.

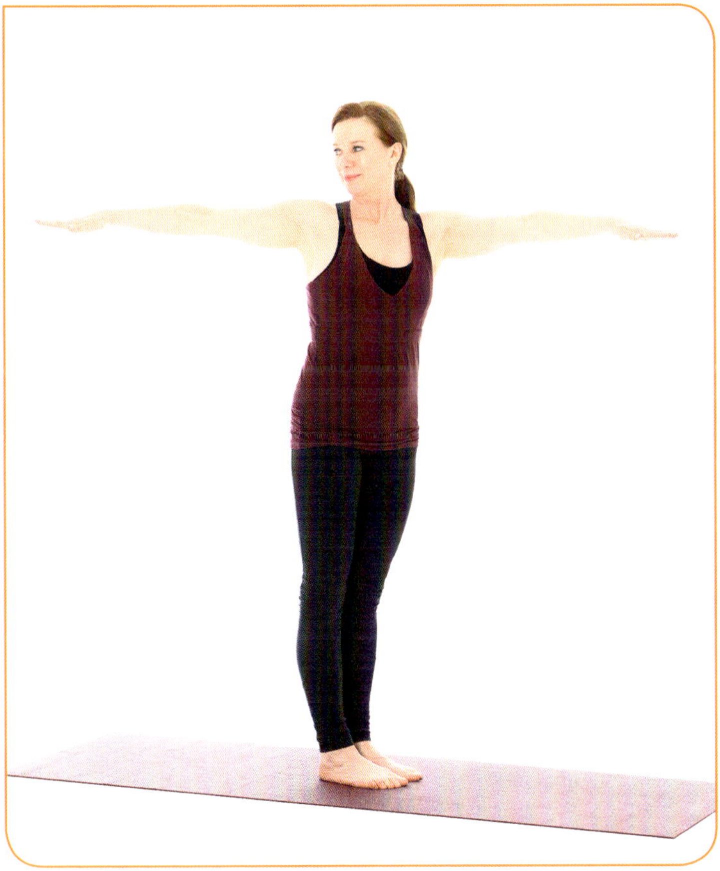

Ausatmend zu einer Seite drehen, einatmend zurück in die Mitte.

Schulteröffner

I geschmeidiger werden I

- Stehen Sie aufrecht mit leicht geöffneten Beinen. Spüren Sie für einige Momente Ihren Atem und die feste Verwurzelung mit der Erde über die Fußsohlen. Wenn Sie möchten, schließen Sie für einige Atemzüge Ihre Augen.

- Öffnen Sie Ihre Augen und breiten Sie die Arme seitlich bis auf Schulterhöhe aus. Winkeln Sie die Arme so an, dass die Finger nach oben zeigen. Ober- und Unterarme bilden ein breites 'U'. Die Daumen zeigen nach hinten, die Handflächen zueinander.

- Nun ziehen Sie einatmend die Schulterblätter zusammen und die Ellbogen leicht nach unten. Ausatmend verschränken Sie Ihre Finger vor der Brust und strecken beide Arme auf Schulterhöhe nach vorn, bis die Arme gestreckt sind.

- Wiederholen Sie den Bewegungsablauf mehrere Male. Einatmend machen Sie das breite 'U', ausatmend die Arme nach vorne strecken.

- Achten Sie darauf, dass Ihre Schultern unten bleiben. Spüren Sie ausatmend, wie sich die Schulterblätter voneinander entfernen. Entspannen Sie mit jeder Ausatmung auch Ihren Nacken und lassen Sie den Kopf vorsichtig nach unten Richtung Brust sinken. Ihr oberer Rücken wird dabei rund.

- Nehmen Sie die Arme wieder nach unten, und spüren Sie im ruhigen Stand den Wirkungen der Übung für mehrere Atemzüge nach. Abschließend schütteln Sie Schultern und Arme zur Lockerung aus.

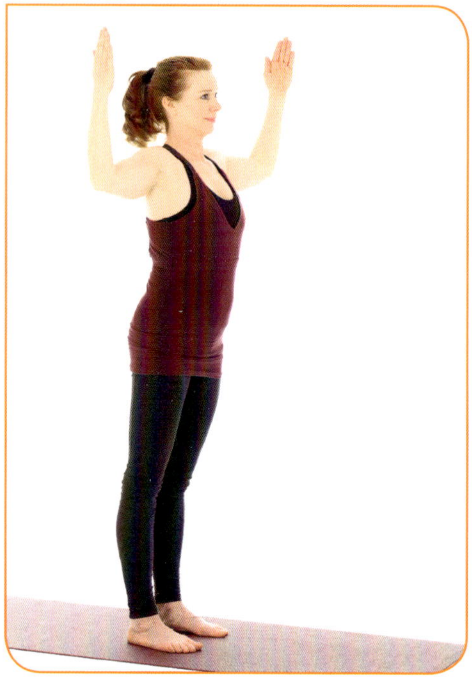

Einatmend ein breites 'U' formen, ausatmend die Arme strecken und den Rücken runden.

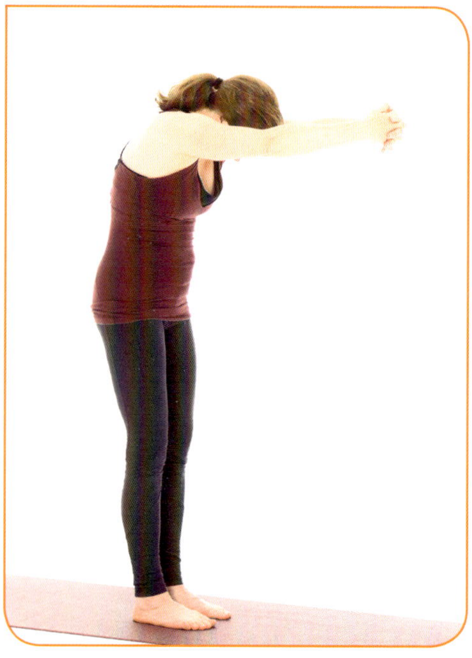

Der Bewegung folgen

I dynamisch zum Ausgleich I

- Stehen Sie locker und lassen Sie den Atem bewusst fließen.

- Bringen Sie nun Ihre rechte Hand mit nach oben gedrehter Handfläche auf Hüfthöhe vor Ihren Körper. Der Ellbogen ist angewinkelt. Schauen Sie in Ihre Handfläche und fixieren Sie Ihren Blick dort.

- Heben Sie mit der Einatmung den rechten Arm nach rechts-oben an und folgen Sie mit Ihrem Blick der Bewegung. Der Rumpf dreht mit. Führen Sie Ihren Arm so weit nach hinten-oben, bis Sie eine sanfte Dehnung im Schulterbereich spüren können.

- Mit der Ausatmung senken Sie den Arm wieder langsam ab. Auch hier folgt Ihr Blick der Hand.

- Wiederholen Sie diese Bewegungsfolge einige Male im eigenen Atemrhythmus.

- Dann führen Sie den kompletten Ablauf auf der linken Seite aus.

- Lenken Sie abschließend im ruhigen Stand die Konzentration bewusst auf den Schulterbereich. Haben Sie Unterschiede zwischen links und rechts wahrgenommen?

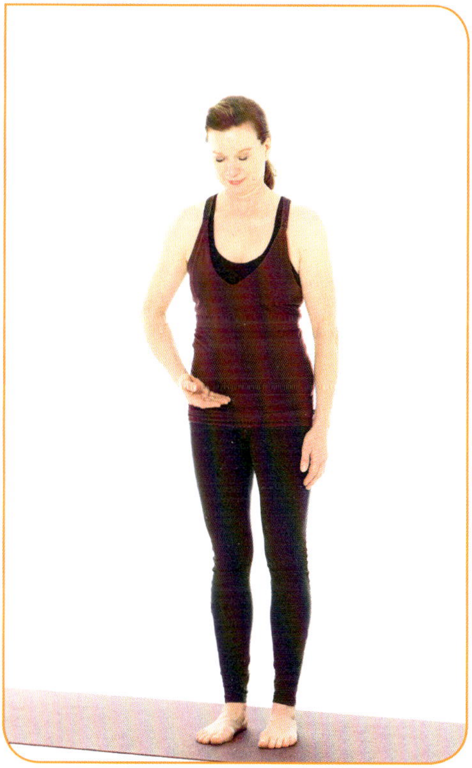

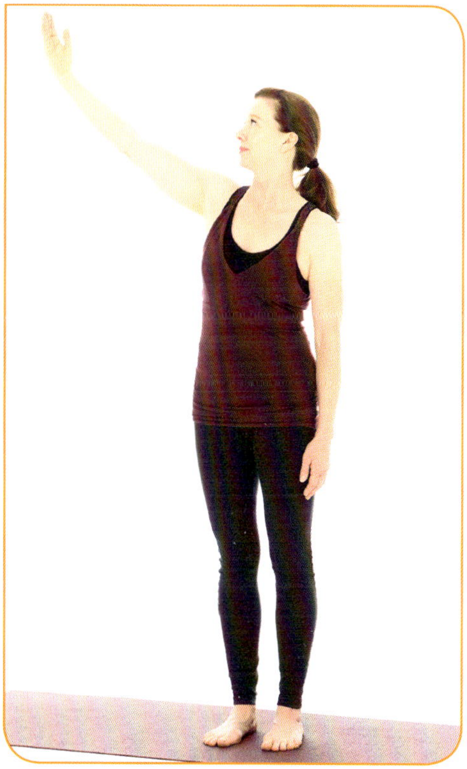

Blick in die Handfläche, Arm einatmend heben, ausatmend senken.

Nackendehnung

| Raum für den Nacken |

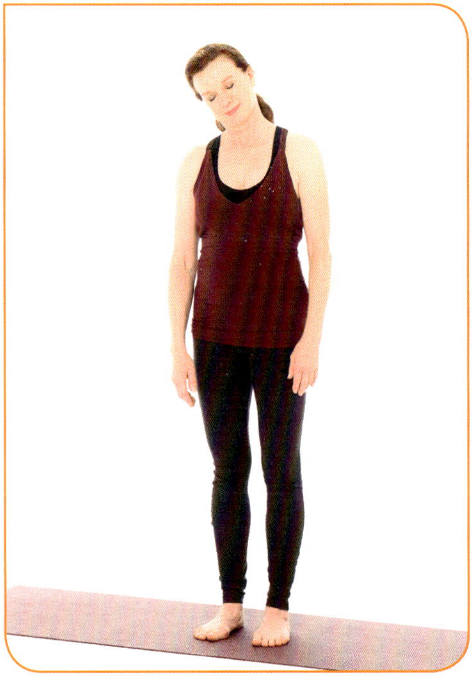

Den Kopf ausatmend zur Seite neigen und die Dehnung spüren.

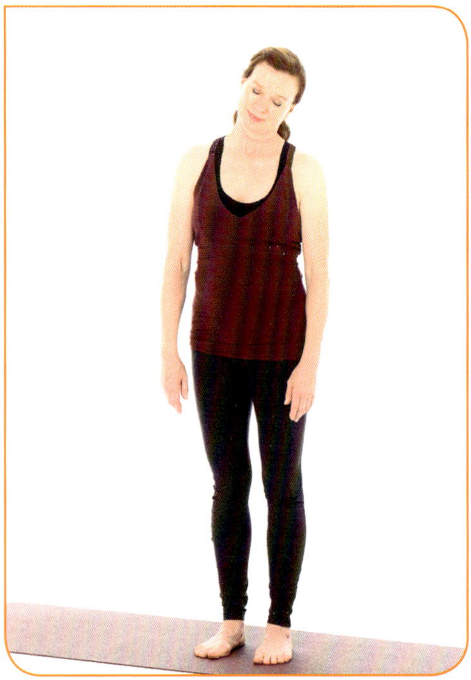

■ Stehen Sie entspannt, und lassen Sie die Arme locker hängen. Atmen Sie gleichmäßig. Versuchen Sie, bei jeder Einatmung durch Streckung der Wirbelsäule bewusst nach oben zu wachsen.

■ Führen Sie die Nackendehnung zuerst dynamisch aus. Ausatmend neigen Sie den Kopf langsam und vorsichtig nach rechts. Einatmend kommen Sie zurück, sodass der Kopf wieder aufgerichtet ist. Dann führen Sie die Übung zur linken Seite aus.

■ Wiederholen Sie jede Seite im Wechsel einige Male. Die Schultern bleiben dabei stets unten, so dass Sie deutlich die Dehnung seitlich im Nacken spüren können. Neigen Sie den Kopf nach beiden Seiten entschleunigt und achtsam. Das rechte Ohr nähert sich behutsam der rechten Schulter an, das linke Ohr der linken Schulter.

■ Kommen Sie nun zum statischen Teil der Nackendehnung. Lassen Sie den geneigten Kopf jetzt für mehrere Atemzüge rechts, dann für mehrerere Atemzüge links. Achten Sie darauf, dass die Schultern entspannt unten bleiben. Vertiefen Sie sich in die Dehnung. Stellen Sie sich vor, Sie atmen in die gedehnte seitliche Halsmuskulatur hinein.

■ Kommen Sie zum Schluss in die Ausgangsstellung zurück. Spüren Sie nach. Konnten Sie einen unterschiedlichen Spannungszustand Ihrer seitlichen Halsmuskulatur feststellen – vielleicht eine unterschiedliche Beweglichkeit?

Vorwärtsbeuge im Spreiz

I Prasarita Padottanasana I

- Sie stehen im Spreizschritt und Ihre Hände sind locker in den Hüften aufgestützt.

- Kommen Sie jetzt mit langgestrecktem Rücken in die Vorwärtsbeuge. Im Lauf der Bewegung können Sie die Knie beugen, um die Spannung in den Beinrückseiten zu entschärfen und den unteren Rücken zu entlasten. Während Sie nach unten kommen, lösen Sie die Hände aus den Hüften und lassen Sie zuerst einfach hängen. Dann verschränken Sie die Unterarme.

- Verweilen Sie mehrere tiefe Atemzüge in der Vorwärtsbeuge im Spreiz. Bewegen Sie den Kopf locker nach links und rechts, vor und zurück, bis Sie das Gefühl haben, er hängt entspannt. Verlagern Sie das Gewicht weiter nach vorne auf die Füße, so dass Sie mehr Druck auf den Fußballen spüren, und strecken Sie behutsam die Beine soweit wie möglich durch.

- Zum Abschluss lassen Sie die Arme wieder nach unten hängen und kommen langsam mit geradem Rücken nach oben. Sie können auch über mehrere Atemzüge nach oben kommen und sich auf den Knien abstützen, wenn Sie Probleme mit dem Kreislauf haben.

- Oben angekommen schließen Sie die Beine wieder und stehen entspannt im aufrechten Stand. Wenn Sie möchten, schließen Sie für ein paar Augenblicke die Augen, und spüren Sie in den Körper hinein. Ö ffnen Sie dann wieder Ihre Augen, und kehren Sie zurück in den Alltag.

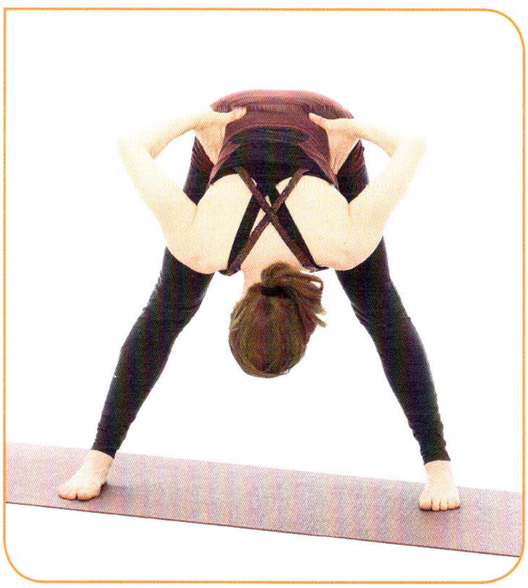

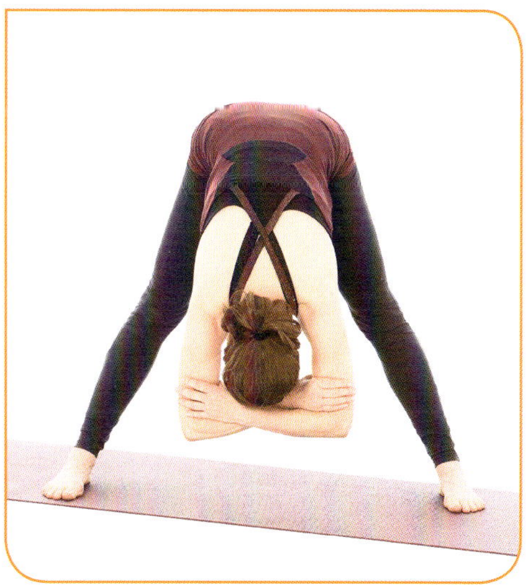

Mit geradem Rücken nach unten kommen, dann die Arme verschränken und den Oberkörper locker hängen lassen.

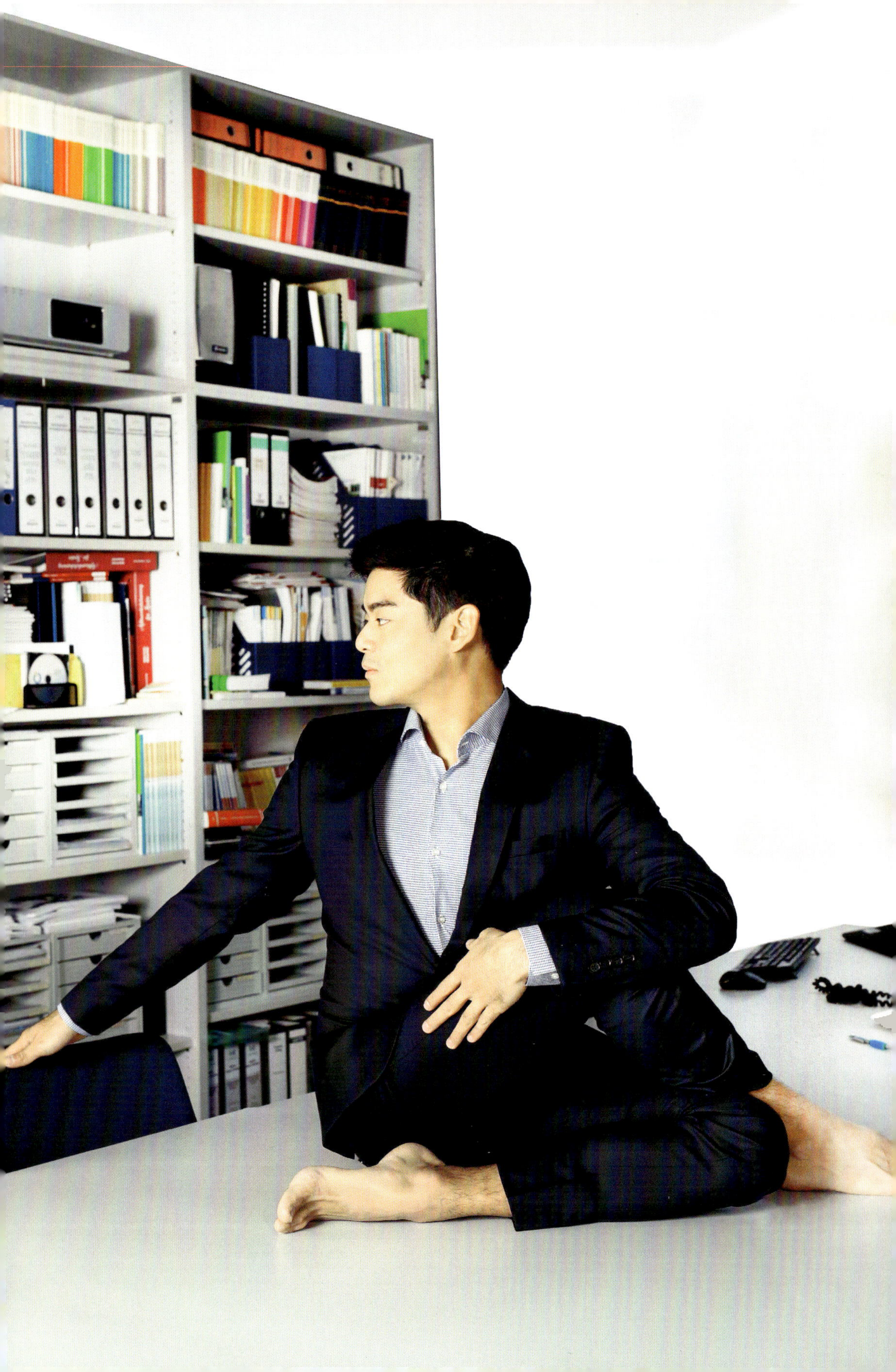

Business-Yoga – Übungen zur Körpermotorik

Koordination schulen

Koordinative Fähigkeiten sind die Grundlage jeder menschlichen Bewegung. Vor allem mit Blick auf Alterungsprozesse ist ein Lebensstil, bei dem koordinative Fähigkeiten regelmäßig geschult werden, ein nachhaltig wirksames Mittel zur Prävention.

Koordination ist ein Sammelbegriff für unterschiedliche Bewegungskompetenzen, die wiederum in Beziehungen zueinander stehen können. Als koordinative Faktoren gelten unter anderen Differenzierungsfähigkeit, Orientierungsfähigkeit, Rhythmisierungsfähigkeit, Reaktionsfähigkeit und Gleichgewichtsfähigkeit. Sie sorgen dafür, dass das zentrale und periphere Nervensystem [ZNS] optimal mit den Sinnesorganen und der Skelettmuskulatur zusammenarbeiten. Koordinative Fähigkeiten stimmen somit jede Bewegungen zeitlich, in Bezug auf die eingesetzte Kraft und den Bewegungsumfang aufeinander ab. Dies führt vor Augen, dass Entwicklung und Erhalt koordinativer Fähigkeiten über die ganze Lebensspanne hinweg unverzichtbar sind. Die Vorteile eines Koordinationstrainings sind immens: Bewegungsabläufe können optimal, weil ökonomischer ausgeführt werden. Und das gilt nicht nur für sportliche Bewegungen, sondern auch für das alltägliche Bewegungshandeln. Deshalb sorgen wirkungsvolle koordinative Übungen mit zunehmendem Alter für mehr Lebensqualität und beugen Verletzungen vor.

Körper in Bewegung benötigen ein großes Repertoire an koordinativen Fertigkeiten in Form differenter Bewegungsmuster. Das wiederum schließt komplexe kognitive Prozesse von Wahrnehmung über Informationsverarbeitung und -speicherung bis hin zur Bewegungssteuerung ein. Mit anderen Worten: Unser Gehirn ist gefordert, um komplexe Bewegunganforderungen in den unterschiedlichsten Situationen bewältigen zu können. Doch auch einfache Bewegungsausführungen, die uns häufig nicht bewusst sind, benötigen gute koordinative Fähigkeiten und das Wissen, wie sie am besten auszuführen sind. Deshalb beginnen unsere Übungen zur Körpermotorik mit etwas Selbstverständlichem, dem richtigen Sitzen.

Zweifellos ist und bleibt längeres und ständiges Sitzen die schlechteste Haltungsposition für den menschlichen Körper. Der Slogan 'Sitzen ist das neue Rauchen', verweist auf Änderungen im Lebensstil. Denn der 'Homo sapiens' hat sich zum 'Homo sedens' entwickelt: Sitzen ist für viele zur zweiten 'Natur' geworden – mit entsprechend degeneriertem Stütz- und Bewegungsapparat, verstärkt durch falsches Sitzen. Umso mehr kommt es darauf an, richtig sitzen zu können und die Gesundheit durch dauerhafte Fehlsitzhaltungen nicht zu gefährden. Sitzen ist immer ein Kompromiss und aufgrund der unterschiedlichen Körperstatur letztlich auch immer individuell. Allerdings gibt

> **Ziele der Programme**
>
> - verschiedene Körperteile gezielt miteinander koordinieren
> - Bewusstheit für die richtige Sitzhaltung schaffen
> - Ausgleichs- und Entlastungsübungen für langes Sitzen erlernen

es ein paar Grundsätze des physiologisch richtigen Sitzens, die Sie verinnerlichen sollten.

Richtiges Sitzen ist koordinativ durchaus anspruchsvoll und bedeutet zunächst einmal, vier rechte Winkel zu berücksichtigen, nämlich [1] von Fuß zu Unterschenkel, [2] von Unterschenkel zu Oberschenkel, [3] von Oberschenkel zu Beckengürtel und [4] wenn möglich auch von Hals zu Kinn. Auf die Körpersegmente bezogen, kann eine aufrechte Sitzhaltung wie folgt beschrieben werden: [1] Die Sohlen berühren flächig den Boden. [2] Eine Kniebeugung von 90 Grad ist erforderlich, um die Blutzirkulation nicht einzuschränken und das Becken zu stützen. [3] Die Beckenstellung sollte neutral sein und ist notwendig, damit sich die Wirbelsäule aufrichten kann. [4] Auf die physiologische Lendenlordose ist zu achten. Dies bedeutet, dass aus dem Becken heraus die Lendenwirbelsäule nach vorne gekrümmt sein muss, damit der Oberkörper in eine natürlich aufrechte und entspannte Lage kommen kann. [5] Ein gehobenes Brustbein mit dynamischer Streckung des Thorax ist erforderlich. Zusammen mit der Lendenlordose wird damit die Aufrichtung des Oberkörpers verstärkt. [6] Der Schultergürtel sollte entspannt auf dem Thorax liegen. [7] Der Kopf ist in Verlängerung der Körperlängsachse mit Blick zum Horizont zu halten. So stabilisiert er die Aufrichtung des Oberkörpers.

Die Zielsetzungen der beiden Business-Yoga-Programme sind im Überblick der Infotafel zu entnehmen und können wie folgt zusammengefasst werden:

- Die Übungen zum richtigen Sitzen dienen dazu, Fehlhaltungen zu unterbrechen und sich feinkoordinativ immer wieder neu justieren zu können.

- Viele Übungen sind koordinative Basisübungen. Zwischendurch in den Alltag integriert, können sie vielerlei Zwecken dienlich sein, etwa als Unterbrechung von Sitzzeiten oder Lockerung und Entspannung des gesamten Körpers nach anstrengenden geistigen und körperlichen Tätigkeiten.

> **Tipps**
>
> - Die dynamischen Übungen zunächst bewusst langsam ausführen. Schneller werden, wenn es gut klappt und die Bewegungen kontrolliert ausgeführt werden können.
>
> - Bei den Schwungbewegungen die Beweglichkeitsgrenzen beachten.
>
> - Die koordinative Schulung wird intensiver, wenn Sie die Augen schließen. Dieses Sinnesorgan nimmt nämlich für die Feinkoordination wichtige Informationen auf.
>
> - Die Übungen eignen sich hervorragend dazu, sie aus dem Programm herauszunehmen und immer mal wieder gezielt einzeln in den Alltag einzustreuen.

Übungen für das Büro

Fünf Übungen unterstützen dabei, die Sitzhaltung zu verbessern. Wir empfehlen, zunächst die Übungen im vorgeschlagenen Ablauf als Programm durchzuführen. Gelernt wird, knöcherne und muskuläre Strukturen, die für eine aufrechte Sitzhaltung wichtig sind, wahrzunehmen, zu mobilisieren und zu trainieren. Danach können die Übungen einzeln am Schreibtisch oder in sonstigen Sitzpositionen eingesetzt werden.

Übungen	Dauer 11 Min.
Beckenkippe	bis 3 Min.
Beckenschaukel	bis 2 Min.
Corespannung	bis 2 Min.
Oberkörperpendel	bis 2 Min.
Stuhlrollen	bis 2 Min.

Die *Beckenkippe* mit ihren Kippbewegungen nach vorne und hinten bringt das Becken in Bewegung und mobilisiert die Lendenwirbelsäule. Zugleich wird die Beckenkoordination, die für eine gute Körperhaltung unabdingbar ist, geschult. Dies ist vor allem darauf zurückzuführen, dass mithilfe dieser Übung die knöchernen Strukturen des Beckens erspürt werden können. Damit lässt sich die Wahrnehmung für diejenige Stellung des Beckens im Sitzen verfeinern, die den Oberkörper mühelos aufrichten lässt und so den Grundstein für eine bewusste, aufrechte Haltung legt.

Auch die *Beckenschaukel* – nun mit seitlichen Kippbewegungen – eignet sich sehr gut, um die Wahrnehmung für die Körpermitte zu sensibilisieren. Sie macht geschmeidig und sorgt für eine gute Durchblutung, denn der Stoffwechsel im Bereich der Bandscheiben und Knorpelflächen wird angeregt. Gemeinsam mit der Beckenkippe dient diese Übung dazu, die das Becken stabilisierende Muskulatur zu trainieren und eine ausgeglichene Stellung des Beckens zu unterstützen. Denn die Auswirkungen eines falsch verspannten Beckens sind enorm. So führt ein schiefes Becken zu einer schiefen Wirbelsäule, Rückenprobleme sind die Folge.

Die *Corespannung* sensibilisiert für die Grundspannung der Bauch-, Beckenboden- und Rückenmuskulatur. Gleichzeitig wird die den Rumpf stützende Muskulatur trainiert. Sie bildet das Muskelkorsett für eine aufrechte Körperhaltung.

Nach dem Aufbau der Körperspannung leitet das *Oberkörperpendel* dazu an, die Körperspannung in verschiedenen Positionen und auch in Bewegung beizubehalten.

Das *Stuhlrollen* führt zur Entspannung des Beckens. Das Erspüren der Sitzbeinhöcker wird verbessert. Die tiefere beiderseits der Wirbelsäule liegende Rückenmuskulatur wird aktiviert und die flexible Aufrichtung der Wirbelsäule bei gleichzeitiger Aktivierung der Streckreflexe und der Entlastung der willentlich gesteuerten Oberflächenmuskulatur gefördert. Schließlich wird das Ausbalancieren einer individuell besseren Sitzhaltung trainiert.

Beckenkippe

| Lendenwirbelsäule mobilisieren |

■ Setzen Sie sich in aufrechter Haltung auf das vordere Drittel eines Stuhls. Wählen Sie die Stuhlhöhe so, dass sich die Knie etwas unter der Hüfte befinden. Die Füße sollten etwas mehr als hüftbreit auseinander stehen, die Knie können etwas nach außen zeigen, und die Fersen befinden sich unter den Kniekehlen. Legen Sie die Hände auf den Oberschenkeln ab oder stützen Sie sie seitlich in die Hüften auf Höhe des Beckenkamms.

■ Schließen Sie die Augen und konzentrieren Sie sich auf Ihr Becken. Versuchen Sie, mehrere Male gleichmäßig in den Bauch zu atmen statt in den Brustkorb.

■ Stellen Sie sich nun Ihr Becken als eine mit Wasser gefüllte Schale vor. Einatmend kippen Sie das Becken nach vorne und 'schütten Wasser aus'. Ausatmend kippen Sie in die andere Richtung und 'schwenken das Wasser nach hinten'.

■ Spüren Sie, dass beim Nach-vorne-kippen Ihr unterer Rücken in ein leichtes Hohlkreuz gerät. Und beim Nach-hinten-kippen wird der Lendenwirbelbereich rund. Führen Sie die Kippbewegungen bewusst und langsam durch.

■ Setzen Sie sich zum Abschluss aufrecht hin und spüren Sie in Ihr Becken hinein.

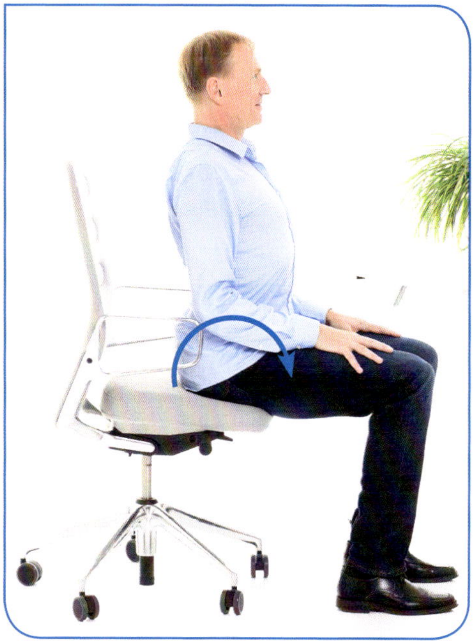

Einatmend das Becken nach vorne kippen.

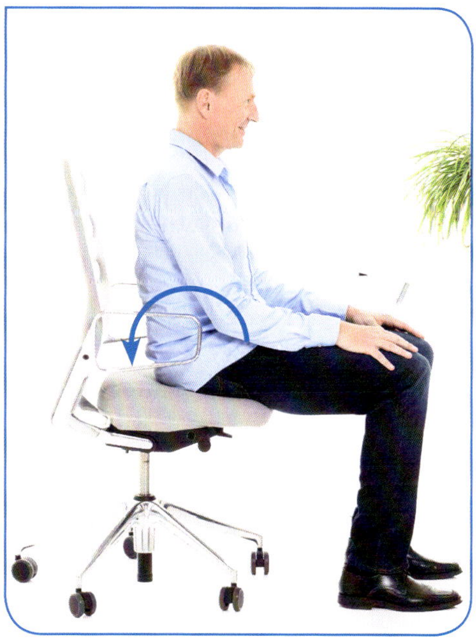

Ausatmend das Becken nach hinten kippen.

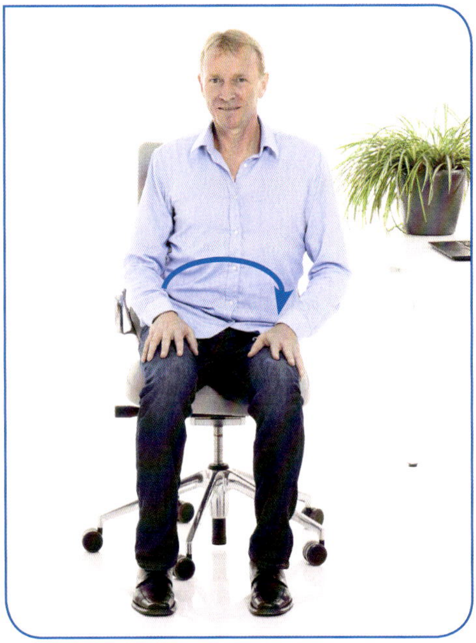

Wie bei einer Schaukelbewegung abwechselnd und im fließenden Rhythmus das Becken seitlich anheben.

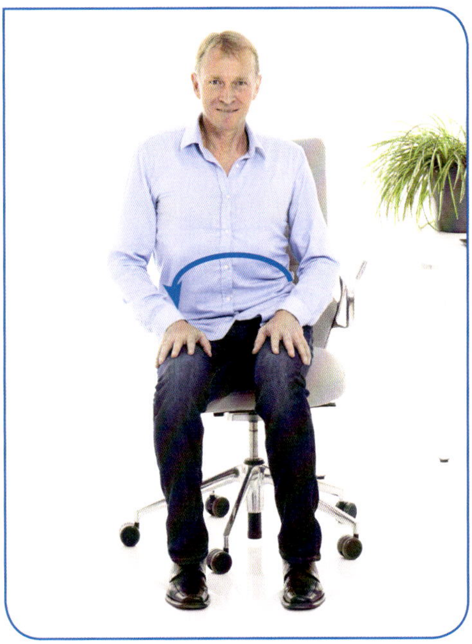

Beckenschaukel

I geschmeidig werden I

- Sie sitzen in aufrechter Haltung auf dem vorderen Drittel einer Stuhlfläche.
- Richten Sie Ihre Aufmerksamkeit auf den Lendenwirbelbereich.
- Verlagern Sie nun das Gewicht auf die linke Gesäßhälfte, sodass sich die rechte Beckenseite leicht anhebt.
- Halten Sie diese Position für einen tiefen Atemzug.
- Verlagern Sie jetzt das Gewicht auf die andere Seite. Auch hier die Position halten und einen tiefen Atemzug nehmen.
- Führen Sie nun eine Schaukelbewegung mit Ihrem Becken durch. Einatmend auf die eine Seite, ausatmend auf die andere Seite. Machen Sie dies gleichmäßig und fließend.
- Denken Sie daran, dass die Bewegung aus dem Becken heraus kommt, nicht aus dem Oberkörper, denn dieser bewegt sich nur leicht mit.
- Zuletzt führen Sie die Schaukelbewegung mit leicht nach hinten geneigtem Oberkörper durch. So beanspruchen Sie zusätzlich Ihre Bauchmuskulatur. Bleiben Sie dabei aufrecht und vermeiden Sie ein Hohlkreuz.
- Spüren Sie der Becken-Bewegung nach.

Corespannung

I Muskeltonus wahrnehmen I

■ Sie sitzen in aufrechter Haltung auf dem vorderen Drittel einer Stuhlfläche.

■ Lenken Sie Ihre Aufmerksamkeit auf Ihre beiden Sitzbeinhöcker. Setzen Sie sich so, dass Ihr Gewicht auf dem vorderen Bereich der Sitzbeinhöcker liegt.

■ Spannen Sie die Muskelplatte zwischen dem rechten und dem linken Sitzbein an – hier befindet sich Ihr Beckenboden. Stellen Sie sich vor, dass sich die beiden Knochen annähern. Ihr Beckenboden hebt sich.

■ Versuchen Sie, die Spannung über mehrere Atemzüge zu halten.

■ Anschließend lösen Sie die Spannung und machen eine kurze Pause.

■ Nun spannen Sie die Bauchdecke an. Durch die Muskelspannung wird der Bauchnabel nach innen gezogen.

■ Atmen Sie über mehrere Atemzüge fließend weiter. Halten Sie die Bauchspannung während des Ein- und Ausatmens aufrecht.

■ Behalten Sie Ihre Bauchspannung weiter bei, und spannen Sie zusätzlich den Beckenboden an. Behalten Sie diese Corespannung über mehrere Atemzüge bei.

■ Nun lassen Sie ausatmend alle Spannung los. Schließen Sie die Augen, und spüren Sie nach. Konnten Sie feststellen, dass die Wirbelsäule durch die Bauch- und Beckenbodenspannung aufgerichtet und auch die Rückenmuskulatur aktiviert wird?

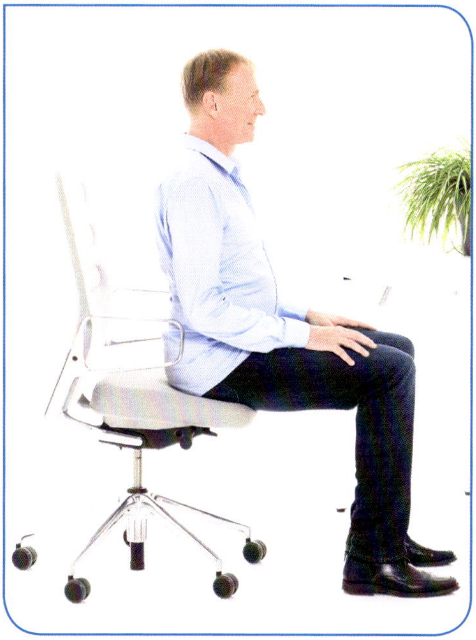

Zuerst den Beckenboden anspannen, dann die Bauchdecke, dann beides zusammen.

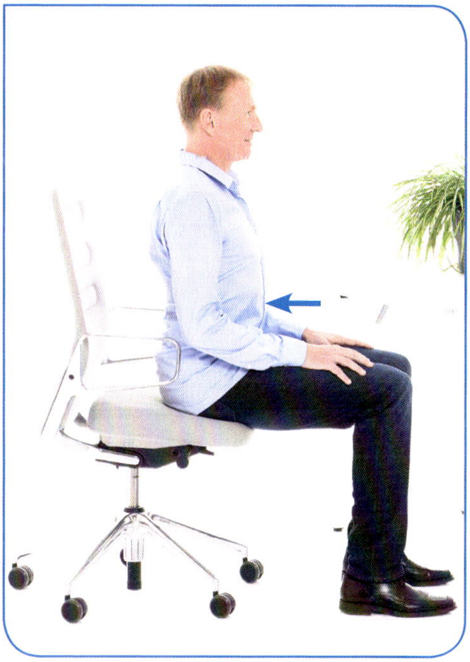

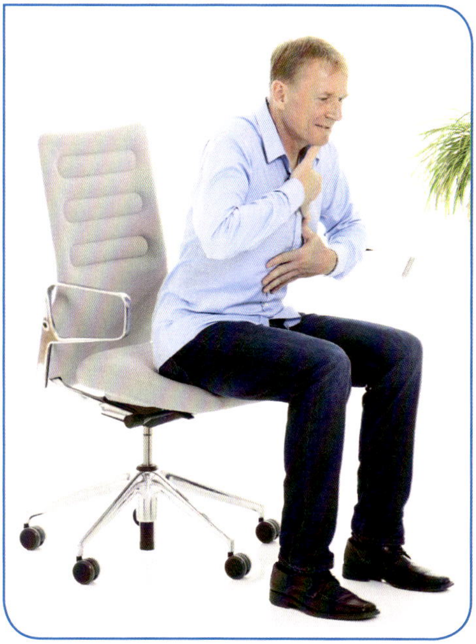

Zuerst nach vorne, dann nach hinten neigen, ohne dass sich die Abstände zwischen den Fingern verändern.

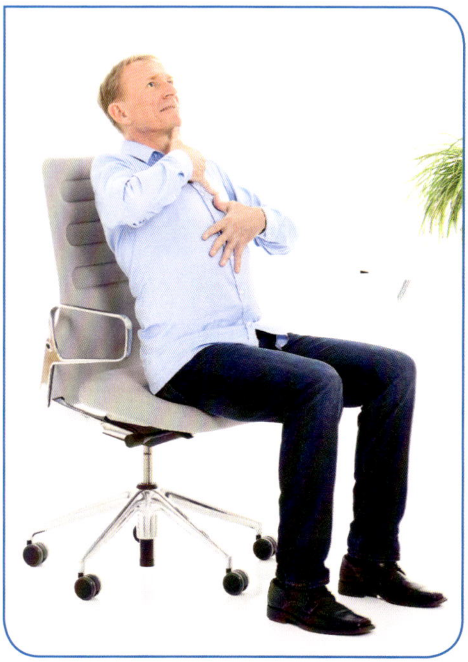

Oberkörperpendel

I in Bewegung aufrecht bleiben I

■ Sie sitzen in aufrechter Haltung auf dem vorderen Drittel einer Stuhlfläche.

■ Legen Sie den Daumen der linken Hand an das Kinn und den kleinen Finger auf das Brustbein. Dieser wird vom Daumen der rechten Hand berührt. Wenn Sie nun die rechte Hand spreizen, kommen Sie mit dem rechten kleinen Finger fast bis zu Ihrem Bauchnabel.

■ Neigen Sie nun den Oberkörper nach vorne, ohne dass sich die Abstände zwischen Ihren Fingern verändern. Denn Ihr Oberkörper bleibt gestreckt. Verharren Sie mehrere Atemzüge in dieser Position und spüren Sie in Ihre angespannte Rückenmuskulatur hinein.

■ Neigen Sie nun den Oberkörper nach hinten, ohne dass sich auch hier die Abstände zwischen Ihren Fingern verändern. Verharren Sie mehrere Atemzüge in dieser Position und spüren Sie in Ihre angespannte Bauch- und Brustmuskulatur hinein.

■ Kommen Sie in die mittlere Lage zurück. Dann legen Sie Ihre Unterarme überkreuzt auf Ihren Brustkorb. Pendeln Sie jetzt Ihren Oberkörper einatmend nach hinten und ausatmend nach vorne. Achten Sie darauf, dass Ihr Oberkörper auch in Bewegung gestreckt bleibt. Wiederholen Sie diese Bewegung über einige Atemzüge. Versuchen Sie, die Bewegung so langsam durchzuführen, dass Sie an jedem Punkt anhalten könnten.

■ Zum Abschluss schließen Sie die Augen, und spüren Sie nach, wie Sie die Muskulatur der Körpervorderseite und der Körperrückseite im Wechsel angespannt haben.

Stuhlrollen

| Sitzhaltung ausbalancieren |

■ Sie sitzen in aufrechter Haltung auf dem vorderen Drittel einer Stuhlfläche. Ihre Füße stellen Sie nebeneinander auf den Boden. Fühlen Sie, wie Ihr Gesäß auf den Stuhl drückt. Können Sie Ihre Kleidung spüren?

■ Nun fühlen Sie in Ihre Pobacken hinein. Schaukeln Sie ein wenig nach rechts und links. Spüren Sie Ihre zwei Sitzhöcker, die auf die Stuhlfläche drücken?

■ Jetzt rollen Sie langsam nach vorne und hinten. Den Oberkörper nehmen Sie bei der Bewegung nach vorne und hinten mit. Spüren Sie, wie Ihre Sitzhöcker auf dem Stuhl rollen? Wie weit können Sie nach vorne oder nach hinten schaukeln?

■ Rollen Sie weiter, und lenken Sie die Aufmerksamkeit auf Ihren Rücken: Fühlen Sie, was mit Ihrem Rücken passiert, wenn Sie mit dem Oberkörper nach vorne und nach hinten gehen.

■ Jetzt werden Sie immer langsamer. Pendeln Sie sich dabei auf Ihre Mitte ein, wo Sie gut sitzen. Dort halten Sie inne.

■ Versuchen Sie, entspannt zu sitzen. Werden Sie noch etwas größer, indem Sie Ihr Becken etwas nach vorne kippen, sodass sich Ihr Kopf ein klein wenig in Richtung Decke schiebt.

■ Spüren Sie abschließend in Ihren gesamten Rücken hinein, der aufrecht, aber entspannt sein sollte.

■ Halten Sie diese Position für mehrere tiefe Atemzüge.

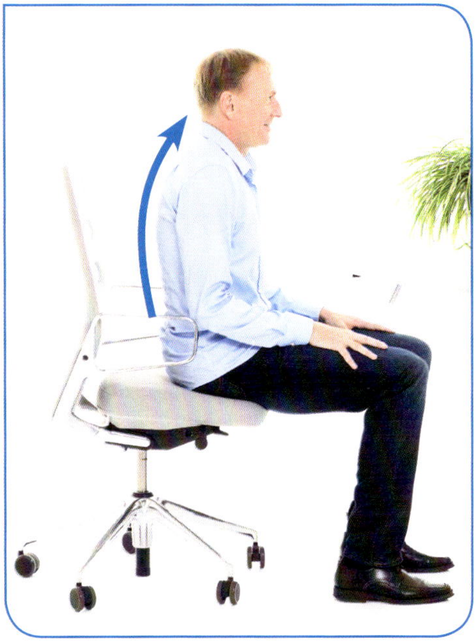

Langsam nach vorne und hinten rollen. Dabei den Oberkörper bei der Bewegung nach vorne und hinten mitnehmen.

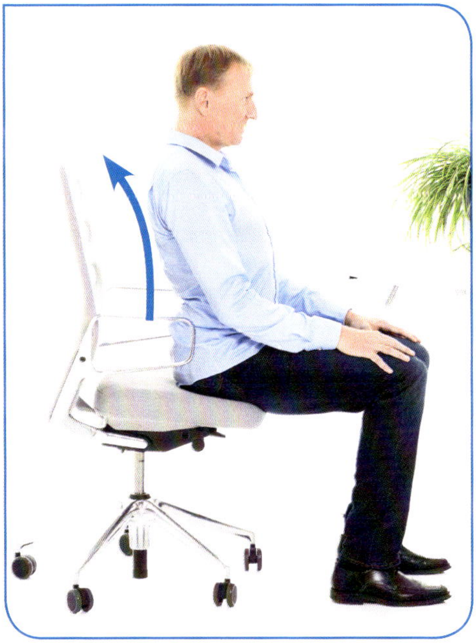

Übungen für das Homeoffice

Die fünf Koordinationsübungen tragen dazu bei, das Zusammenspiel verschiedener Körperpartien bewusst zu machen. Zugleich werden wichtige, zur Verspannung neigende Körperteile mobilisiert und gelockert.

Zunächst wird der Hüftbereich durch das *Breath Walking* mobilisiert und die Beweglichkeit verbessert. Je schwungvoller die Schrittfolge, desto mehr wird die Kraft auch in den Beinen gefordert. Und da mit den Beinen große Muskelgruppen aktiviert werden, wird auch das Herz-Kreislauf-System und somit die aerobe Leistungsfähigkeit angesprochen. Koordinativ ist die untere Körperhälfte aktiv, wobei die Bewegung mit zunehmender Dynamik rhythmischer wird.

Anschließend sorgt das *Schwungvoll drehen* für die Mobilisation der Schultern und des Brustkorbs. Dabei soll die Bewegung zunächst langsam und bewusst ausgeführt werden. Dann wird in beide Richtungen rhythmisch schneller und schneller gedreht.

Nach der Drehung des Oberkörpers in der vorherigen Übung wird durch das *Oberkörper schwingen* und das damit verbundene Pendeln der Arme die Drehung intensiviert. Dies lockert und entspannt zusätzlich den Beckenbereich. Der Oberkörper wird bei behutsamer Steigerung der Drehgeschwindigkeit an seine Beweglichkeitsgrenze herangeführt. Die Rotation erfolgt von der Lendenwirbelsäule über die Rotation der Brustwirbelsäule bis hin zu den Schultern, sodass der Rotationswinkel von der Hüfte zu den Schultern bis zu 90 Grad betragen kann.

Übungen	Dauer 10 Min.
Breath-Walking	bis 2 Min.
Schwungvoll drehen	bis 2 Min.
Oberkörper schwingen	bis 2 Min.
Arme hoch und runter	bis 2 Min.
Hand kreisen	bis 2 Min.

Nach den Stehübungen wird die Übung *Arme hoch und runter* im Fersensitz durchgeführt. Dies bewirkt, dass die Oberkörperstreckung beim Hochnehmen der Arme intensiv erfahren wird.

Koordination bedeutet physiologisch das Zusammenwirken von Zentralnervensystem und Skelettmuskulatur bei Bewegungen. Teilbewegungen des Körpers werden harmonisch und rhythmisch in eine Gesamtbewegung integriert. Aus diesem Grund werden bevorzugt Übungen angeboten, in denen größere Körperteile zusammenwirken. Koordinationsübungen für kleinere Körperteile werden hingegen vernachlässigt. Deshalb wird dieses Programm mit dem *Hand kreisen* abgeschlossen. Die entspannende koordinative Übung für Unterarme und Hände trainiert mit den kreisenden Bewegungen die Bewegungspräzision. Die Handgelenke werden mobilisiert, was insbesondere für Menschen wichtig ist, die viel am Computer arbeiten. Schließlich werden Konzentration und Achtsamkeit beispielhaft auf kleinere und für den Alltag sehr wichtige Körperteile gelenkt.

Breath-Walking

I aufwärmen und mobilisieren I

■ Stellen Sie sich locker und aufrecht hin. Einatmend machen Sie mit einem Bein einen Schritt nach vorne und beugen dabei das vordere Knie. Ausatmend führen Sie das Bein wieder zurück. Wiederholen Sie diesen Schritt nach vorne mehrmals mit dem gleichen Bein.

■ Mit jeder Wiederholung verlagern Sie das Gewicht mehr auf den vorderen Fuß. Das vordere Bein wird mehr und mehr gebeugt und mit der Hüfte gehen Sie immer weiter nach unten. Stellen Sie sich vor, Sie wollten entschlossen nach vorne auf jemanden zugehen, wobei Sie sich selbst stoppen, bevor der nächste Schritt getan wird.

■ Werden Sie nun schwungvoller, und heben Sie dabei mit der Ferse des hinteren Fuß vom Boden ab. Spüren Sie in den sich entwickelnden Rhythmus hinein.

■ Wechseln Sie nach einer Minute das Bein und wiederholen Sie die Schrittfolge auf der Stelle etwa gleich lang mit dem anderen Bein.

■ Stellen Sie sich zum Schluss wieder aufrecht hin und spüren Sie in das Becken hinein. Können Sie eine leichte Erwärmung spüren?

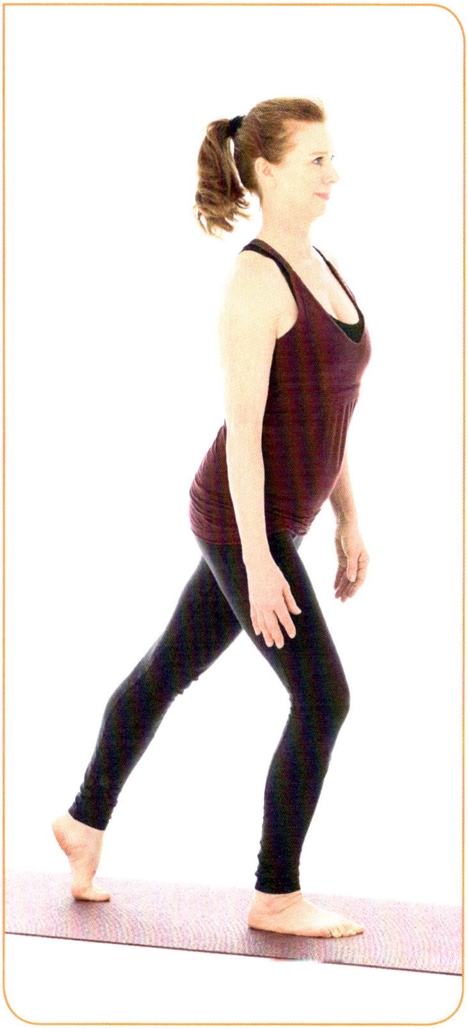

Ein Schritt nach vorne gehen und wieder zurück.

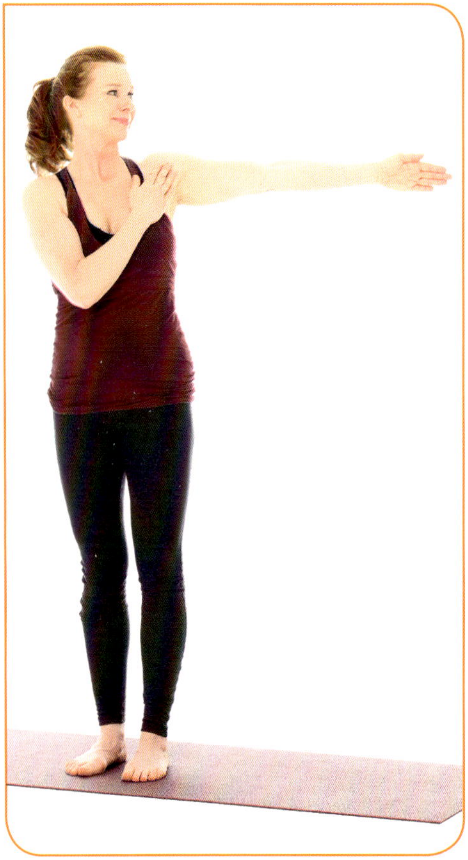

Zu jeder Seite ausatmend drehen.

Schwungvoll drehen

I Brustkorb und Schultern lockern I

■ Stehen Sie aufrecht. Strecken Sie die Arme nach vorne aus, und bringen Sie die Handflächen zusammen.

■ Einatmend bewegen Sie den linken Arm nach außen, während Sie mit der rechten Hand an der Innenseite des linken Arms entlang streichen bis hin zur linken Schulter. Ausatmend führen Sie den linken Arm wieder zur Mitte zurück, während die rechte Hand an der Innenseite des linken Arms wieder nach vorne geht, bis die Hände zusammengeführt sind und die Handflächen wieder aufeinanderliegen. Der Kopf folgt der Bewegung.

■ Jetzt führen Sie den Bewegungsablauf zur anderen Seite durch. Machen Sie anfangs eine kleine Pause, wenn Sie die Arme und Hände vor dem Körper in der Mitte zusammengeführt haben. Dann erfolgt der Schwung konzentriert in die andere Richtung.

■ Wiederholen Sie den Ablauf mehrmals. Mit der Zeit werden Sie schneller. Die Arme schwingen jetzt ohne Unterbrechung in einer Bewegung von links nach rechts und von rechts nach links. Der Kopf dreht jeweils mit. Im Schwung können Sie die Knie leicht beugen. Lassen Sie den Atem genüsslich fließen.

■ Werden Sie wieder langsamer und kommen Sie schließlich zum entspannten Stehen mit nach unten hängenden Armen. Spüren Sie den Wirkungen des Programms nach. Beobachten Sie dafür vor allem die Region des Bauchs, Beckens und unteren Rückens. Vielleicht breitet sich ein wohltuendes Wärmeempfinden durch die erhöhte Blutzirkulation aus.

Oberkörper schwingen

I drehend lockern I

- Öffnen Sie Ihre Füße etwas weiter als hüftbreit, und stehen Sie stabil. Lassen Sie die Arme locker hängen, und spüren Sie den Kontakt der Fußsohlen zum Boden.

- Aktivieren Sie Ihre Beine, indem Sie die Muskeln in Füßen und Beinen anspannen. Beginnen Sie, die Arme mehrere Male im Wechsel um Ihren Körper zu schwingen. Der Rumpf macht zunächst nur kleine Drehbewegungen. Zum Ende jeder Drehbewegung schaut auch der Kopf zur Schulter hin. Bleiben Sie in den Schultern und Armen so locker wie möglich.

- Vergrößern Sie die Drehbewegungen, indem Sie diese durch das Schwingen der Arme verstärken. Bleiben Sie mit den Füßen weiterhin fest mit der Unterlage verhaftet. Spüren Sie die wohltuenden Drehbewegungen in der Wirbelsäule, aber übertreiben Sie nicht, indem Sie locker bleiben und Ihre Dehngrenzen nicht überschreiten.

- Schwingen Sie zum Abschluss locker aus, pendeln Sie noch einige Male nach links und rechts. Kommen Sie dann zum Stillstand, und schließen Sie die Beine wieder etwas.

- Schließen Sie die Augen. Spüren Sie in die beanspruchten Körperregionen hinein: Wie fühlen sich Beine, Becken, Oberkörper und Nacken an? Lenken Sie Ihre Aufmerksamkeit auf den Herzraum. Spüren Sie, wie die Einatmung den Brustkorb ausdehnt. Spüren Sie die Weite und Offenheit auch im Schulter- und Halsbereich. Dann öffnen Sie wieder Ihre Augen.

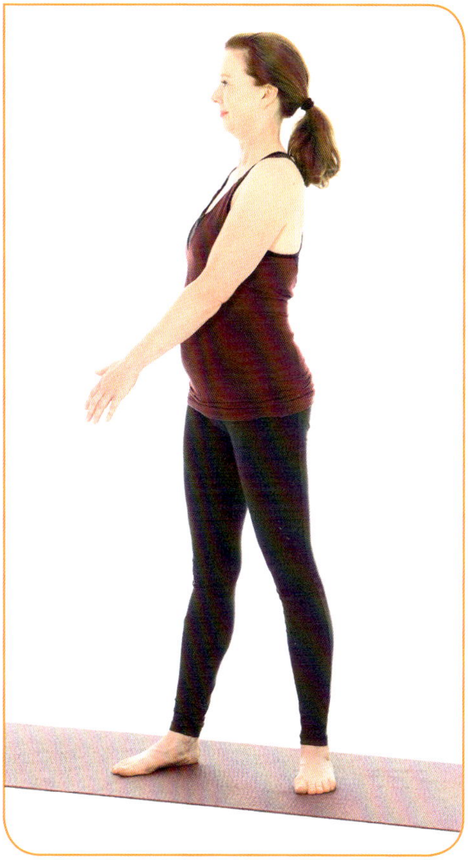

Stabil stehen und beim Drehen locker bleiben.

Arme hoch und runter

| Oberkörper aufrichten |

■ Kommen Sie in den Fersensitz, und lassen Sie die Arme locker seitlich nach unten hängen. Konzentrieren Sie sich auf den Atemfluss. Wenn Sie wollen, können Sie eine gefaltete Decke zwischen Unter- und Oberschenkel legen, dann fühlt sich dieser Sitz bequemer an.

■ Mit der nächsten Einatmung heben Sie die Arme seitlich über den Kopf, bis die Handflächen etwas geöffnet zueinander zeigen. Ausatmend führen Sie die Arme wieder seitlich nach unten. Wiederholen Sie die Armbewegung mehrmals.

■ Heben Sie auch leicht den Kopf, wenn Sie die Arme nach oben führen, und senken Sie das Kinn, wenn Sie sie nach unten bringen. Das mobilisiert zusätzlich Ihre Halswirbelsäule.

■ Spüren Sie mit jeder Einatmung die Streckung der Arme, Schultern und Flanken. Spüren Sie mit jeder Ausatmung die Lockerung.

■ Kommen Sie abschließend aus dem Fersensitz heraus. Setzen Sie sich dazu neben die Fersen, und strecken Sie die Beine nach vorne aus. Lockern Sie Ihre Beine, indem Sie Oberschenkel, Unterschenkel und Fußgelenke ausschütteln. So lösen Sie die Spannungen aus dem Fersensitz oder wecken ein 'eingeschlafenes' Bein wieder auf.

Einatmend die Arme seitlich über den Kopf bringen, ausatmend wieder seitlich nach unten führen. Dabei den Kopf leicht heben und senken.

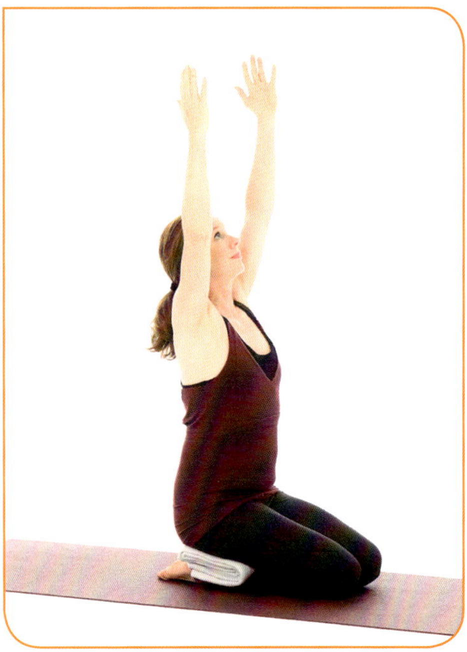

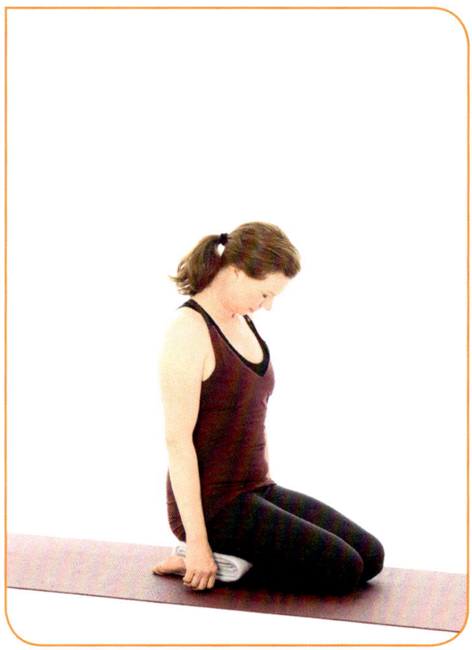

Hand kreisen

I drehend lockern I

■ Kommen Sie in die Rückenlage, und stellen Sie die Beine mit leicht geöffneten Füßen auf.

■ Falten Sie Ihre Hände wie zum Gebet vor dem Körper etwa auf Brusthöhe. Die Finger greifen ineinander. Machen Sie kreisende Bewegungen in beide Richtungen. Ihre Handgelenke werden so gebeugt, gestreckt und gelockert. Wechseln Sie mehrmals die Richtung.

■ Führen Sie die Bewegungen achtsam durch – mit sanftem Druck und in gemäßigtem Tempo.

■ Lassen Sie während der ganzen Zeit den Atem gleichmäßig fließen und das Gesicht entspannt.

■ Lösen Sie die Haltung, indem Sie beide Beine auf der Unterlage ausstrecken und Arme und Hände seitlich am Körper ablegen. Entspannen Sie.

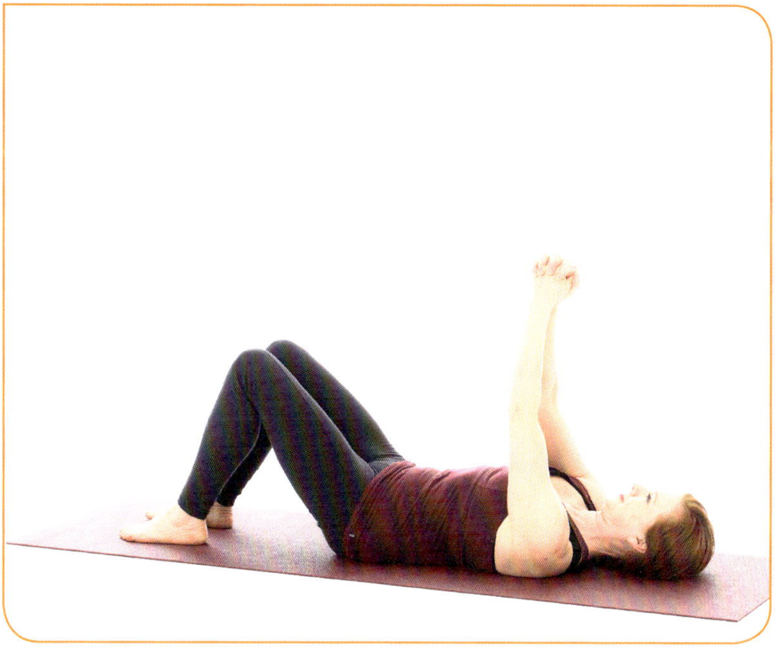

In der Rückenlage die Handgelenke kreisen.

Gleichgewicht steuern

Ein gut geschulter Gleichgewichtssinn verbessert nicht nur die Konzentration, er leistet auch einen unerlässlichen Beitrag für das alltägliche Gehen und Stehen. Mit zunehmendem Alter hilft ein gut gesteuertes Gleichgewicht, Unfällen und Stürzen im Alltag vorzubeugen.

Unser Business-Yoga will die Gleichgewichtsfähigkeit erhalten und verbessern helfen, da diese für jegliches menschliche Bewegungshandeln grundlegend ist. Schließlich ist der Mensch das einzige bipedale 'Säugetier', also auf zwei Beinen stehend und sich fortbewegend. Der folglich aufrechte Gang ergibt eine vergleichsweise kleine Standfläche, nämlich die der Füße, und bewirkt einen höheren Körperschwerpunkt als bei vierbeinigen Säugetieren.

Physikalisch kann Gleichgewicht als ein mechanischer Zustand definiert werden, in dem sich alle an einem Körper angreifenden Kräfte gegenseitig aufheben, das heißt, dass die Resultierende aller Kräfte gleich null ist. Man stelle sich eine Waage vor, mit der Gewichte ausbalanciert werden, bis die Waage zum Stillstand kommt, wenn sich auf beiden Seiten das exakt gleiche Gewicht befindet. Wie eine austarierte Waage einen Gleichgewichtszustand zu halten, finden Sie im Yoga beispielsweise bei Haltungen des Einbeinstands, die in unseren Programmen eine wichtige Rolle spielen.

Die menschliche Gleichgewichtsfähigkeit ist komplex. Um ein mechanisches Gleichgewicht zu erreichen, ist die Gleichgewichtsregulation auf das Zusammenwirken verschiedener Körpersysteme, insbesondere das von Nervensystem und Skelettmuskulatur angewiesen. Hinzu kommt die feine Abstimmung mit den Sinnesorganen: Ein differenziertes Zusammenspiel des Gleichgewichtsorgans im Ohr, der Propriozeption (Eigenwahrnehmung im Raum) und der optischen Wahrnehmung sorgen für ein gut ausgebildetes Gleichgewicht. Je besser das Zusammenspiel funktioniert, desto leichter sind wir in der Lage, neue Bewegungssituationen zu meistern und auch die Reaktionsfähigkeit beispielsweise bei bedrohlichen Alltagssituationen, etwa im Straßenverkehr, zu verbessern.
Hinzu kommen psychische Befindlichkeiten wie Emotionen oder kognitive Fähigkeiten wie die Konzentration. Dadurch ist die Gleichgewichtsregulation einerseits störanfälliger, andererseits ist sie in der Lage, sich permanent selbst zu korrigieren. Schließlich ereignet sich der Prozess der Wiederherstellung ungleichgewichtiger zu gleichgewichtigen Situationen reaktiv und unbewusst: Das ausgleichende Kräftespiel erfolgt permanent, ohne dass uns dies bewusst wird.

Die Zielsetzungen der beiden Business-Yoga-Programme sind im Überblick der Infotafel zu entnehmen und können wie folgt zusammengefasst werden:

Ziele der Programme

- Gleichgewichtssinn trainieren
- Standfestigkeit fördern
- Fuß- und Beinmuskeln kräftigen
- Aufrechte Haltung schulen
- Hüften beweglich halten

■ Das Fundament zur Entwicklung, Erhaltung und Förderung der Gleichgewichtsfähigkeit bilden vergleichsweise einfache stehende Gleichgewichtshaltungen auf ein oder zwei Beinen. Denn es geht erst einmal darum, die Körperwahrnehmung in den unteren Extremitäten wieder zu entdecken und zu schulen, also vor allem in Füße und Beine hineinzuspüren und zu erfahren, wo es Spannungen gibt oder wo falsche Angewohnheiten zu unökonomischen und ungesunden Haltungen führen. Das Training eines gut geerdeten und aufrechten Stands wirkt sich auf die komplette Haltung und das Zusammenwirken aller Körperteile aus.

■ Das Trainieren von Einbeinständen hat nicht nur Auswirkungen auf einen sicheren beidbeinigen Stand. Das spezifische Einbeintraining fördert in verschiedenen Alltagssituationen eine schnellere Anpassung und Reaktion in fordernden Standgleichgewichtssituationen, etwa auf begrenzter Unterlage, labiler Unterlage oder nach äußeren Störungen.

■ Mit den Übungen und Asanas in unseren Programmen wird vor allem das statische Gleichgewicht trainiert. Typisch ist aber nicht nur das Verweilen in den Haltungen über mehrere Atemzüge hinweg, auch dynamische Bewegungen zur Mobilisation von Gelenken werden angeboten.

■ Bei Gleichgewichtshaltungen werden alle Sinne auf einen Punkt ausgerichtet. Dabei verabschieden sich ablenkende Gedanken und Gefühle von selbst. Deshalb tragen Gleichgewichtsübungen dazu bei, in jeder Lebenslage ausgeglichen zu bleiben und Herausforderungen mit Leichtigkeit und einem inneren Lächeln zu meistern.

■ Weil Körper und Psyche nicht zu trennen sind, und speziell im Yoga das Asana immer auch als Metapher für das alltägliche Leben gelesen werden kann, tun Sie mit unseren Programmen gezielt nicht nur etwas für Ihre Körperbalance, sondern auch für Ihre mentale Stärke und psychische Ausgeglichenheit.

Tipps

■ Üben Sie entschleunigt: So können Sie den Übungen die notwendige Aufmerksamkeit widmen, um einerseits sensorische und physiologische Veränderungen, andererseits funktionelle Blockaden differenziert zu erspüren.

■ Achten Sie darauf, dass die Übungen bei bereits bestehenden Problemen in den Hüften, Knien oder bei muskulären 'Verkürzungen' etwa in den Oberschenkelrückseiten mit besonderer Achtsamkeit und unter Wahrung der eigenen Grenzen ausgeführt werden.

■ Bei dynamischen Übungen müssen Sie sich bei einem leichten Knacken in den Gelenken ohne Beschwerden keine Sorgen machen. Häufig fehlt es lediglich an Gelenkschmiere.

Übungen für das Büro

Im Zentrum der Übungen stehen die Hüften, die mit zu den beweglichsten Gelenken in unserem Körper zählen, weil sie in alle Richtungen bewegt werden können. Allerdings fristen sie durch einen sitzenden Lebensstil ein Schattendasein und werden, einhergehend mit einem Bewegungsmangel und einseitigen Belastungen, mit der Zeit zunehmend unbeweglicher. Mobilitätsverluste in diesem Körperbereich führen wiederum zu Problemen in Becken und Rücken. Entgegen dem Motto 'Use it or lose it' sollen unsere drei Hüftübungen den Bewegungsradius und die Bewegungsrichtungen dieses Gelenks in Erinnerung rufen und zur Mobilität der Hüften beitragen. Damit einhergehend sprechen alle Übungen in diesem Programm die Standfestigkeit und damit den Gleichgewichtssinn an und wirken positiv auf die Körperhaltung ein.

Übungen	Dauer 14 Min.
Körperpendel	bis 3 Min.
Kniekreisen	bis 3 Min.
Beinschwingen	bis 3 Min.
Balance	bis 2 Min.
Berg	bis 3 Min.

Das *Körperpendel* ist eine sensomotorische Übung, mit der die Propriozeption in den Füßen geschult wird, indem das Gleichgewicht gehalten und dabei die gesamte Fußsohle belastet wird.

Mit dem *Kniekreisen* wird nicht nur das Gleichgewicht geschult, auch mobilisieren Sie Ihre Hüftgelenke und verbessern deren Beweglichkeit. Denn Einschränkungen in den Hüftgelenken wirken sich nicht selten bis zu den Knie- und Sprunggelenken aus.

Die Übung *Beinschwingen* ist eine sehr anspruchsvolle Gleichgewichtsschulung. Durch Einbeinstand und Schwingen ist Propriozeption gefordert, also die Wahrnehmung der Körperlage im Raum, die Koordination von Kopf, Rumpf und Gliedmaßen mitsamt dem Empfinden für Kraft und Geschwindigkeit. Einschränkungen im Hüftbereich sind spürbar, denen gezielt entgegengewirkt wird.

Mit der Übung *Balance* stärken Sie Ihren Gleichgewichtsinn, verfeinern die Wahrnehmung Ihres Körpers im Raum und die Koordination Ihrer Körperteile durch Lageveränderung. Durch die Streckung tun Sie auch etwas für Ihre Körperhaltung.

Mit dem *Berg* – im Sanskrit Tadasana genannt – kommen Sie abschließend wieder in den Zweibeinstand zurück. Hier geht es darum, fest verwurzelt den Kontakt zur Erde zu halten. Dies fördert eine selbstbewusstere Haltung im Alltag. Es wird eine vollständige Streckung und Aufrichtung der Wirbelsäule trainiert. Die Rückenmuskulatur wird stabilisiert, gleichzeitig weitet sich der Brustbereich. Zudem werden Oberschenkel, Knie und Knöchel gestärkt. Psychisch wird ein Bewusstsein ausgebildet, wie es sich anfühlt, über sich hinaus zu wachsen.

Körperpendel

| ins Lot finden |

■ Stellen Sie sich hüftbreit und aufrecht hin. Atmen Sie ruhig. Widmen Sie Ihre Aufmerksamkeit voll und ganz den Füßen. Nehmen Sie wahr, wie sich der Druck Ihres Körpergewichtes auf den Fußsohlen verteilt. Wo spüren Sie viel und wo wenig Druck?

■ Beginnen Sie nun mit der ganzen Körperlänge, eine leichte Pendelbewegung nach vorne und hinten auszuführen. Die Fußsohlen bleiben dabei am Boden. Nehmen Sie bewusst wahr, wie sich das Gewicht auf den Füßen verlagert: Wo spannen sich die Muskeln in den Füßen und Beinen an?

■ Pendeln Sie aus, und kommen Sie wieder in der Mitte zum Stehen.

■ Führen Sie dann mit dem Körper Pendelbewegungen nach rechts und links aus. Nehmen Sie aufmerksam die Veränderungen in den Füßen und Beinen wahr.

■ Pendeln Sie wieder aus, und kommen Sie wieder in der Mitte zum Stehen.

■ Nun bewegen Sie Ihren Körper kreisförmig, indem Sie mit der gesamten Fußfläche auf dem Boden bleiben. Spüren Sie jetzt Teile der Füße, die vorher noch nicht so deutlich spürbar waren? Sie können die Wahrnehmung intensivieren, wenn Sie die Augen schließen.

■ Lassen Sie die Kreisbewegung immer kleiner werden, und kommen Sie in Ihrer Mitte zum Stillstand. Spüren Sie noch einige Atemzüge nach.

Pendelbewegungen nach vorne und hinten.

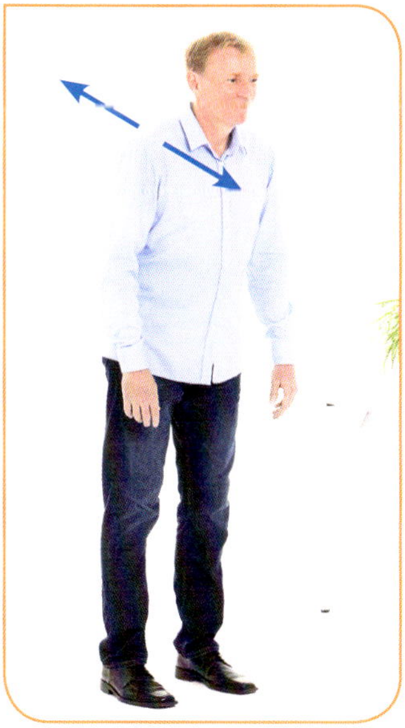

Pendelbewegungen zu beiden Seiten.

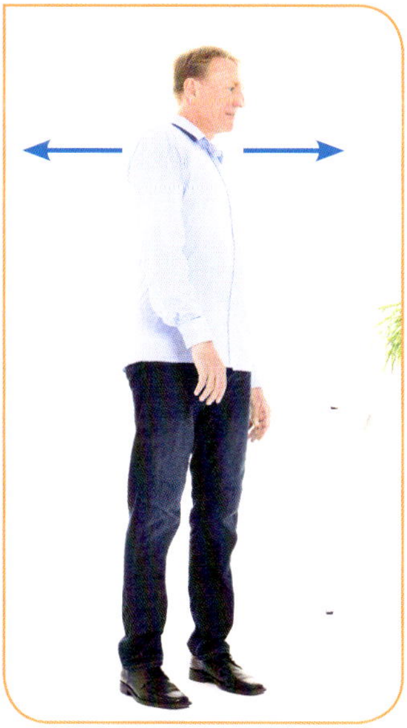

Kleine Kreisbewegungen ausführen.

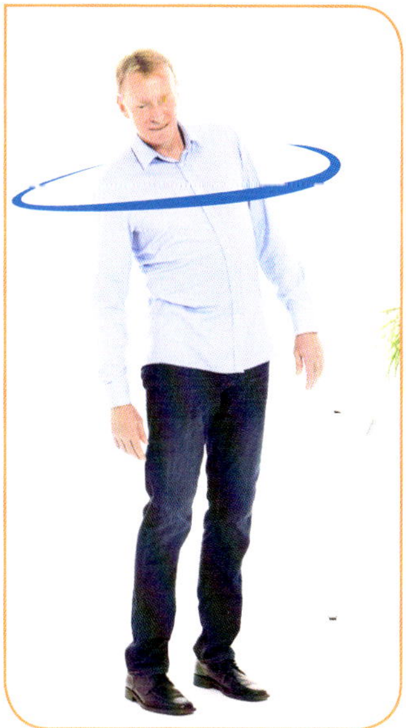

Kniekreisen

I stabil stehen und Kreise zeichnen I

■ Im aufrechten, hüftbreiten Stand richten Sie Ihren Blick nach vorne. Atmen Sie ruhig und gleichmäßig. Widmen Sie Ihre Aufmerksamkeit voll und ganz den Beinen. Erfühlen Sie kleinste Ausgleichsbewegungen, mit denen Ihre Beine den Körper im Gleichgewicht halten.

■ Heben Sie den rechten Oberschenkel in einem 90°-Winkel, also auf Hüfthöhe an, und bleiben Sie im Oberkörper aufrecht. Halten Sie sich bei Bedarf seitlich zum Beispiel an einer Stuhllehne fest. Wenn Sie stabil stehen, dann 'zeichnen' Sie mit Ihrem Knie für einige Atemzüge Kreise erst in die eine, dann in die andere Richtung.

■ Spüren Sie in Ihre Bewegung hinein: Ist die Bewegung fließend im Hüftgelenk durchführbar? Spüren Sie Verspannungen oder Verkrampfungen in den Beinen?

■ Stellen Sie das rechte Bein ab, und spüren Sie der Übung nach.

■ Schließen Sie nun die Augen, und wiederholen Sie die Übung nochmals. Dadurch wird zusätzlich die propriozeptive Wahrnehmung trainiert. Ebenso ist Ihr Gleichgewichtssinn noch mehr gefordert. Verändern Sie auch die Größe und wiederum die Richtung der Kreise, und achten Sie nochmals bewusst auf eine aufgerichtete Körperposition.

■ Stellen Sie das rechte Bein wieder ab und öffnen Sie die Augen wieder. Spüren Sie für einige Atemzüge nach.

■ Wiederholen Sie dann den Übungsablauf mit dem linken Bein.

■ Spüren Sie abschließend den Bewegungen nach. Konnten Sie Unterschiede zwischen den Beinen wahrnehmen?

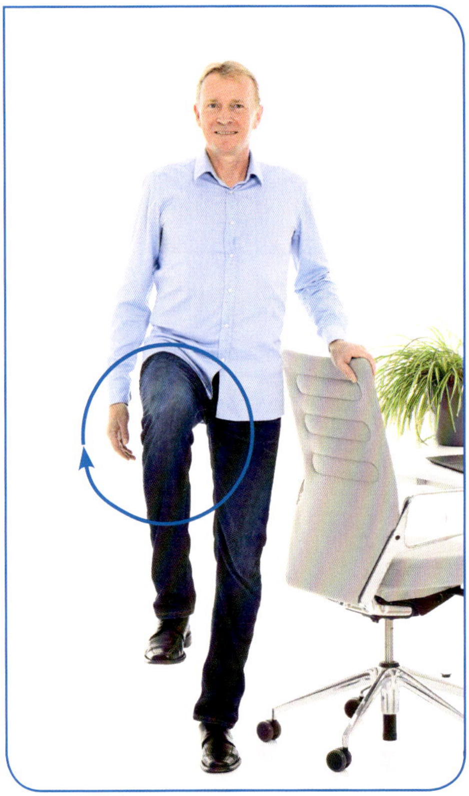

Im aufrechten Stand den Oberschenkel auf Hüfthöhe anheben. Dann das Knie langsam kreisen. Zuerst mit offenen Augen, dann mit geschlossenen.

Beinschwingen

I locker pendeln I

■ Stellen Sie sich mit hüftbreit geöffneten Beinen aufrecht hin. Um das Gleichgewicht zu halten, können Sie sich bei Bedarf mit einer Hand an einem Stuhl oder einer Tischkante abstützen.

■ Verlagern Sie nun das Gewicht auf das leicht gebeugte linke Bein. Lösen Sie das rechte Bein vom Boden, und schwingen Sie locker nach vorne und hinten. Nehmen Sie dabei die Bewegung im Hüftgelenk wahr. Achten Sie darauf, dass das Standbein während der gesamten Bewegungsausführung mit dem Boden verankert ist, sodass Ihre Fußsohle nicht vom Boden abhebt. Dadurch mobilisieren Sie auch das linke Sprunggelenk. Schwingen Sie im Rhythmus: einatmend nach vorne und ausatmend nach hinten. Je geübter Sie sind, desto weiter können Sie schwingen. Abschließend pendeln Sie aus und lockern Ihr Standbein, also Hüft-, Knie- und Fußgelenke.

■ Drehen Sie sich nun mit dem Oberkörper zu einem Stuhl, und stützen Sie Ihren Oberkörper mit beiden Händen an der Stuhllehne ab. So bleibt Ihr Oberkörper stabil, und Sie können sich beim Querschwingen Ihres Beines auf die Hüfte konzentrieren. Nun schwingen Sie das rechte Bein locker vor dem anderen Bein nach rechts und links. Das Becken folgt der Bewegung des Beines. Achten Sie weiterhin auf die Fußsohle des Standbeins, die ganzflächig am Boden bleibt. Abschließend stellen Sie Ihr rechtes Bein ab, und spüren Sie für einige Atemzüge nach.

■ Nun führen Sie die Schwingbewegungen mit dem anderen Bein durch.

■ Spüren Sie abschließend für ein paar Atemzüge nach. Gab es Unterschiede in der Bewegungsweite beider Beine?

Vor- und zurückschwingen.

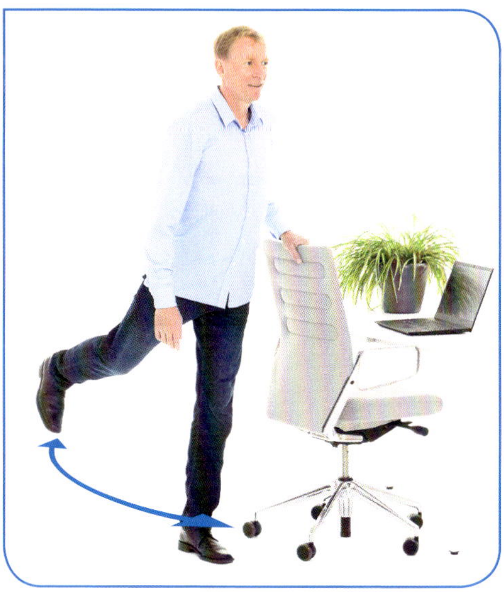

Seitlich hin- und herschwingen.

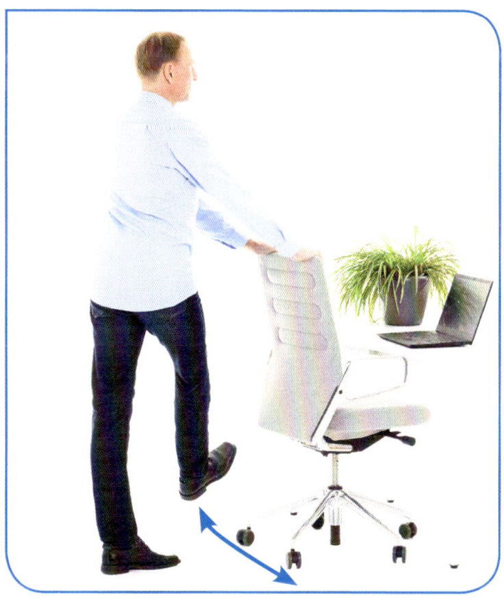

Balance

| Körperwahrnehmung verfeinern |

■ Stehen Sie hüftbreit, aufrecht und mit seitlich hängenden Armen. Atmen Sie ruhig. Nehmen Sie in einen festen Stand ein, und kommen Sie ins Lot.

■ Beginnen Sie nun, Ihr Körpergewicht mehr und mehr auf Ihr linkes Bein zu verlagern. Dann heben Sie langsam den linken Arm an und kommen zur Streckung.

■ Nun fixieren Sie einen Gegenstand schräg vor Ihnen. Dann richten Sie Ihren Körper ganz langsam seitwärts nach links aus, ohne dass Sie in der Hüfte abknicken. Ihr Körper bleibt gestreckt. Gleichzeitig löst sich Ihr rechter Fuß vom Boden. Falls Ihnen das zu schwierig ist, können die Zehenspitzen des rechten Fußes noch den Boden berühren. Die rechte Handinnenfläche berührt den rechten äußeren Oberschenkel.

■ Bleiben Sie für mehrere ruhige Atemzüge in dieser Haltung. Dann kommen Sie in den Stand zurück und spüren mit geschlossenen Augen der Übung nach, bevor Sie diese zur anderen Seite hin durchführen.

Zuerst nach links strecken und halten ... dann nach rechts strecken und halten.

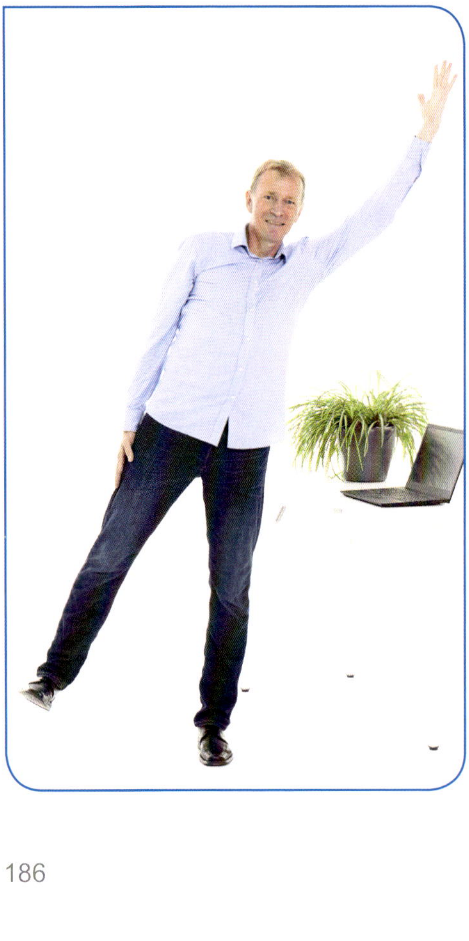

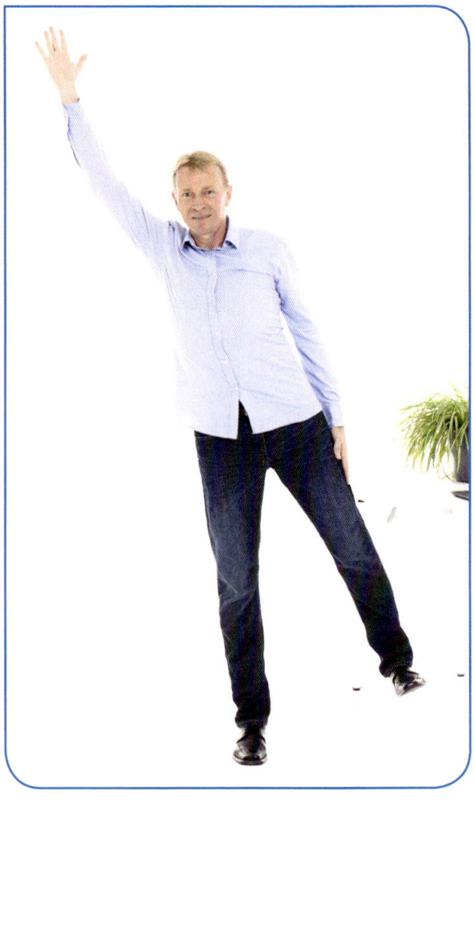

Berg

| Tadasana |

■ Stehen Sie mit leicht geöffneten Füßen im lockeren aufrechten Stand. Die Füße sind nach vorne ausgerichtet. Die Knie können leicht gebeugt sein. Ihr Oberkörper ist aufgerichtet und die Schultern entspannt. Ziehen Sie den Bauchnabel in Richtung Wirbelsäule, dabei sinkt Ihr Steißbein in Richtung Boden.

■ Einatmend führen Sie die Arme langsam seitlich nach oben über den Kopf. Ausatmend gehen die Arme wieder seitlich zurück nach unten. Wiederholen Sie diese Bewegungsfolge mehrmals in Ihrem eigenen Atemtempo.

■ Kommen Sie jetzt in den Berg, indem Sie einatmend die Arme nach oben nehmen. Bringen Sie die Hände über dem Kopf zusammen und verschränken Sie die Finger mit ausgestreckten Zeigefingern. Strecken Sie sich aktiv in die Länge. Spüren Sie, wie sich der ganze Körper in die Höhe streckt und sich die Muskulatur dabei dehnt.

■ Achten Sie darauf, dass die Schultern unten bleiben und Sie sie nicht zu den Ohren ziehen. Achten Sie auch darauf, dass Sie mit den Füßen immer standfest mit dem Boden verbunden sind. Sie können den Kopf etwas nach vorne senken, um auch den Nacken zu dehnen.

■ Halten Sie die Position so lange, wie Ihr Atem ruhig ein- und ausströmt.

■ Führen Sie abschließend die Arme ausatmend langsam wieder seitlich nach unten, und bleiben Sie entspannt stehen. Lassen Sie Arme und Schultern hängen, und atmen Sie gleichmäßig.

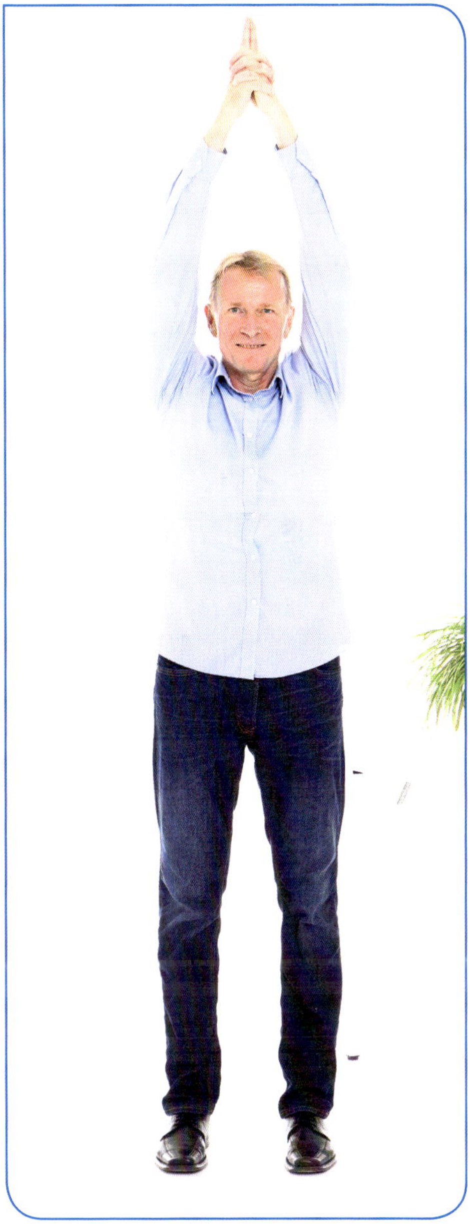

Den ganzen Körper aktiv in die Länge strecken. Dabei die Schultern möglichst unten lassen. Die Füße sind fest im Boden verankert. Die Position so lange halten, wie der Atem ruhig ein- und ausströmen kann.

Übungen für das Homeoffice

Das Programm beinhaltet angesagte Asanas zur Gleichgewichtsschulung mit zugleich kräftigenden Wirkungen.

Übungen	Dauer 10 Min.
Kraftvolle Katze	bis 2 Min.
Boot	bis 2 Min.
Standwaage	bis 2 Min.
Tänzer	bis 2 Min
Fußkreisen	bis 2 Min

Die *Kraftvolle Katze* – im Sanskrit Majariasana genannt – trainiert nicht nur das Gleichgewicht und kräftigt die Körperrückseite. Sie streckt auch den ganzen Körper in die Länge. Empfehlenswert ist die Position bei Rückenbeschwerden, da die Muskeln diagonal gefordert sind, die Wirbelsäule aber entlastet wird. Nicht nur physisch, sondern auch psychisch wird das Durchhaltevermögen gefördert.

Das *Boot* – im Sanskrit Navasana genannt – fordert ebenfalls den Gleichgewichtssinn. Die Haltung ist zudem ein hervorragendes Training für die Beugemuskulatur der Hüfte und die gesamte Bauchmuskulatur. Auch kräftigt sie den Rücken. Wenn während der Haltearbeit trotz der Anstrengung locker geatmet wird, können Nieren und Schilddrüse sowie innere Organe stimuliert werden. Eine Folge kann eine verbesserte Verdauung sein. Auf der psychischen Ebene trägt die Haltung dazu bei, Stress zu reduzieren. Die Konzentrationsfähigkeit wird verbessert. Auch ist es eine hervorragende Haltung, um die eigenen Grenzen auszutesten und den Fortschritt zu beobachten, wenn man zunehmend in der Lage ist, die Haltedauer zu verlängern.

Die *Standwaage* – im Sanskrit Viravadrasana genannt – ist eine der besten Positionen, wenn es um die Entwicklung des Koordinationsvermögens und die Steigerung der Gleichgewichtsfähigkeit geht. Sie trägt zu einer guten Körperbeherrschung bei und stärkt die innere Mitte. Die Beine werden gestärkt, ebenso die Muskeln in Gesäß, Rücken, Nacken und Schultern. Dieser Haltung wird in energetischer Perspektive der Ausgleich zwischen linker und rechter Körperhälfte zugesprochen, 'Ida' und 'Pingala' genannt. Psychisch werden Konzentration und Willenskraft gefördert.

Der *Tänzer* – im Sanskrit Natarajasana genannt – erweitert die zuvor durchgeführte Standwaage. Balance und Standfestigkeit werden verbessert sowie Flexibilität und Körperspannung gefordert. Beine und Fußgelenke werden trainiert, Hüftbeuger und Oberschenkel gedehnt und die Schultern und der Brustkorb geöffnet. Die Atmung strömt verstärkt in den Brustkorb ein und dehnt die Lungen, ebenso den Bauch und die Seiten. So wie ein Tänzer immer ganz in seiner Mitte bleibt, während er sich durch den Raum bewegt, vermittelt dieses Asana ein Gefühl für die Unbewegtheit in der Bewegung. Das kann Metapher für den Alltag sein und die psychische Stabilität fördern.

Abschließend sorgt das *Fußkreisen* nach Standwaage und Tänzer für Entlastung in den beanspruchten Beinen.

Kraftvolle Katze

I Majariasana I

■ Kommen Sie in den Vierfüßlerstand. Die Knie sind leicht geöffnet und stehen direkt unter den Hüftgelenken, die Hände unter den Schultergelenken. Die Fußrücken berühren den Boden. Machen Sie Ihren Rücken bewusst lang, ohne dabei ins Hohlkreuz oder den Rundrücken zu gehen.

■ Spannen Sie die Bauchmuskulatur an, indem Sie sie nach innen ziehen. Mit dem Einatmen strecken Sie gleichzeitig das rechte Bein nach hinten und den linken Arm nach vorne aus. Die Zehen jedes Mal anziehen, wenn das Bein gestreckt wird. Ausatmend stellen Sie die Hand und das Knie wieder ab. Mit dem nächsten Einatmen heben und strecken Sie das linke Bein und gleichzeitig den rechten Arm.

■ Wiederholen Sie den Ablauf im Wechsel auf jeder Seite mehrmals. Spüren Sie, wie sich die Kraft vom Bauchraum ausgehend immer weiter in die Arme und Beine verteilt, und bleiben Sie mithilfe der Bauch- und Beckenbodenmuskulatur stabil vom Fuß bis in die Fingerspitzen. Die Hüfte bleibt parallel zum Boden ausgerichtet.

■ Beenden Sie diese Bewegung ausatmend, und lockern Sie Ihre Handgelenke.

Im Vierfüßlerstand diagonal in die Länge strecken.

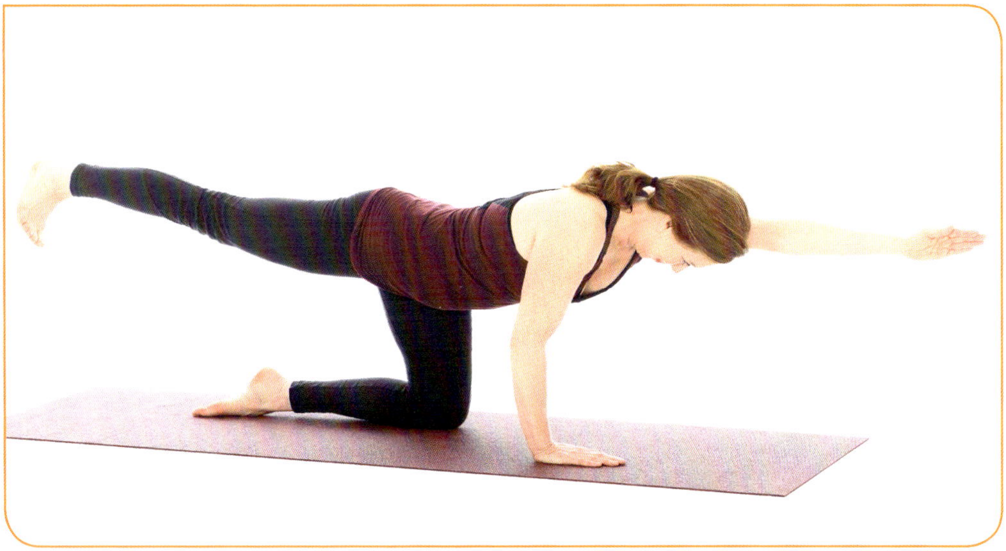

Boot

| Navasana |

■ Stellen Sie die Beine im Sitz auf. Fassen Sie von außen mit den Fingern in Ihre Kniekehlen. Machen Sie einatmend den Rücken lang. Dabei heben Sie bewusst den Brustkorb an, und aktivieren Sie die Bauchmuskulatur. Lehnen Sie sich dann ausatmend mit geradem Oberkörper kontrolliert nach hinten, die Füße heben dabei vom Boden ab. Ihr Rücken ist gerade, der Kopf in der Verlängerung der Wirbelsäule. Atmen Sie fließend weiter und versuchen Sie, eine stabile Position einzunehmen

■ Um die Haltung zu intensivieren, heben Sie nun die Unterschenkel bis parallel zum Boden an, ohne die Balance zu verlieren. Dann strecken Sie die Arme parallel zum Boden nach vorne aus. Die Handflächen zeigen zueinander. Atmen Sie mehrmals tief ein und aus. Das Brustbein heben Sie mit jeder Einatmung ein bisschen an.

■ Wenn Sie stark und beweglich genug sind, können Sie auch die Beine weiter ausstrecken, bis die Füße sich über dem Knie oder sogar bei gestreckten Beinen über dem Kopf befinden. Führen Sie diese fortgeschrittene Variante nur aus, wenn Sie dabei Ihren Rücken gerade halten können.

■ Stellen Sie ausatmend die Füße wieder ab und entspannen Sie sich. Spüren Sie in die Bauchmuskulatur hinein. Bringen Sie dazu Ihren Oberkörper zu den Oberschenkeln und gehen Sie in einen leichten Rundrücken. Vielleicht können Sie die durch die Anstrengung hervorgerufene Wärme im Bauch wahrnehmen.

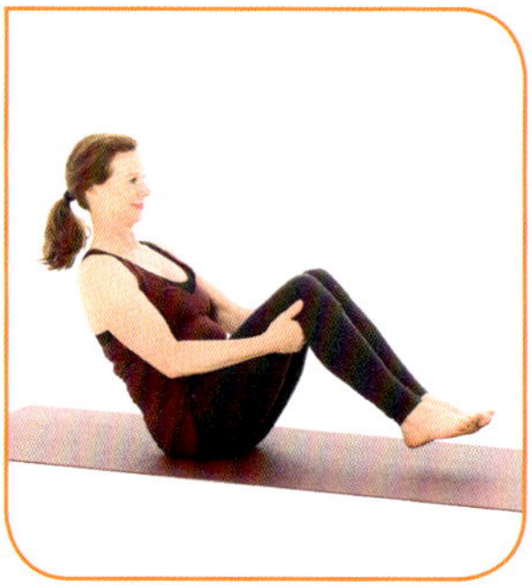

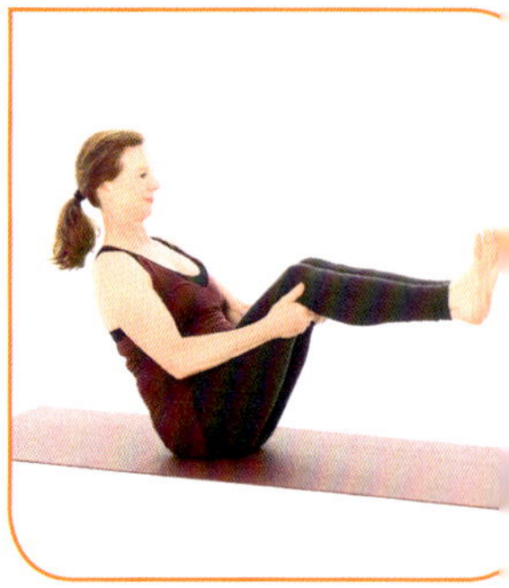

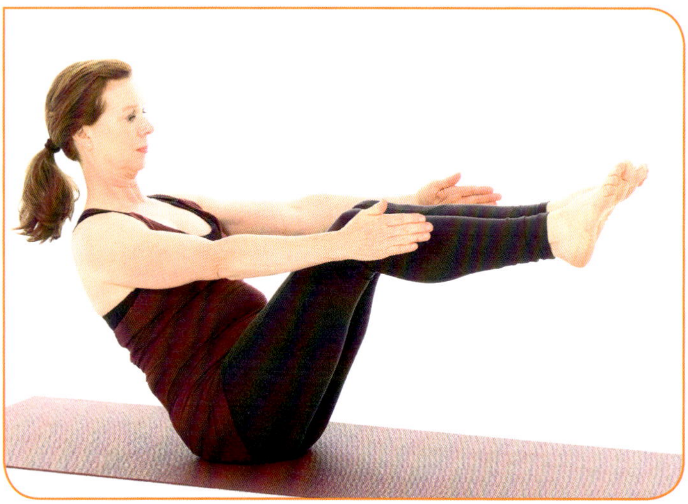

Die Hände in die Kniekehlen und langsam mit langem Rücken zurücklehnen, dann die Beine immer weiter anheben und zum Schluss die Arme parallel zum Boden ausstrecken.

Standwaage

| Viravadrasana |

■ Nehmen Sie ein paar ruhige Atemzüge, um Ihren Stand zu festigen.

■ Gehen Sie nun mit dem rechten Bein einen halben Schritt nach hinten und breiten Sie Ihre Arme seitlich aus.

■ Beugen Sie langsam den Oberkörper nach vorne, und heben Sie gleichzeitig das rechte Bein so weit wie möglich gestreckt nach hinten an.

■ Achten Sie darauf, dass Oberkörper und angehobenes Bein dabei in einer Linie bleiben und die Hüfte parallel zum Boden ausgerichtet ist. Das Standbein nicht durchdrücken, sondern durchlässig lassen. Das Knie kann deshalb etwas gebeugt sein. Wenn Sie die Position etwas intensivieren wollen, dann schieben Sie die Fersen des nach hinten gestreckten Beins nach hinten weg und ziehen die Zehen zum Körper an.

■ Halten Sie die Position mehrere Atemzüge, bis Sie Ihre Muskulatur der Körperrückseite deutlich spüren, ohne dabei zu verkrampfen.

■ Kommen Sie langsam wieder in den Stand zurück. Dann nehmen Sie die Arme nach unten. Spüren Sie der intensiven Bewegung nach und kommen Sie über mehrere Atemzüge zur Ruhe.

■ Nun führen Sie die Standwaage auf der anderen Seite durch.

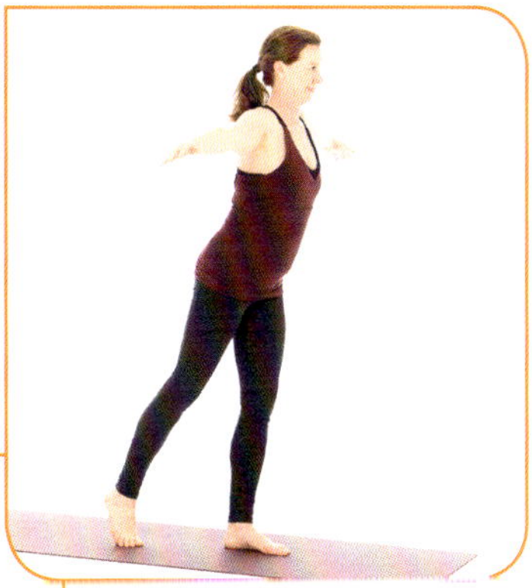

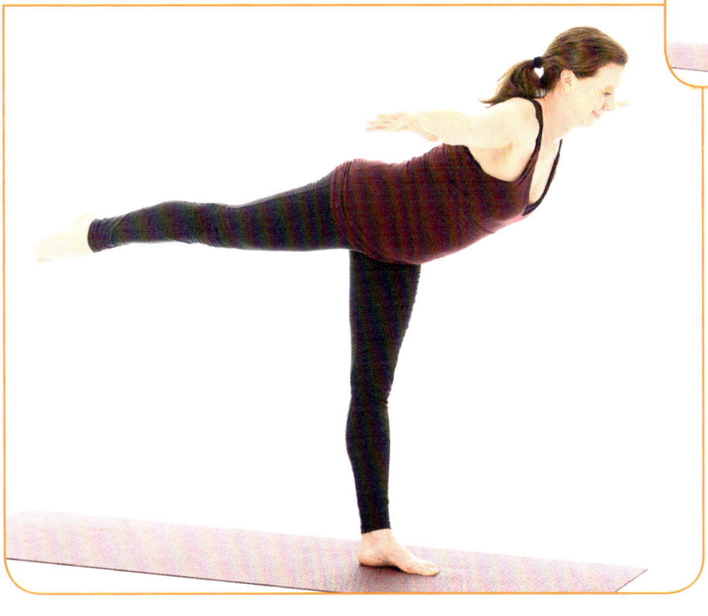

Oberkörper und Bein in einer Linie und die Hüfte parallel zum Boden.

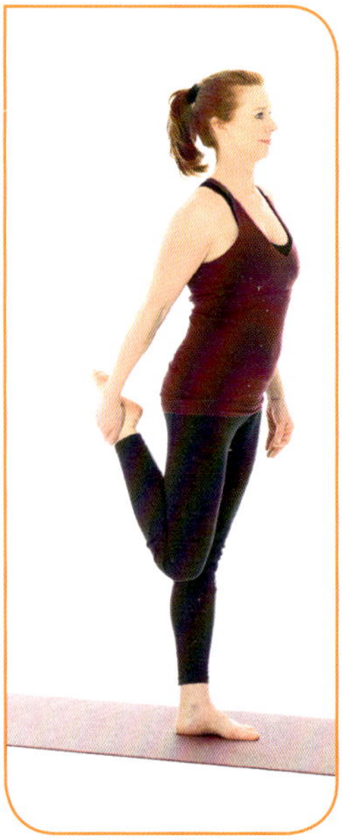

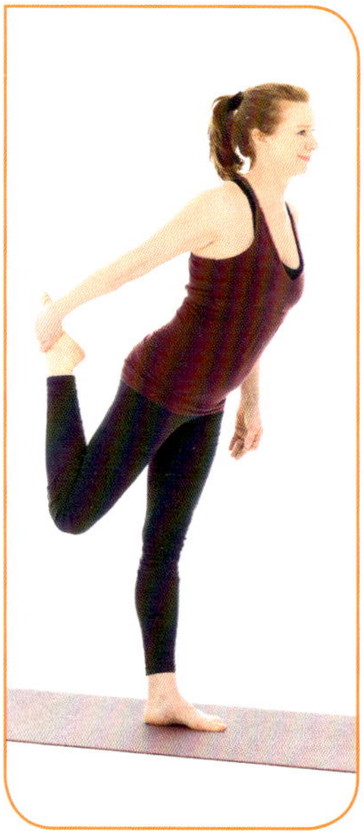

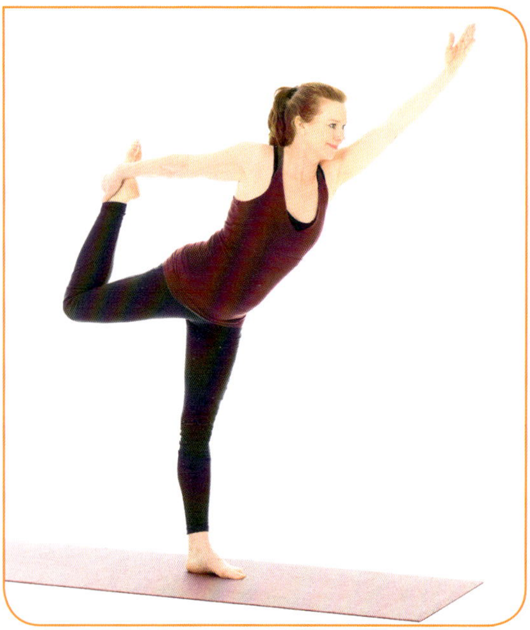

Die Ferse zum Gesäß bringen und die Fußfessel fassen. Position für einige Atemzüge halten. Dann den Oberkörper nach vorne verlagern, zum Schluss den Arm heben.

Tänzer

I Natarajasana I

- Stehen Sie gut geerdet auf beiden Beinen. Richten Sie nun den Blick auf einen Punkt. Dann verlagern Sie das Gewicht auf das linke Bein. Heben Sie mit dem rechten Fuß vom Boden ab. Beugen Sie das rechte Bein, und bringen Sie die Ferse in Richtung Gesäß. Fassen Sie mit der rechten Hand das Fußgelenk. Bleiben Sie für einige Atemzüge in der Haltung, und spüren Sie die Dehnung in Hüfte und Oberschenkel.

- Wenn Sie beweglich genug sind, können Sie dann das angewinkelte Bein langsam weg vom Gesäß führen, indem Sie den Fuß aktiv in die Hand drücken. Das Bein bewegt sich nach hinten und oben. Neigen Sie dabei kontrolliert den Oberkörper etwas nach vorne, und strecken Sie den linken Arm nach vorne oben aus. Halten Sie die Position mehrere Atemzüge.

- Versuchen Sie, während der Bewegung stets das Becken nach vorne auszurichten und sich nicht zu einer Seite zu beugen. Beim Einatmen strebt das Brustbein nach vorne oben.

- Kommen Sie Schritt für Schritt aus der Haltung heraus, indem Sie den Oberkörper wieder aufrichten, gleichzeitig den Fuß zum Gesäß führen und den Arm absenken. Dann lassen Sie den Fuß los und stellen ihn wieder ab.

- Wiederholen Sie die Haltung Schritt für Schritt mit dem anderen Bein. Wenn Sie mit beiden Seiten fertig sind, schütteln Sie Ihre Füße mehrmals kräftig aus.

- Spüren Sie nach, welche Muskelgruppen Sie aktiviert haben.

Fußkreisen

I entlasten und Spannungen lösen I

■ Wenn Sie für diese Übung eine Stütze brauchen, nehmen Sie eine Stuhllehne, einen Tisch oder die Wand zur Hilfe. Mit einer Hand stützen Sie sich dann ab, um sich zu stabilisieren. Achten Sie darauf, dass das jeweilige Standbein der Stütze zugewandt ist.

■ Verlagern Sie das Gewicht auf das linke Bein. Heben Sie das rechte Bein locker an, und kreisen Sie einige Male mit dem Fuß. Ändern Sie nach mehrmaligem Fußkreisen die Bewegungsrichtung. Spüren Sie die Mobilisierung im Fußgelenk. Es kommt vor, dass hier und da ein leichtes Knacksen zu hören ist. Das ist völlig normal.

■ Stellen Sie das Bein wieder ab, und wiederholen Sie die Übung mit dem anderen Bein. Wenn Sie sich irgendwo abstützen, dann drehen Sie sich um, so dass jetzt das rechte Bein als Standbein der Wand, dem Tisch oder Stuhl am nächsten ist. Kreisen Sie wieder mit dem Fuß und ändern Sie die Bewegungsrichtung. Nach mehreren Wiederholungen stellen Sie das linke Bein wieder ab.

■ Spüren Sie nach, wie sich Ihre Füße merklich entspannen.

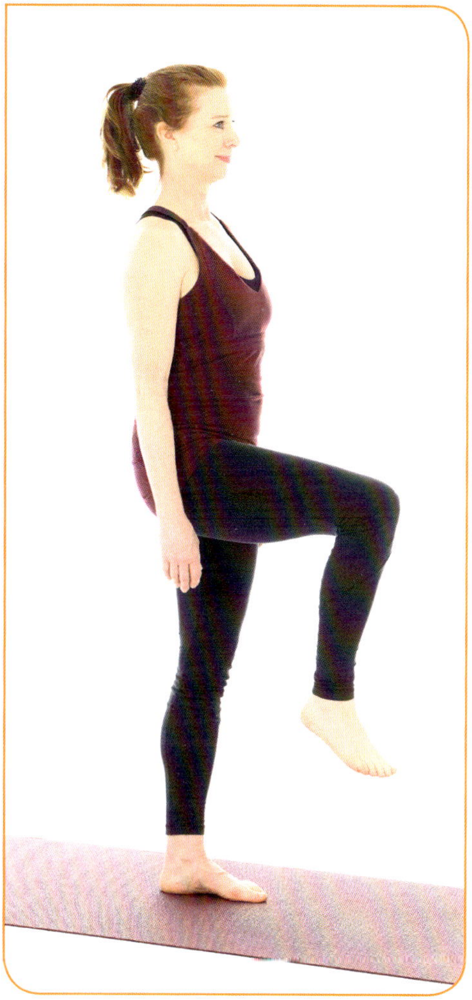

Das Bein anheben und den Fuß in beide Richtungen kreisen.

Beweglichkeit fördern

Ein gezieltes Beweglichkeitstraining zahlt sich mit steigendem Alter aus, um der zunehmenden Versteifung sowohl auf körperlicher als auch geistiger Ebene entgegenzuwirken. Gelenkbeschwerden können durch ganzheitliches und achtsames Yoga wirksam gelindert werden.

Beruflich und privat bewegen wir uns meist zu wenig, zu einseitig, oder wird sind dauerhaft am Limit. Viel Anspannung und wenig Entspannung, viel Sitzen und wenig ausgleichende Bewegung, viel Ablenkung und Zerstreuung, aber wenig Sammlung und erholende Ruhe. Ein Ausgleich fehlt, die Versteifung ganzer Körperteile nimmt zu. Vor diesem Hintergrund gewinnt eine alte Volksweisheit in unserer beschleunigten Zeit wieder an Bedeutung: 'Einen biegsamen Baum kann der Wind nicht brechen'. Dies gilt sowohl für den körperlichen als auch den mentalen Bereich sowie für das körperlich-mentale Wechselspiel. Wer in Bewegung bleibt, ist eher gewappnet gegen körperliche Steifheit wie auch gegen geistige Überforderung und Erstarrung.

Dass Gelenkbeschwerden und -krankheiten mit dem Alter zunehmen, ist bis zu einem gewissen Grad normal. Andererseits sind Bewegungseinschränkungen und degenerative Erkrankungen des Muskel-Skelett-Systems bereits in jungen Jahren weit verbreitet, weil viele Menschen nichts dagegen unternehmen.

Mit Beweglichkeitstraining kann in jedem Alter begonnen werden. Auch hier gilt: Wer rastet, der rostet. Die Botschaft dieser Volksweisheit ist simpel und fundamental. Und: Beweglichkeit ist in vielerlei Hinsicht der Schlüssel zur Gesunderhaltung.

Beweglichkeit steht dafür, wie weit wir uns strecken, beugen und drehen können, oder: Mit welchem Bewegungsumfang und welcher Schwingungsbreite wir imstande sind, Bewegungen auszuführen. Beweglichkeit besitzt zwei Komponenten, nämlich Gelenkigkeit und Dehnfähigkeit. Die Gelenkigkeit betrifft den passiven Bewegungsapparat, also die Struktur des Gelenks, somit Bau und Funktion knöcherner Verbindungen. Die Dehnfähigkeit betrifft den aktiven Bewegungsapparat, also Gelenkkapseln, Muskeln, Sehnen und Bänder. Während die Gelenkigkeit wegen der am Gelenkaufbau beteiligten Knochen nur minimal beeinflusst werden kann, ist die Dehnfähigkeit sehr gut trainierbar. Gelenkigkeit ist also durchaus angeboren, Dehnfähigkeit in wesentlich geringerem Maße. Gelenkigkeit ist auch geschlechtsspezifisch unterschiedlich ausgeprägt: Frauen sind in der Regel gelenkiger als Männer.

Wenn wir also bei unseren Workouts von Beweglichkeit sprechen, ist vorwiegend die Dehnfähigkeit angesprochen. Die Zielsetzungen der beiden Business-Yoga-Programme sind im Überblick der Infotafel zu entnehmen und können wie folgt zusammengefasst werden:

Ziele der Programme

- körperliche und geistige Beweglichkeit erhalten und ausbauen
- Mobilisation wichtiger Gelenksysteme und achtsames Dehnen

■ Unser Business-Yoga zielt darauf ab, die körperliche Beweglichkeit zu erhalten und auszubauen, oder auch verloren gegangene Geschmeidigkeit zurückzugewinnen. Die vielseitig ansetzenden Beweglichkeitsübungen schützen vor zunehmender Steifheit, Verschleißerscheinungen, Knochenbrüchen, chronischen Schmerzen und entzündlichen Prozessen in den Gelenken.

■ Gefördert wird damit auch die geistige Beweglichkeit, was sich beispielsweise in einer positiveren Grundstimmung im Alltag bemerkbar machen kann.

■ Bei den Übungen steht die allgemeine Beweglichkeit der wichtigsten Gelenksysteme im Vordergrund, etwa die der Wirbelsäule oder der Schulter- und Hüftgelenke.

■ Durch gezielte Übungsanleitungen wird die achtsame Lenkung der Körperwahrnehmung auf bestimmte Körperregionen und deren momentane Beweglichkeit initiiert.

■ Gesundes Sitzen, Stehen und Gehen setzt eine geschmeidige Körpermitte voraus. Um Körperstatik und Körperzusammenhalt positiv zu beeinflussen, konzentrieren wir uns deshalb neben der Wirbelsäule auch auf den Beckenbereich.

■ Die statischen Yogaübungen verfolgen das Ziel, die Dehnfähigkeit in der asanaspezifischen Position wahrzunehmen und durch achtsames Dehnen positiv zu beeinflussen. Diese Form des Dehnens ist vor allem unter dem Begriff des Stretchings bekannt.

■ Das Training der dynamischen Beweglichkeit zielt darauf ab, das Ausmaß der Reichweite im Zusammenspiel von Gelenken oder eines spezifischen Gelenks durch achtsame, das heißt behutsame und atemsynchrone Bewegungen zu erhöhen.

Tipps

- Bei Schmerzen in Becken und Hüften ist wichtig, was Ihre Schmerzen verursacht. Suchen Sie deshalb bitte einen Arzt auf, bevor Sie mit den Übungen beginnen.

- Auch wenn Sie beschwerdefrei sind: Führen Sie die Übungen besonders vorsichtig aus, indem Sie mit ruhigem Atem entschleunigt üben. Also weder zu schnell noch ruckartig dehnen – und als Anfänger auch nicht wippen.

- Bei einigen Übungen spüren Sie die Dehnungseffekte merklich. Deshalb werden Sie an Schmerzgrenzen kommen, sollten diese aber nie überschreiten. Ein spürbares 'Ziehen' bei Dehnungen reicht aus. Mit zunehmendem Training werden Sie Ihre Dehnfähigkeit verbessern.

- Wenn es bei Übungen wie etwa dem 'Gesäß dehnen' zu Kribbeln oder Taubheitsgefühlen in Beinen oder unterem Rücken kommt, dann setzen Sie aus und sprechen gegebenenfalls mit Ihrem Arzt.

Übungen für das Büro

Dieses Programm zeigt auf, wie unbeweglich zu langes Sitzen macht, aber auch, mit welchen Übungen Abhilfe möglich ist, wenn man wie das tägliche Sitzen auch täglich die folgenden Übungen durchführt.

Übungen	Dauer 8 Min.
Business-Sphinx	bis 2 Min.
Schwingpalme	bis 2 Min.
Hüft-Mobilisation	bis 1 Min.
Business-Hund	bis 1 Min.
Pyramide	bis 2 Min.

In der Bürovariante ist es das Ziel der *Business-Sphinx* – im Sanskrit wird die Sphinx Ardha Bhujangasana genannt –, die Brustwirbelsäule geschmeidiger zu machen und die Bandscheiben zu entlasten. Mit der damit verbundenen Aufrichtung des Oberkörpers werden Brust- und Rückenmuskulatur gekräftigt und die Körpervorderseite gedehnt. Die Sphinx wirkt nicht nur körperlich, sondern auch psychisch öffnend und zugleich stärkend, indem sie zu mehr Selbstvertrauen beitragen kann. Denn die eingenommene Körperhaltung ist den Stresshaltungen entgegengesetzt, die eher mit eingesunkenem Oberkörper einhergehen. Die Haltung eignet sich ideal als Einstieg in ein Bürotraining, da es sich hierbei um eine nur leicht belastende Übung handelt, die perfekt aus einem unaufgewärmten Zustand heraus durchführbar ist und direkt am Büroarbeitsplatz realisiert werden kann: Man sitzt auf einem Stuhl, stützt sich auf einem Tisch ab und benötigt wenig Platz. Bei der Durchführung fällt noch nicht einmal auf, dass man Büro-Yoga betreibt.

Die *Schwingpalme* – im Sanskrit auch Tiryaka Tadasana genannt – dient dazu, aus der Streckung heraus beide Körperseiten von den Füßen bis zu den Fingerspitzen zu dehnen. Außerdem werden die Flanken gekräftigt und der Kreislauf angeregt. Psychisch werden dieser Übung regulierende Eigenschaften zugeschrieben: Nicht nur das äußere, sondern auch das innere Gleichgewicht wird unterstützt.

Bei der *Hüft-Mobilisation* ist Propriozeption gefragt. Kleinste Körperbewegungen werden wahrgenommen. Neben der Hüftbeweglichkeit kommt es zudem auf die Standfestigkeit beim einbeinigen Stehen an. Die Mobilsation für Hüften und Becken bereitet zugleich auf die beiden folgenden Übungen vor.

Die Büroversion des Asana 'Herabschauender Hund' – im Sanskrit auch Adho Mukha Svanasana genannt – ist der *Business-Hund*. Die Haltung dehnt intensiv die meist verkürzte Körperrückseite. Damit wird der ganze Körper geschmeidiger.

Es bietet sich an, dem Herabschauenden Hund die *Pyramide* folgen zu lassen. Die Dehnung erfolgt nun intensiver auf jeweils eine Beinrückseite bezogen. Sie zeigt wie die vorige Übung etwaige Bewegungseinschränkungen deutlich auf. Von den Beinen bis in den Rücken hinein werden Dehnungswirkungen erzielt.

Business-Sphinx

I Ardha Bhujangasana I

■ Setzen Sie sich aufrecht auf den vorderen Teil Ihres Stuhls, und legen Sie Ihre Unterarme schulterbreit auf der Tischplatte ab. Die Handinnenflächen berühren ganzflächig die Tischplatte. Der Blick ist nach vorne gerichtet.

■ Kommen Sie zur Ruhe, indem Sie einige Male langsam und gleichmäßg ein- und ausatmen.

■ Einatmend richten Sie Ihren Oberkörper noch stärker auf, indem Sie gleichzeitig mit den Unterarmen und Händen Druck auf die Tischplatte ausüben.

■ Ausatmend entspannen Sie langsam Ihre Unterarme und Hände, so dass Sie in eine entspannte Sitzhaltung zurückkommen.

■ Führen Sie diese Abfolge mehrere Atemzüge durch. Spüren Sie, wie bei jeder Einatmung die Brust- und Rückenmuskulatur aktiviert wird. Und wie sich mit jeder Einatmung Ihr Bruskorb ein wenig mehr nach oben öffnet.

■ Mit der nächsten Einatmung versuchen Sie, das Asana für mehrere tiefe Atemzüge zu halten. Sie können die Haltung intensivieren, wenn Sie sich mit Ihren Schultern nach hinten-unten bewegen.

■ Ausatmend kommen Sie in Ihre Ausgangshaltung zurück.

■ Genießen Sie noch für ein paar Atemzüge Ihren jetzt entspannten Oberkörper und Ihre entspannte Sitzhaltung.

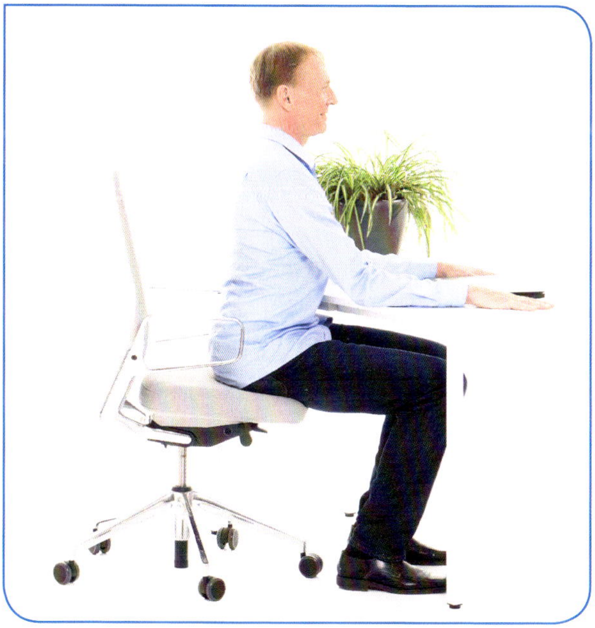

Einatmend mit Unterarmen und Händen Druck auf die Tischplatte geben und mit dem Oberkörper nach oben streben. Ausatmend den Druck lösen und wieder in eine entspannte Sitzhaltung kommen.

Schwingpalme

| Tiryaka Tadasana |

■ Stehen Sie im aufrechten Stand mit leicht gegrätschten Beinen. Dann führen Sie beide Arme seitlich über den Kopf nach oben, so dass die beiden Handinnenflächen aufeinander liegen.

■ Führen Sie in dieser Haltung mehrere Atemzüge durch, und strecken Sie sich mit jedem Atemzug etwas mehr nach oben.

■ Ausatmend beugen Sie nun Ihren Körper nach rechts, ohne in der Hüfte abzuknicken oder nach vorne oder hinten auszuweichen. Spüren Sie für mehrere Atemzüge in die Bogenspannung Ihrer linken Seite hinein. Dann kommen Sie einatmend in die Mitte zurück.

■ Nun führen Sie dasselbe zur anderen Seite durch.

■ Wiederholen Sie im Wechsel und in fließendem Rhythmus die schwingende Palme. Einatmend zur Seite, ausatmend in die Mitte, einatmend zur anderen Seite und so fort.

■ Abschließend kommen Sie im aufrechten Stand zur Ruhe.

Nach rechts dehnen und halten ...

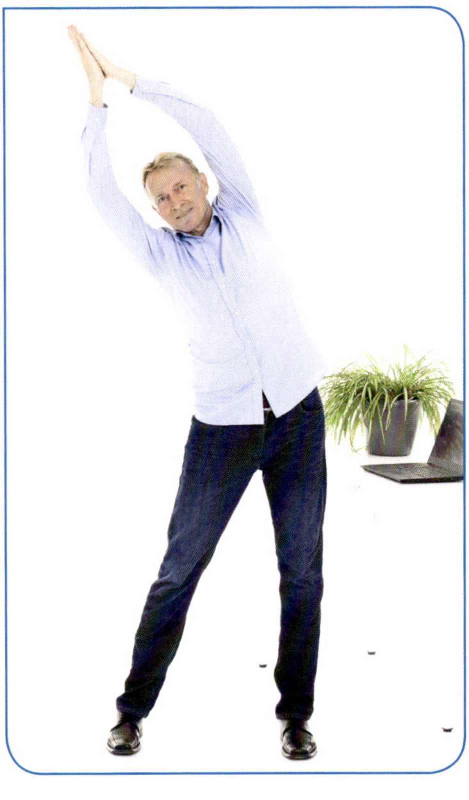

dann nach links dehnen und halten.

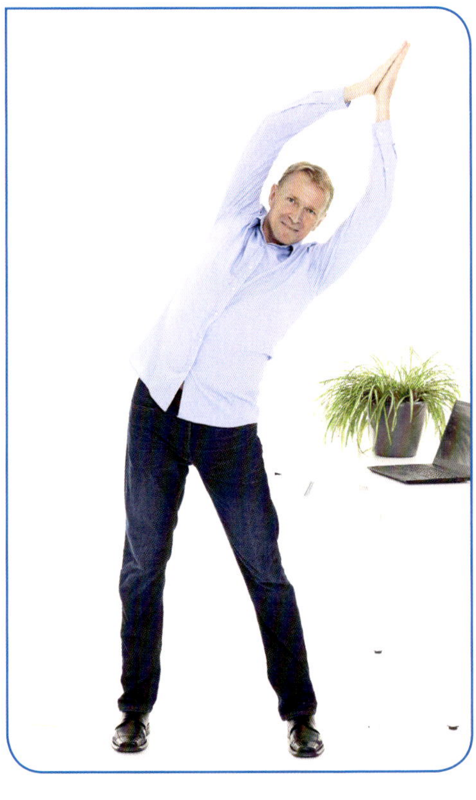

Hüft-Mobilisation

| im stabilen Stand das Bein führen |

■ Stellen Sie sich aufrecht und hüftbreit hin.

■ Heben Sie den rechten Oberschenkel an, und bilden Sie einen 90°-Winkel im Kniegelenk. Das linke Standbein bleibt während der Übung leicht gebeugt. Aktivieren Sie Ihre Rumpfmuskulatur, indem Sie den Bauchnabel zur Wirbelsäule ziehen. Dadurch können Sie das Gleichgewicht besser halten.

■ Jetzt bewegen Sie behutsam das rechte angewinkelte Bein aus der Hüfte heraus zur Seite, bis Sie ein leichtes Ziehen spüren. Lassen Sie dabei das Becken gerade, und bleiben Sie in einer aufrechten Position. Verharren Sie in dieser Position für einige Atemzüge. Kehren Sie anschließend wieder in die Ausgangsposition zurück.

■ Jetzt führen Sie die Übung dynamisch durch, indem Sie den Bewegungsablauf mit Ihrer Atmung synchronisieren. Einatmend bewegen Sie das Bein zur Seite, ausatmend kehren Sie wieder zur Körpermitte zurück. Sie können den Schwierigkeitsgrad der Übung erhöhen, indem Sie die Augen schließen. Dies schult zusätzlich Ihre Körperwahrnehmung.

■ Stellen Sie das angewinkelte Bein wieder ab, und spüren Sie mehrere Atemzüge nach. Wechseln Sie dann das Standbein, und führen Sie die Übung zur anderen Seite aus.

■ Spüren Sie anschließend den Übungszyklen nach.

Einen stabilen Stand finden und den Oberschenkel anheben.

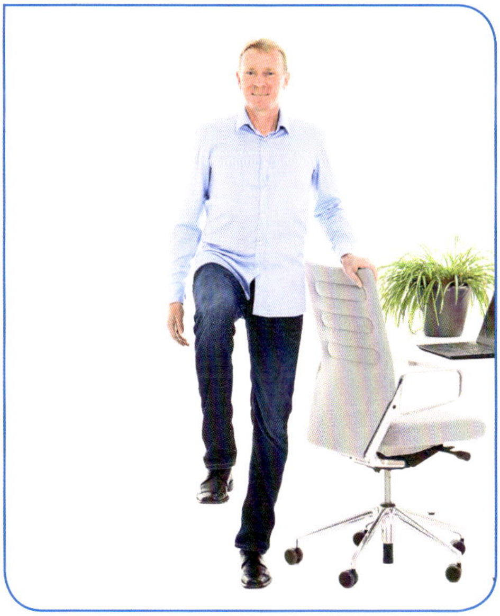

Einatmend das Bein zur Seite führen, ausatmend zurück zur Mitte.

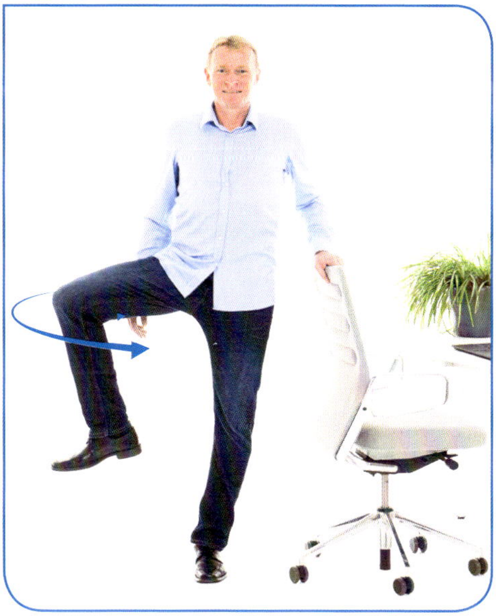

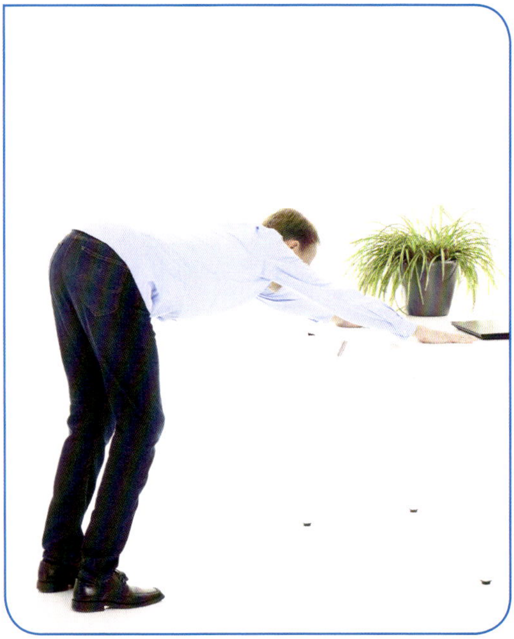

Zunächst mit gebeugten Knien die Position halten. Dann mehr und mehr strecken und mit dem Becken nach hinten und oben gehen.

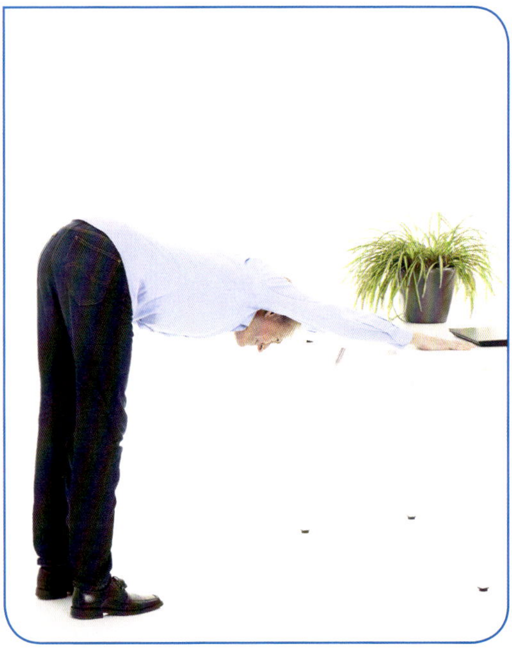

Business-Hund

I langgestreckt herabschauen I

- Stellen Sie sich an eine Tischkante, und legen Sie Ihre Hände schulterbreit und mit den Handinnenflächen auf der Tischplatte ab.

- Gehen Sie mit Tippelschritten so weit nach hinten, bis Sie mit dem Oberkörper parallel zum Boden sind. Die Beine sind zunächst gebeugt, da es darauf ankommt, den Oberkörper gestreckt zu halten.

- Verharren Sie in dieser Haltung für mehrere Atemzüge.

- Wenn Sie sich in der Haltung gut eingerichtet haben und sich wohlfühlen, können Sie versuchen, Ihre Beine bei jeder Ausatmung etwas mehr zu strecken. Gleichzeitig können Sie versuchen, mit jeder Ausatmung Ihren Oberkörper etwas mehr zu strecken. Dabei schiebt sich Ihr Becken nach hinten und das Steißbein richtet sich zur Decke hin, indem sich der untere Rücken hebt.

- Halten Sie auch diese Stellung für mehrere Atemzüge. Atmen Sie ruhig und nehmen Sie die intensive Dehnung nicht nur in Ihren Beinen, sondern auch im unteren und oberen Rücken wahr.

- Abschließend kommen Sie mit Tippelschritten zur Tischkante zurück und spüren der Übung im aufrechten Stand nach.

Pyramide

I Körperrückseite dehnen I

■ Stellen Sie sich an eine Tischkante. Dann gehen Sie zuerst mit dem linken Bein einen kleineren Schritt zurück, dann mit dem rechten Bein einen größeren.

■ Strecken Sie die Beine durch und spannen Sie dabei Beine, Becken und Bauch an. Jetzt bilden Ihre Beine eine Pyramide.

■ Nun beugen Sie sich einatmend mit Ihrem Oberkörper so weit nach unten, wie Ihr Rücken gerade bleibt. Sie kommen mit dem Oberkörper zur Tischkante hin und stützen sich mit Ihren Handinnenflächen auf der Tischplatte ab. Ausatmend gehen Sie bei geradem Oberkörper noch ein Stückchen tiefer. Dabei sollten die Beine gestreckt bleiben. Sie spüren mehr und mehr eine intensive, aber noch angenehme Dehnspannung in den Rückseiten der Beine bis in den Rücken hinein.

■ Bleiben Sie für mehrere Atemzüge in dieser Stellung. Spüren Sie in Ihre Körperrückseite hinein, und genießen Sie die Dehnspannung.

■ Lösen Sie einatmend die Stellung auf, indem Sie mit dem hinteren Bein einen weiten Schritt zur Tischkante machen und sich dabei am Tisch abstützen. Dann kommen Sie wieder mit durchgestrecktem Rücken in die aufrechte Haltung an der Tischkante.

■ Jetzt führen Sie die Übung durch, indem Sie die Beinstellung wechseln, also zuerst mit rechten, dann mit dem linken Bein zwei Schritte zurückgehen.

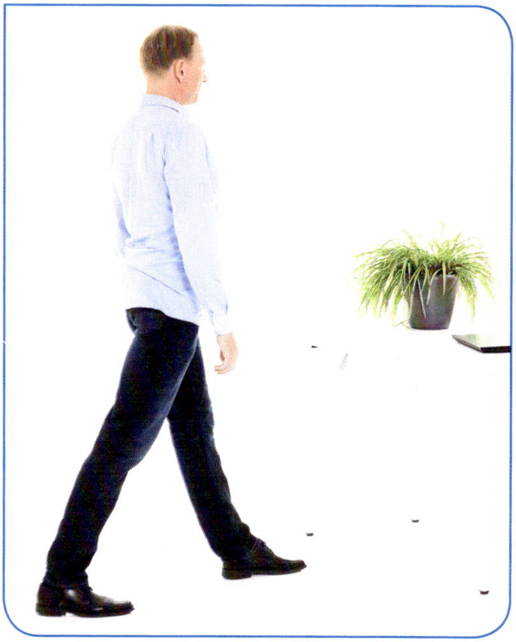

Zunächst mit den Beinen in eine Pyramide gehen. Beine, Becken und Bauch anspannen und mit dem Oberkörper zur Tischkante beugen.

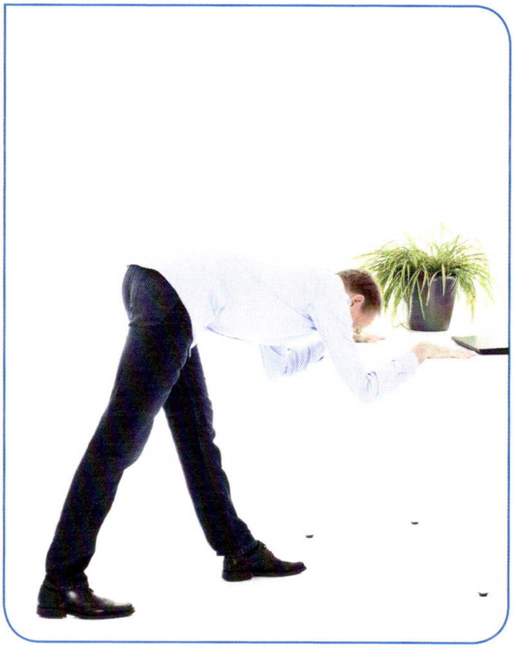

Übungen für das Homeoffice

Zunehmende Einschränkungen der Beweglichkeit führen häufig dazu, dass man älter wirkt als man ist. Wer nur schwer vom Sofa hochkommt oder sich nur in Zeitlupe bücken kann, sollte etwas tun, um beweglicher zu werden. Beweglichkeit ist eine körperliche Grundeigenschaft, die bis ins hohe Alter bewahrt werden sollte. Sie trägt aber nicht nur beim Älterwerden dazu bei, die Mobilität im Alltag zu sichern, sondern hilft auch in jüngeren Jahren. Denn der sitzende Alltag führt schnell dazu, dass sich zunehmend auch jüngere Menschen nur eingeschränkt und wenig elastisch bewegen können. Schließlich gilt: Wer körperlich in Bewegung ist, bleibt länger fit und gesund.

Wir beginnen dieses Programm mit dem aufrechten Sitz, dem Archetypus der Yogahaltungen schlechthin. Denn ursprünglich wurde der Sanskrit-Begriff Asana nicht für eine Vielzahl unterschiedlicher Körperübungen verwendet, sondern für den entspannten, aufgerichteten Sitz. Dazu gehört auch der Fersensitz. Das aus aus ihm entstehende *Beckenkreisen* besitzt für die Körpermitte lockernde und entspannende Eigenschaften.

Der *Halbe Frosch* – im Sanskrit Ardha Bhekasana genannt – dehnt intensiv die Körpervorderseite, insbesondere den Brustkorb, die Leisten, Hüftbeuger, Oberschenkelmuskeln sowie das gebeugte Knie und den Knöchel. Die Beweglichkeit der Hüfte und Wirbelsäule wird verbessert. Weiterhin kann der Frosch die Körperhaltung verbessern und die Organe des Bauchraums stimulieren. Eine vitalisierende und energetisierende Wirkung kann eintreten.

Übungen	Dauer 11 Min.
Beckenkreisen	bis 2 Min.
Halber Frosch	bis 3 Min.
Katze und Kind	bis 1 Min.
Hand-zum-Fuß-Haltung	bis 3 Min
Liegender Schustersitz	bis 2 Min

Katze und Kind ist, auf den Frosch folgend, als eine dynamische Ausgleichshaltung zu verstehen, mit der nicht nur Hüft- und Beckenbereich gelockert werden können, auch wird im Brustbereich durch Rundung ein wohltuender Ausgleich geschaffen.

Die *Hand-zum-Fuß-Haltung* – im Sanskrit Supta Padangusthasana genannt – fördert die Hüftbeweglichkeit und ist eine Anfangshaltung für hüftöffnende Yoga-Übungen. Die meist verkürzten hinteren Beinmuskeln werden gedehnt. Die Haltung ermöglicht durch die liegende Ruheposition, bewusst in die Dehnung hineinzuatmen. Hier kommt es nicht darauf an, dass man mit den Händen den großen Zeh erreichen und das Bein weit zum Kopf ziehen kann, sondern dass das Bein möglichst gestreckt bei angenehmer Dehnspannung möglichst lange gehalten wird.

Abschließend ist der *Liegende Schustersitz* – im Sanskrit Supta Baddha Konasana genannt – dazu gedacht, sich sanft zu dehnen und dabei mehr und mehr zu entspannen.

Beckenkreisen

I konzentriert lockern I

■ Kommen Sie in den Fersensitz. Sie können eine Decke zwischen Ferse und Gesäß legen, sollten Sie Schwierigkeiten in der Haltung haben. Zusätzlich können Sie sich eine gerollte Decke unter die Fußgelenke schieben, wenn Ihnen die Dehnung zu stark wird.

■ Nehmen Sie nun einatmend die Arme mehrmals langsam seitlich nach oben über den Kopf und mit dem Ausatmen wieder nach unten. Dann kreisen Sie die Schultern einige Male behutsam rückwärts und lassen Sie sie schließlich entspannt hängen. Legen Sie Ihre Hände mit den Handflächen nach unten auf den Oberschenkeln ab.

■ Schließen Sie Ihre Augen und nehmen Sie mehrere tiefe Atemzüge. Richten Sie den Oberkörper mit jeder Einatmung bewusst auf. Spüren Sie, wie die einströmende Atemluft den Brustraum füllt, das Brustbein hebt und den Rücken länger macht. Ausatmend behalten Sie die Aufrichtung bei.

■ Stützen Sie nun die Hände locker in die Hüften. Beginnen Sie damit, das Becken zu kreisen. Zuerst langsam kleine Kreise in eine Richtung, dann in die andere.

■ Nach einigen Wiederholungen vergrößern Sie den Radius etwas und wechseln mehrmals die Richtung. Genießen Sie die kreisenden Bewegungen und lassen Sie dabei auch bewusst den Atem fließen. Machen Sie sich bewusst, dass Sie durch die Bewegung die Muskeln und Sehnen im Beckenbereich lockern und Ihren Bauchraum entspannen. Auch Ihre Hüftgelenke werden 'geschmiert' und dadurch besser durchblutet.

■ Wenn Sie in beide Richtungen etwa gleich lange das Becken gekreist haben, spüren Sie im Fersensitz nach.

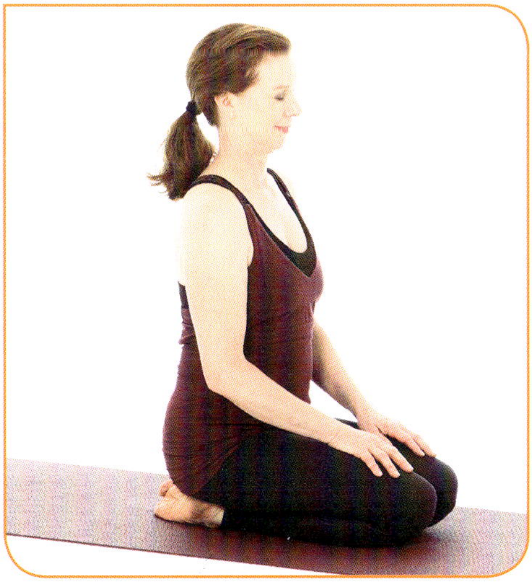

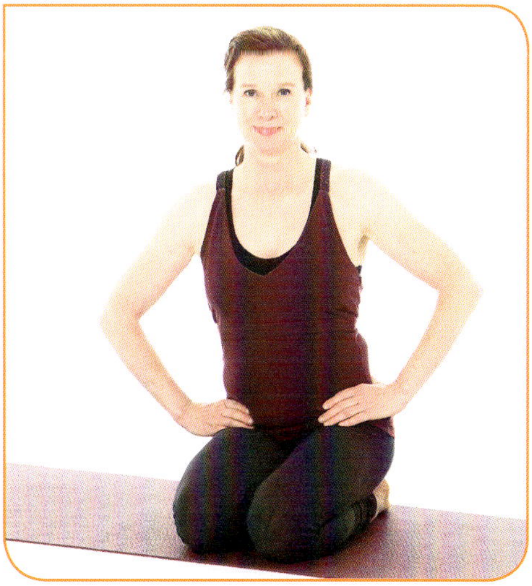

Im Fersensitz entspannen. Dann das Becken zur Lockerung kreisen.

Halber Frosch

| Ardha Bhekasana |

■ Kommen Sie in die Bauchlage. Legen Sie Ihre Stirn auf dem rechten Unterarm ab. Beugen Sie das linke Knie, und bringen Sie die Ferse Richtung Gesäß. Greifen Sie mit der linken Hand den linken Fuß, und ziehen Sie die Ferse behutsam näher zum Gesäß heran. Achten Sie auf Ihre persönliche Grenze.

■ Aktivieren Sie die Bauchmuskulatur, um den unteren Rücken zu schützen. Drücken Sie jetzt mit dem rechten Unterarm in den Boden, und heben Sie dadurch mit dem Oberkörper und Kopf vom Boden ab. Spüren Sie in mehreren gleichmäßigen Atemzügen in die Dehnung an Becken, Oberschenkel und Knie hinein.

■ Wenn Sie sehr beweglich sind und sich das Knie gut anfühlt, beugen Sie den linken Ellbogen und führen die Ferse weiter zum Gesäß, bei großer Beweglichkeit auch am Gesäß vorbei. Die Schultern bleiben auf einer Höhe parallel zum Boden ausgerichtet.

■ Kommen Sie aus der Haltung heraus, indem Sie das gebeugte Bein langsam wieder strecken und ablegen. Senken Sie auch den Oberkörper, und legen Sie die Stirn auf dem rechten Unterarm ab.

■ Wiederholen Sie die Bewegungsfolge jetzt auf der anderen Seite.

■ Bleiben Sie abschließend in der Bauchlage, und spüren Sie so lange nach, bis der Atem wieder ganz ruhig ist.

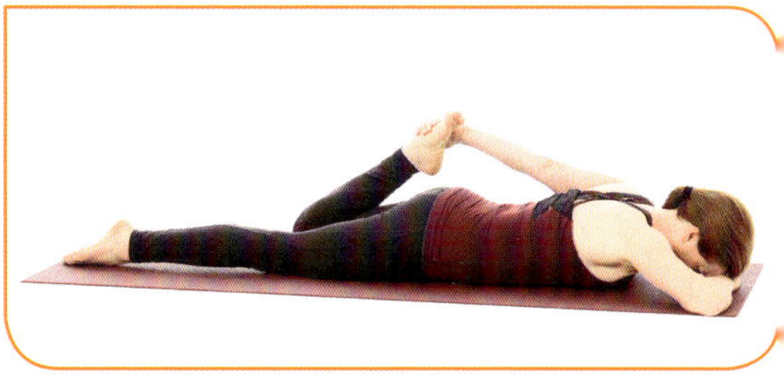

Die Ferse langsam und achtsam zum Gesäß heranziehen.

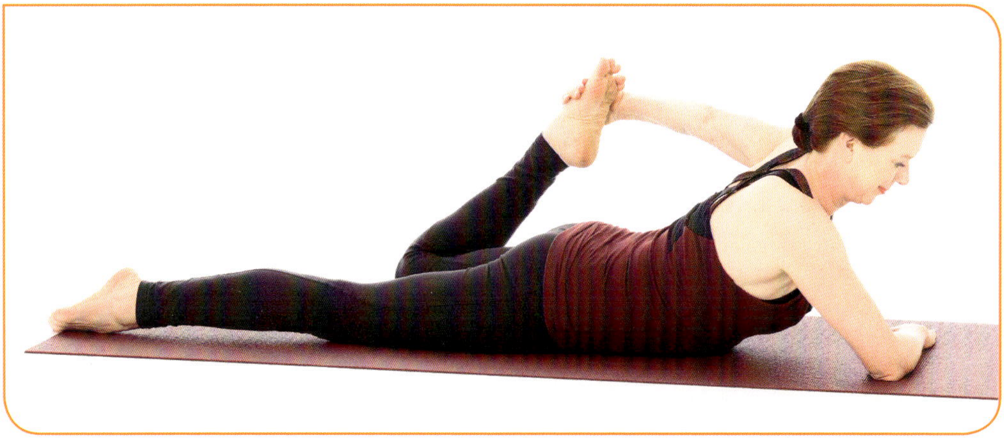

Bauchmuskulatur aktivieren, um den Rücken zu schützen. Mit dem Unterarm in den Boden drücken und den Oberkörper anheben.

Katze und Kind

| hoch und runter im Fluß |

■ Kommen Sie in den Vierfüßlerstand. Die Knie sind leicht geöffnet unter dem Becken, die Hände unter den Schultergelenken oder etwas weiter vorne aufgesetzt. Strecken Sie die Füße aus. Machen Sie Ihren Rücken lang.

■ Mit dem Ausatmen kommen Sie gleichzeitig nach unten in die Stellung des Kindes. Dafür einfach das Gesäß nach hinten-unten sinken lassen. Einatmend kommen Sie wieder zurück nach oben in den Vierfüßlerstand.

■ Wiederholen Sie den Ablauf mehrmals in Ihrem eigenen Atemtempo.

■ Sie können sich ganz auf Ihre Fersen absetzen, das muss aber keineswegs sein. Wenn Sie weniger beweglich sind, gehen Sie einfach nur ein kleines Stück weit in Richtung Fersen.

■ Lassen Sie jede Bewegung vom Atem führen: Sie beginnen einzuatmen und setzen sich erst dann in Bewegung. Sie beginnen auszuatmen und setzen sich erst dann in Bewegung.

■ Spüren Sie die Lockerung der Gelenke und setzen Sie sich schließlich nach dem letzten Mal im Vierfüßlerstand auf die Matte ab.

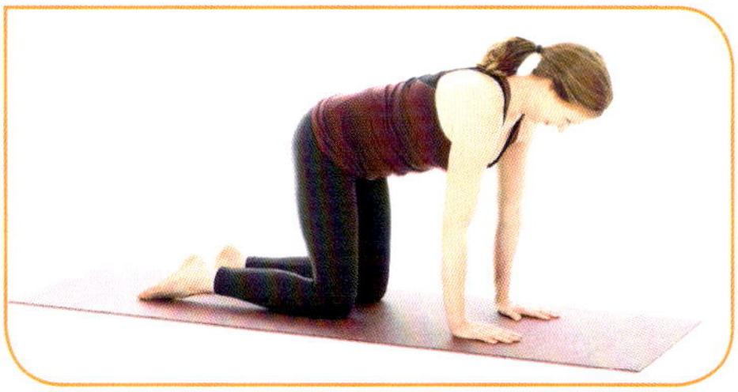

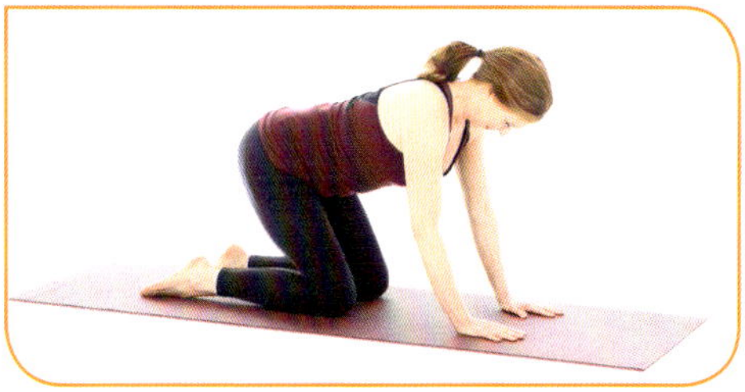

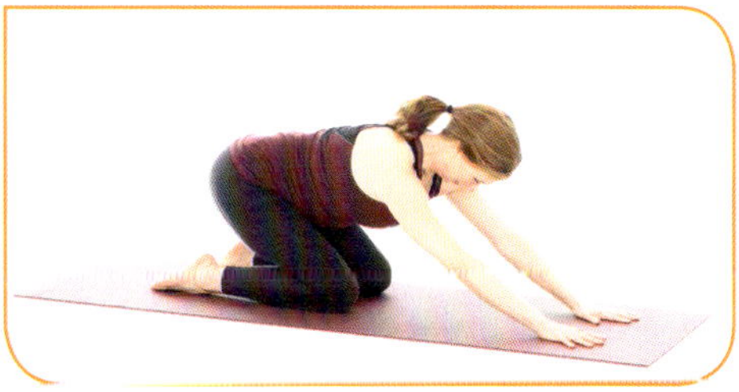

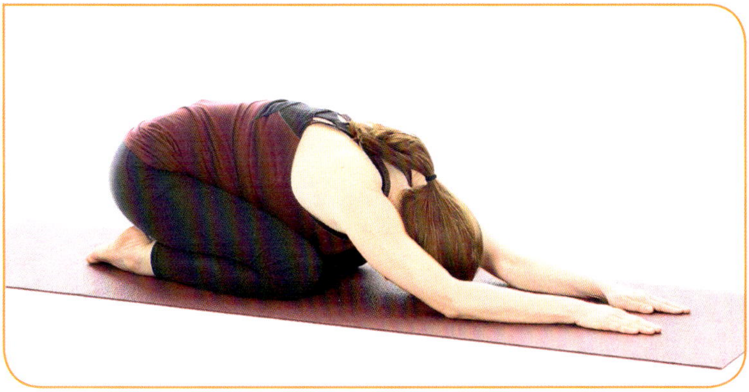

Ausatmend das Gesäß Richtung Ferse sinken lassen und einatmend wieder hochkommen in den Vierfüßlerstand.

Hand-zum-Fuß-Haltung

I Supta Padangusthasana I

- Führen Sie in der Rückenlage ausatmend das rechte Knie zum Körper heran und legen Sie die rechte Hand auf dem Knie ab. Strecken Sie das Bein einatmend senkrecht nach oben Richtung Decke. Die Hand bleibt dabei ohne Druck auf dem Knie liegen.

- Ausatmend beugen Sie wieder sanft das Knie. Einatmend erneut strecken.

- Wiederholen Sie die Abfolge mehrere Male. Ziehen Sie mit jeder Beinstreckung die Zehen achtsam zu sich heran. Strecken Sie das angehobene Bein nur so weit durch, wie es die Muskulatur Ihrer Beinrückseite zulässt. Lassen Sie es wenn nötig gebeugt, um das für Sie persönlich rechte Maß in der Dehnung der Beinrückseite zu finden.

- Atmen Sie ein letztes Mal aus, und stellen Sie das Bein wieder auf.

- Jetzt wiederholen Sie die Bewegungsfolge mit dem linken Bein.

- Abschließend stellen Sie das linke Bein ab und spüren nach. Konnten Sie Unterschiede zwischen rechter und linker Körperhälfte feststellen?

Das Bein beugen und strecken im Wechsel.

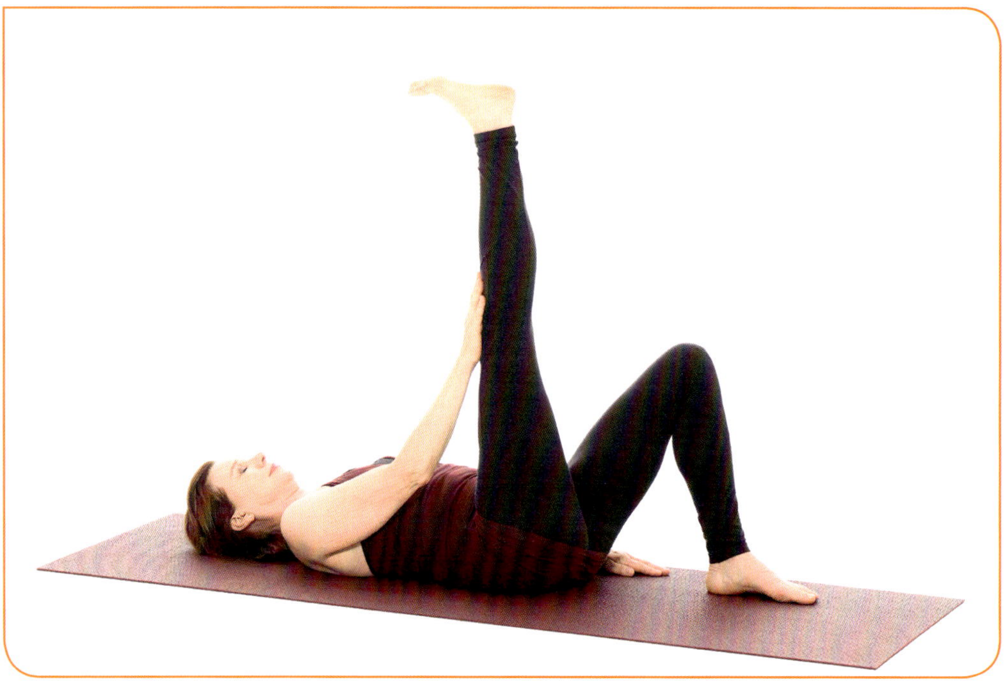

Liegender Schustersitz

I Supta Baddha Konasana I

■ Liegen Sie bequem in der Rückenlage. Die Arme liegen locker seitlich neben dem Körper. Spüren Sie Ihr Gewicht auf der Unterlage, und lassen Sie sich von der Erde tragen.

■ Stellen Sie nun die Beine mit geschlossenen Füssen locker auf. Dann ziehen Sie sie nah zum Becken heran. Nun öffnen Sie die Beine und lassen die Knie langsam zum Boden sinken. Die Fußsohlen berühren sich.

■ Üben Sie keine Kraft aus, um die Knie näher zum Boden zu bringen, und wippen Sie auch nicht. Stattdessen spüren Sie, wie sich die Spannung in den Oberschenkelinnenseiten und den Leisten langsam löst.

■ Bleiben Sie für mehrere gleichmäßige Atemzüge in der Haltung liegen. Nehmen Sie Ihren Atemfluss und die Entspannungswirkung bewusst wahr.

■ Um aus der Haltung herauszukommen, bringen Sie zuerst Ihre Knie zusammen, dann legen Sie ausgestreckt die Beine ab.

Die Knie zum Boden sinken lassen. Spannungen bewusst lösen. Nicht wippen.

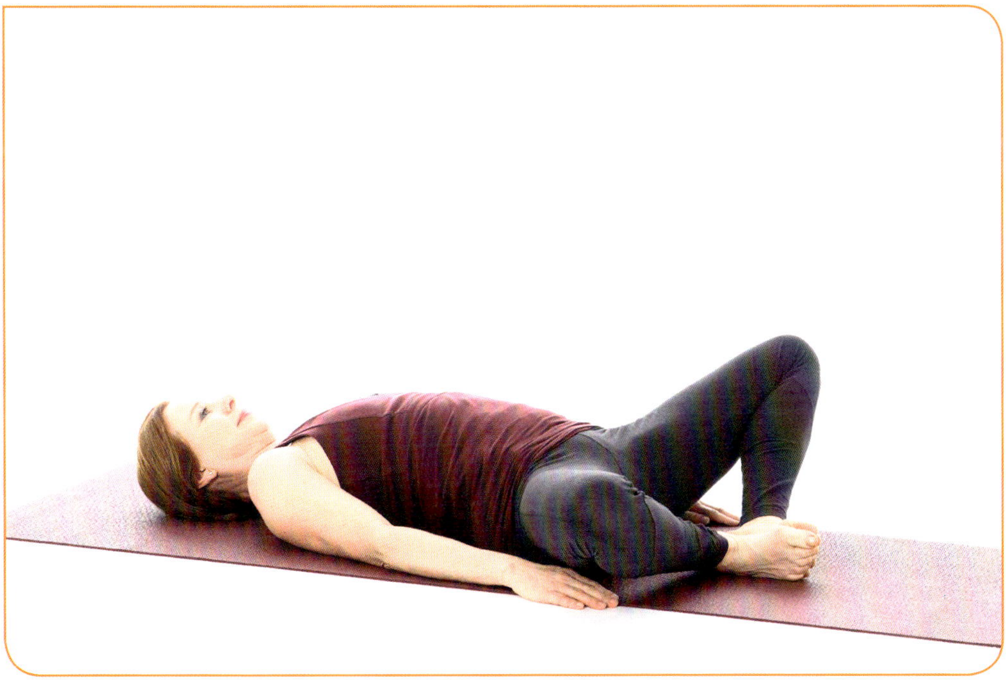

Kraft erhalten

Als aktives Element des Bewegungsapparates ist die Muskulatur zur Leistungserhaltung essentiell. Jede noch so kleine Bewegung, ob Zähneputzen oder Schuhebinden, gelingt nur mit muskulärer Kraft. Unser Krafttraining sorgt optimal vor und trägt zur Gesunderhaltung bei.

Noch in den 1980er Jahren wurde im Gesundheitssport der Fokus fast ausschließlich auf kardiovaskulär orientiertes Bewegungshandeln – also auf Formen des Ausdauertrainings – gelegt. Ein gezieltes Krafttraining war hingegen nachrangig. Dies hat sich nachhaltig verändert. Heute ist auch die Bedeutung der Skelettmuskulatur für die Gesundheit und mit ihr die allgemeine physiologische Leistungsfähigkeit des Menschen anerkannt und in einer präventivmedizinisch geprägten Denkweise verankert. Zentral für die veränderte Sichtweise ist die Würdigung des gesundheitlichen Werts des Bewegungsorgans Muskulatur und die Erkenntnis, dass viele Erkrankungen nicht nur durch Ausdauertraining, sondern auch durch gezieltes Krafttraining kompensiert werden können.

In unserer modernen Gesellschaft wird der Alltag überwiegend sitzend verbracht. Deshalb leidet die Muskulatur eher an Unterforderung und neigt zur Abschwächung. Selbst für eine aufrechte Körperhaltung wird mehr muskuläre Kraft benötigt, als sie heute bei vielen Menschen abrufbar ist. Haltungsschwächen und danach Haltungsschäden sind die Folge. Begünstigt werden Beschwerden wie Rückenschmerzen, die sich mit der Zeit verstärken und sich häufig chronifizieren. Hinzu kommt, dass nicht nur eine zu viel sitzende, sondern auch kollektiv älter werdende Gesellschaft mit einhergehendem gesundheitsgefährdendem Verlust an muskulärer Leistung und Funktionstüchtigkeit das Gesundheitssystem zunehmend vor Probleme stellt. Gezieltes und sanftes, aber kräftigendes Körpertraining kann hier Abhilfe schaffen.

Und es sind nicht mehr nur die Effekte muskulärer Kräftigung auf die Körperhaltung und die Bewegung des Menschen im Fokus. Denn die Muskulatur sorgt auch für einen verbesserten venösen Rückstrom des Blutes, was wiederum zur Entlastung des Herz-Kreislauf-Systems führt. Weiterhin ist durch den durch regelmäßiges Training erhöhten Muskelanteil im Körper ein auch in Ruhe gesteigerter Energieverbrauch nachweisbar.

Ein präventives Training, das in funktioneller Perspektive kräftigend aufgebaut ist, sollte eine große Wirkungsbandbreite besitzen. Für den Alltag ist wichtig, dass unterschiedliche Muskelgruppen und Muskelketten fein dosiert zusammenarbeiten, um natürliche Bewegungsabläufe zu stärken und zu optimieren. Dazu gehören motorische Grundfertigkeiten wie Gehen, Laufen oder Springen. Aber auch Alltags-

Ziele der Programme

- Kräftigung der gesamten Körpermuskulatur
- Stärkung einer aufrechten Haltung
- Mobilisation und Stärkung verschiedener Gelenke
- Förderung der Beweglichkeit der Wirbelsäule

bewegungen wie etwa Gegenstände heben, tragen oder absetzen gehören dazu. Dies kann das Tragen einer Tasche oder eines Aktenkoffers sein oder in der Freizeit das Heben und Schleppen einer Sprudelkiste.

Yoga als ganzheitliche Übungsweise ist prädestiniert für ein allgemeines muskelstärkendes Training, bei dem durch die Beanspruchung zahlreicher Muskelgruppen trainingswirksame Reize gesetzt werden und in Folge eine allgemeine Kraftsteigerung stattfinden kann. Es findet aber auch ein spezielles Krafttraining statt, wenn in einzelnen Asanas einzelne Muskelgruppen gezielt angesprochen werden.

Die Zielsetzungen der beiden Business-Yoga-Programme sind im Überblick der Infotafel zu entnehmen und können wie folgt zusammengefasst werden:

- Während normalerweise mit einer Intensität von mindestens 35 Prozent der Maximalkraft trainiert wird, wählt man beim sanften Krafttraining die Intensität nach dem momentanen, subjektiven Belastungsempfinden. Wichtig ist nur, dass die Trainingsreize über der Alltagsbelastung liegen.

- Eine muskuläre Erschöpfung wird vermieden. Auch hier ist das subjektive Belastungsempfinden maßgebend. Wenn der Muskel nicht bis zur vollständigen Ermüdung gereizt wird, hat der Übende eine bessere Kontrolle über die Bewegungsausführung, was beim Yoga besonders bedeutsam ist, um strukturelle Schädigungen am Bewegungsapparat zu vermeiden. Schließlich kennzeichnet eine Yoga-Haltung, dass sie trotz aller Kraftaufwendung mit Leichtigkeit und Entspanntheit durchgeführt wird.

- Zusammengenommen führen kräftigende Übungen auf der körperlichen Ebene zu einer muskulären Stabilität, die den Körper sichtbar straffer und fitter werden lässt.

- Psychisch verleihen die Übungsfolgen spürbar neuen Schwung im Leben. Sie machen belastbarer und widerstandsfähiger.

Tipps

- Bei Rückenproblemen, insbesondere Problemen mit der Lendenwirbelsäule, sollten Sie die Übungen mit Ihrem Arzt oder Physiotherapeuten abklären.

- Bei Rückbeugen wie etwa dem 'Kamel' ist ganz wichtig, vorsichtig die eigenen Grenzen auszuloten, um Überbelastungen zu vermeiden.

- Sollten Ihre Muskeln leicht zittern, dann schalten Sie einen Gang zurück und verkürzen die Übungszeit. So stellen Sie sicher, dass Sie gekräftigt, aber doch entspannt und mit innerer Ruhe weiter in den Tag gehen können.

Übungen für das Büro

Die Übungen zum Thema 'Kraft erhalten' sind so zusammengestellt, dass der ganze Körper mit nur fünf Übungen muskulär aktiviert wird. Neben dynamischen Ausführungen sind auch statisch ausgelegte Übungen eingearbeitet, bei denen je nach zeitlicher Länge unterschiedliche Intensitätsgrade realisiert werden können.

Mit dem *Business-Boot* – das 'Boot' wird im Sanskrit auch Navasana genannt – wird die Muskulatur der Körpervorderseite und insbesondere die Tiefenmuskulatur im Bauch angespannt. Gleichzeitig erfährt man nach dem Lösen der Anspannung ein tiefes Entspannungsgefühl.

Nachdem mit der ersten Übung die Körermitte aktiviert wird, dient das *Business-Kamel* – das 'Kamel' wird im Sanskrit auch Ardha Ushtrasana genannt – dazu, eine Überkorrektur der Sitzhaltung vorzunehmen. Überkorrektur bedeutet, dass der typischen gebückten Sitzhaltung im Büro entgegengewirkt wird. Der Brustkorb soll geöffnet und eine vertiefte Atmung ermöglicht werden. Körperlich werden die Schultergelenke bewegt, die Wirbelsäule mobilisiert, Oberarme, Körpervorderseite und Bauchdecke gedehnt und schließlich Beckenboden, Bauch und Rücken gekräftigt. Psychisch kann durch die anfangs gefühlt instabile Haltung ein Gefühl der Unsicherheit entstehen. Wenn man lernt, zu vertrauen und sich weiter in die Haltung sinken zu lassen, lässt sich in der Regel eine stimmungsaufhellende Wirkung beobachten. Die Haltung sieht weder außergewöhnlich aus, noch ist sie schwierig. Folglich ist die Scheu, die Haltung am Arbeitsplatz vor den Kollegen zu verwirklichen, minimiert.

Übungen	**Dauer 8 Min.**
Business-Boot	bis 1 Min.
Business-Kamel	bis 2 Min.
Beinpresse	bis 2 Min.
Schiefe Ebene	bis 1 Min.
Trommel	bis 2 Min.

Nachdem mit den ersten beiden Übungen Bauch- und Rumpfmuskulatur angesprochen werden, sind bei der *Beinpresse* die Beine, aber auch die Arm- und Brustmuskulatur zu aktivieren. Sie trägt dazu bei, weitere Muskelgruppen zu aktivieren, die während des Alltags vernachlässigt sind.

In Anlehnung an das Brett – im Sanskrit auch Chaturanga Dandasana genannt – kräftigt die *Schiefe Ebene* den ganzen Körper. Die Haltung kann, je nach Zeitdauer, sehr anstrengend sein.

Die *Trommel* – im Sanskrit auch Mridang Bandha genannt – mobilisiert Schulter-, Hüft-, Knie und Fußgelenke. Unterstützt durch die Armbewegung weitet sich der Brustkorb, die Atmung vertieft sich. Das Asana kräftigt sanft die Oberschenkel. Durch die Drehung des Oberkörpers wird die Wirbelsäule mobilisiert. Das Schwingen löst Verspannungen und kann langfristig zu einem aufrechteren und dennoch lockeren Gang führen. Außerdem können sich Koordinationsfähigkeit und die Wahrnehmung für den Raum verbessern.

Business-Boot

I Kraft aus der Mitte I

■ Setzen Sie sich auf das hintere Drittel Ihres Stuhls.

■ Einatmend strecken Sie nun Ihre Arme und Beine möglichst gleichzeitig nach vorne aus. Halten Sie kurz die Streckung, und halten Sie kurz den Atem an.

■ Ausatmend lassen Sie Arme und Beine langsam wieder sinken und entspannen die vorher angespannte Muskulatur. Genießen Sie für ein paar Momente die Atemleere, dann atmen Sie wieder ein und beginnen die Übungsabfolge von neuem.

■ Führen Sie den Wechsel von Anspannung und Entspannung mehrmals durch. Die Übung wird intensiver, je weiter Sie sich auf Ihrem Stuhl nach vorne setzen.

■ Mit einer weiteren Einatmung kommen Sie wieder in die Haltung 'Business-Boot, in der Sie jetzt für mehrere Atemzüge bleiben. Atmen Sie fließend.

■ Ausatmend lassen Sie Arme und Beine langsam wieder sinken und entspannen die vorher angespannte Muskulatur.

■ Spüren Sie der Anstrengung mehrere Atemzüge nach, und genießen Sie mit jeder Ausatmung die Entspanntheit Ihrer Körpermitte.

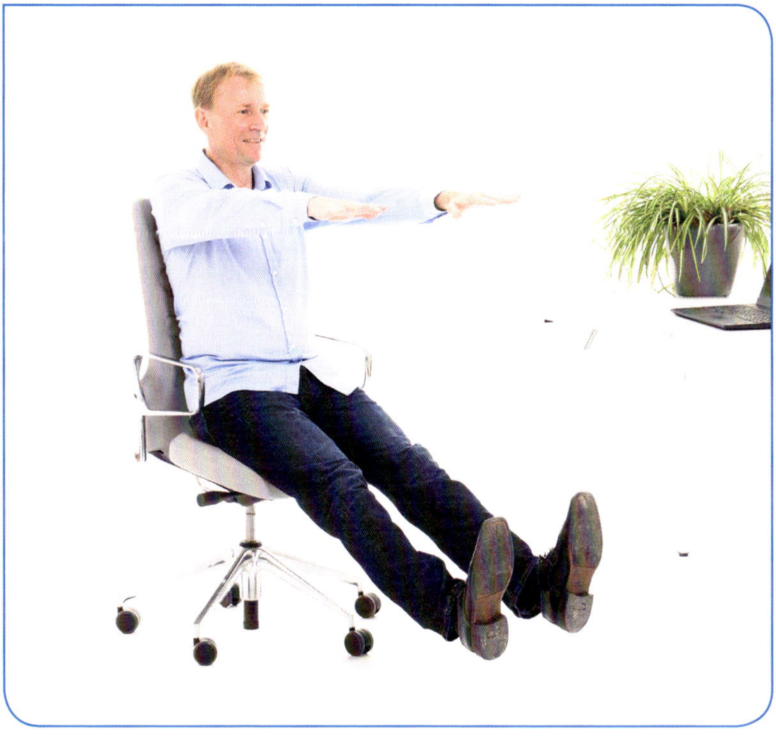

Einatmend strecken und anspannen. Ausatmend Arme und Beine sinken lassen und entspannen.

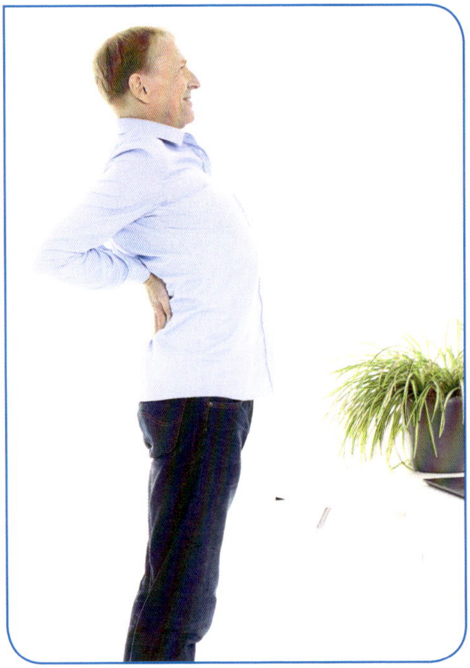

Rückbeuge im Stehen,
oder Rückbeuge im Sitzen.

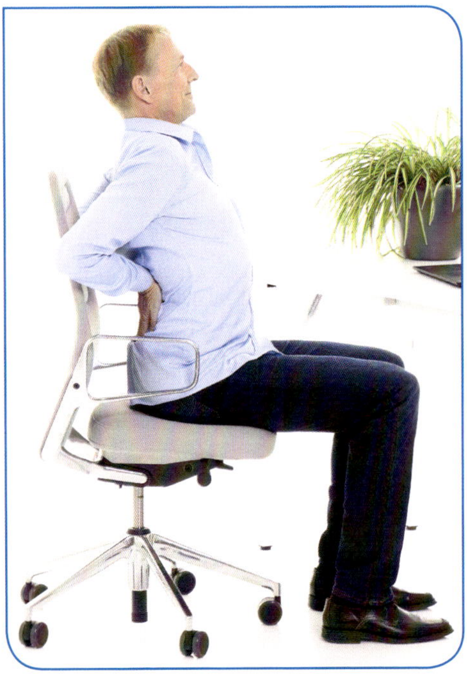

Business-Kamel

I kontrolliert dehnen I

- Begeben Sie sich in einen aufrechten Stand. Sie können die Übung aber auch im Sitzen ausführen. Ihre Beine sind etwa hüftbreit aufgestellt, und Ihr Rücken ist gerade und lang.

- Stützen Sie mit Ihren Händen den unteren Bereich Ihres Rückens. Dafür legen Sie die Handinnenflächen ungefähr auf Höhe des Beckens auf Ihren Rücken.

- Aktivieren Sie jetzt Oberschenkel-, Beckenboden-, Gesäß- und Bauchmuskulatur. Dann strecken Sie einatmend vorsichtig Ihren Oberkörper mit einer sanften Bewegung nach hinten-oben. Schieben Sie dabei Ihr Becken aktiv nach vorne.

- Halten Sie das Asana für mehrere Atemzüge. Ihre Wirbelsäule ist leicht nach hinten gebogen und bildet mit dem ganzen Körper einen leicht gespannten Bogen. Ihre Muskeln im Becken- und Bauchbereich bleiben fest und angespannt, damit der untere Teil Ihres Rückens stabil ist und nicht abknicken kann. Aktivieren Sie auch die Halsmuskulatur, damit Ihr Kopf nicht zu weit in den Nacken sinkt. Der Blick geht nach vorne-oben.

- Kommen Sie in die Ausgangslage zurück.

- Führen Sie das Business-Kamel nun mehrmals dynamisch durch, indem Sie einatmend nach hinten gehen und ausatmend in die Ausgangslage zurückkommen.

- Kommen Sie ausatmend aus der Haltung heraus, indem Sie den Oberkörper wieder in die Ausgangsstellung bringen.

Beinpresse

I nach innen und außen I

■ Setzen Sie sich mit geradem Rücken auf das vordere Stuhldrittel. Die Beine sind hüftbreit aufgestellt. Die Handflächen legen Sie in Kniehöhe auf die Innenseite Ihrer Oberschenkel.

■ Beginnen Sie mit der Innenpresse: Einatmend drücken Sie nun kräftig die Beine gegen den Widerstand der Hände zusammen. Gleichen Sie die Kräfte so aus, dass sich von außen gesehen weder Arme noch Beine bewegen.

■ Halten Sie die Spannung für mindestens einen weiteren Atemzug aufrecht.

■ Mit dem nächsten Ausatmen lassen Sie alle Spannung los und entspannen für zwei Atemzüge.

■ Wiederholen Sie die Beinpresse mehrmals: Über zwei Atemzüge die Spannung halten, zwei Atemzüge entspannen.

■ Starten Sie nun mit der Außenpresse und führen auch diese mehrmals im zuvor vorgegebenen Rhythmus durch: Legen Sie dazu beide Hände an die Außenseite der Knie und pressen die Beine kräftig gegen den Widerstand der Hände nach außen.

■ Kommen Sie in die Ausgangshaltung zurück. Spüren Sie nach.

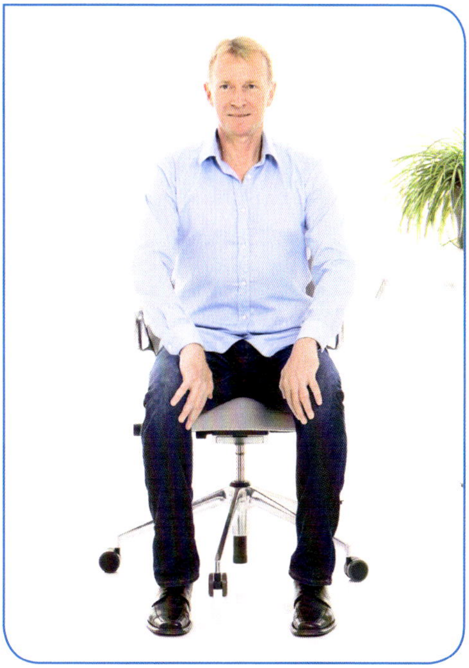

Beinpresse zunächst nach innen, dann nach außen.

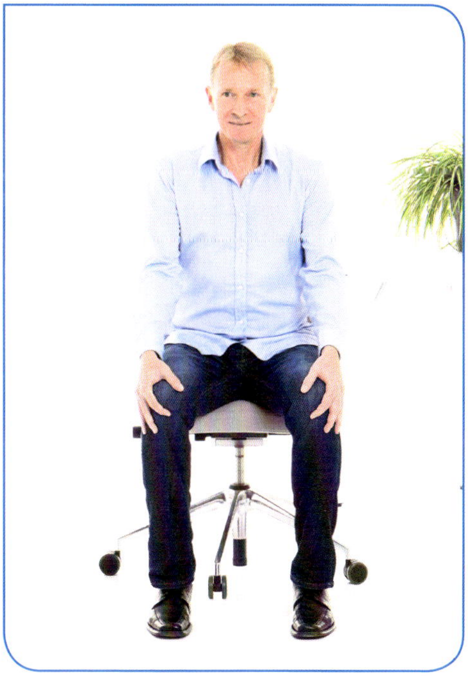

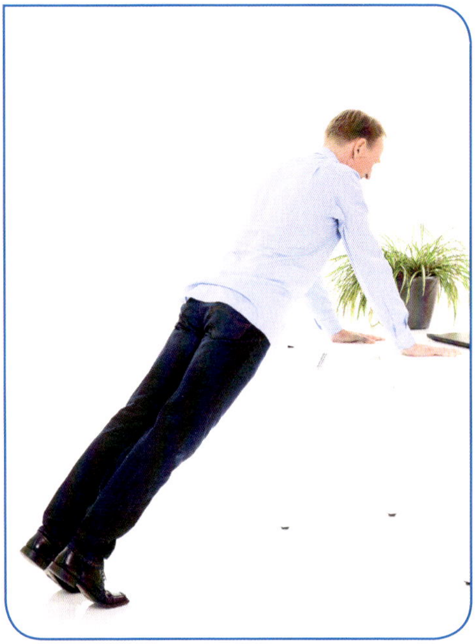

Zuerst die Brettposition mit gestreckten Armen einnehmen, dann mit gebeugten Armen.

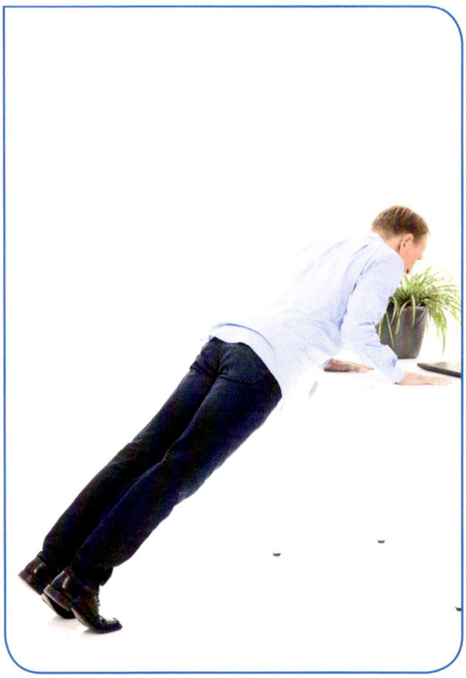

Schiefe Ebene

| bis zum Äußersten gespannt |

■ Stehen Sie aufrecht und mobilisieren Sie Ihre Handgelenke, indem Sie diese zuerst ausschütteln und dann mit den Händen kreisen.

■ Legen Sie nun Ihre Hände flach auf einen vor Ihnen stehenden Tisch. Strecken Sie dabei Ihre Arme. Dann gehen Sie in Trippelschritten soweit zurück, bis Ihr Körper eine schiefe Ebene bildet. Die Arme bleiben gestreckt. Den Kopf halten Sie in Verlängerung Ihrer Wirbelsäule. Stabilisieren Sie Ihre Körpermitte, indem Sie Ihre Gesäß- und auch die Bauchmuskulatur anspannen, also den Bauchnabel zur Wirbelsäule ziehen. Jetzt stützen Sie einen Teil Ihres Körpergewichts mit Händen und Armen ab.

■ Bleiben Sie mehrere Atemzüge in dieser Stellung. Mit jeder Einatmung hebt sich Ihr Brustkorb etwas nach vorne und oben.

■ Mit der nächsten Ausatmung beugen Sie mit weiterhin gestrecktem Körper die Arme soweit, wie Sie Ihr Körpergewicht gut halten können. Achten Sie darauf, dass die Ellbogen am Körper sind und nicht nach außen abweichen. So können Sie Ihren Körper besser gestreckt halten. Auch sollte der Nacken lang bleiben, also der Kopf nicht absinken.

■ Bleiben Sie auch in dieser Stellung für mehrere Atemzüge.

■ Lösen Sie abschließend die Stellung auf, indem Sie einatmend die Handflächen in den Tisch drücken, die Arme strecken, mit Tippelschritten zum Tisch zurückkommen. Dann schütteln Sie Arme und Beine aus.

Trommel

I Mridang Bandha I

■ Stellen Sie sich aufrecht hin, und spüren Sie für ein paar Momente Ihren Körper und den fließenden Atem.

■ Öffnen Sie die Beine mehr als schulterbreit, und drehen Sie die Zehen etwas nach außen. Heben Sie mit dem Einatmen die Arme über die Seiten nach oben bis über den Kopf. Mit dem Ausatmen führen Sie mit leichtem Schwung die Arme nach unten und bringen Ihre Unterarme nach vorn, bis die Handinnenflächen zueinander zeigen – so, als würden Sie eine große Trommel halten. Parallel dazu beugen Sie die Knie und gehen in die halbe Hocke. Kommen Sie mit dem Einatmen wieder aus der Hocke raus, und heben Sie dabei wieder die Arme über den Kopf.

■ Wiederholen Sie die Bewegung mehrmals. Federn Sie in der Hocke leicht nach. Die Hüften sind geöffnet und die Knie zeigen nach außen. Lassen Sie dabei den Rücken gerade.

■ Wenn Sie das letzte Mal in die Hocke schwingen, bleiben Sie dort mit geöffneten Beinen und lassen die Arme locker hängen. Dann legen Sie die linke Hand auf die rechte Hüfte oder den rechten Oberschenkel und drehen den langgestreckten Oberkörper nach rechts zur Seite. Der Blick geht zur rechten Schulter. Bleiben Sie in dieser Haltung für mehrere Atemzüge. Spüren Sie in die Drehung im Rücken hinein. Ausatmend kommen Sie wieder zurück in die Mitte und wiederholen die Drehung zur anderen Seite.

■ Kommen Sie zum Schluss wieder nach oben, und spüren Sie nach.

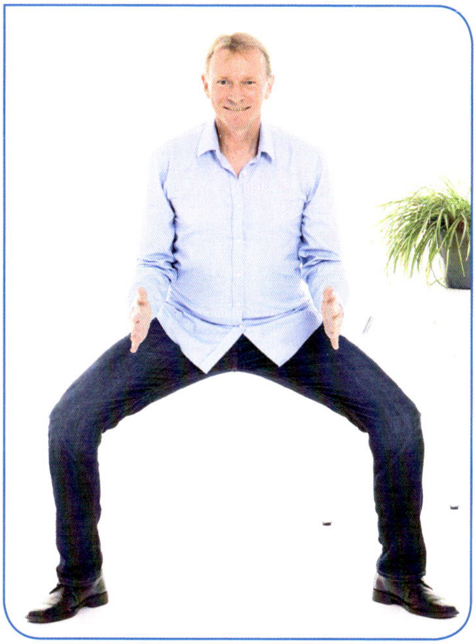

Ausatmend in die Hocke.

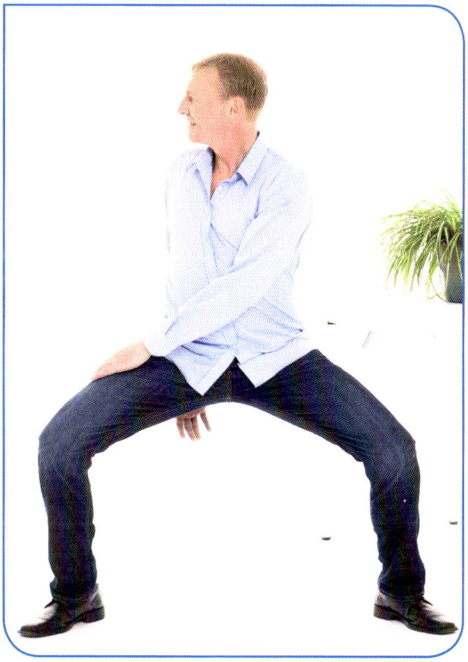

Einatmend im Grätschstand den Oberkörper drehen.

Übungen für das Homeoffice

Regelmäßig durchgeführte kräftigende Übungen, auf die dieses Programm abzielt, sind unerlässlich, um muskuläre Dysbalancen auszugleichen, die Gelenke zu stabilisieren und die Körperhaltung zu stärken.

Übungen	Dauer 8 Min.
Ausfallschritt	bis 2 Min.
Becken senken	bis 2 Min.
In die Hocke gehen	bis 2 Min
Kraftvolle Haltung	bis 1 Min
Brett	bis 1 Min

Zu Beginn des Programms widmen wir uns mit dem *Ausfallschritt* den Beinen. Denn durch lange Sitzzeiten und wenig Ausgleich durch körperliche Aktivität fehlt ein wichtiges Fundament des Stehens und Gehens: starke Beine. Auch hierfür schafft Yoga Ausgleich, da viele der stehenden Asanas neben Beweglichkeit und Gleichgewichtssinn vor allem auch die Beinkraft trainieren.

Mit der Übung *Becken senken* führen wir das Krafttraining für die Beine fort, indem wir abwechselnd jeweils ein Bein belasten. Gleichzeitig werden Becken und Beine mobilisiert und gedehnt.

Dann liegt der Fokus mit *In die Hocke gehen* weiterhin auf der unteren Körperhälfte und einer dynamischen Übung zur Stärkung der Beinkraft.

Für die folgende *Kraftvolle Haltung* – im Sanskrit Ardha Utkatasana genannt – sind die vorangegangenen Übungen eine optimale Vorbereitung. Trainiert werden vor allem Kraft und Stabilität sowie Dehnfähigkeit in Füßen, Sprunggelenken und Waden. Dieses statisch gehaltene Asana kräftigt den ganzen Körper. Nicht nur die gesamte Beinmuskulatur, auch die Bauch- und Rückenmuskulatur ist aktiv, um einen runden Rücken zu vermeiden und der Haltung Ausrichtung zu geben. Schließlich wird der Schulterbereich gedehnt und gekräftigt. Kreislauf und Stoffwechsel werden angeregt und die inneren Organe, das Zwerchfell und das Herz, stimuliert. Der Kraftaufbau auf körperlicher Ebene vermittelt mental Durchhaltevermögen und kann unterstützend wirken, wenn es darum geht, einen festen Standpunkt zu entwickeln. Das Asana lässt sich im Schwierigkeitsgrad anpassen, indem Sie weiter nach unten gehen. Auf täglicher Basis ausgeführt bringt diese Allround-Übung viele Vorteile mit sich. Vor allem auch im Alltag ist sie nützlich für einen gesunden Stand und alle Hebe- und Beugebewegungen.

Das *Brett* – im Sanskrit Chaturanga Dandasana genannt – schließt das Programm ab. Die Haltung aktiviert großflächig die Muskelketten des Körpers. Handgelenke, Schultergürtel und Arme werden gekräftigt. Als Folge kann sich die Körperhaltung verbessern. Die Durchblutung der Organe und eine Anregung für den Stoffwechsel in den Muskeln sind weitere Pluspunkte. Wie bei allen kräftigenden Haltungen werden nicht nur körperliche, sondern auch psychische Stärken trainiert. Kraftausdauerhaltungen können das Selbstbewusstsein stärken, wenn die eigene Stärke spürbar wird.

Ausfallschritt

| Beine kräftigen |

- Stehen Sie im aufrechten Stand am hinteren Mattenende. Machen Sie mit einem Bein einen Schritt nach vorne. Dabei lösen Sie die hintere Ferse des anderen Beines vom Boden und schieben die Hüfte kontrolliert noch etwas weiter nach vorne und gleichzeitig behutsam nach unten.

- Der Oberkörper sollte weiterhin in aufrechter Position bleiben, der Rücken ist gerade.

- Stellen Sie sich vor, dass Ihre Hüfte ganz entspannt und schwer wird und zum Boden hin sinkt. Halten Sie diese Position für mehrere Atemzüge, und nehmen Sie ganz bewusst die Dehnung im Hüftbereich wahr.

- Lösen Sie die Position auf, indem Sie das Gewicht auf das vordere Bein verlagern und mit dem hinteren Bein nach vorne kommen.

- Schütteln Sie anschließend die Beine kurz aus und spüren Sie nach, bevor Sie die Übung auf der anderen Seite wiederholen. Dafür kommen Sie zuerst wieder ans hintere Mattenende, bevor Sie mit der anderen Seite einen Schritt nach vorne machen.

- Schütteln Sie die Beine zum Abschluss der Übung aus. Dann kommen Sie im aufrechten Stand zur Ruhe.

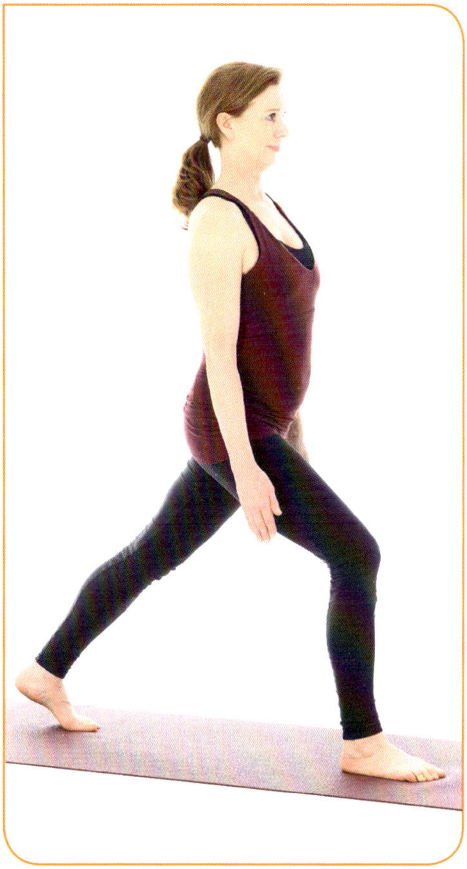

Einen Schritt nach vorne gehen und die Hüfte achtsam sinken lassen.

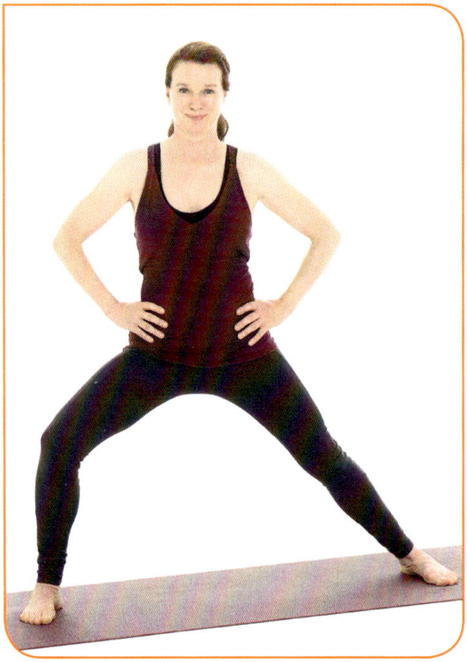

Ausatmend die Hüfte nach rechts unten, dann nach links unten schieben.

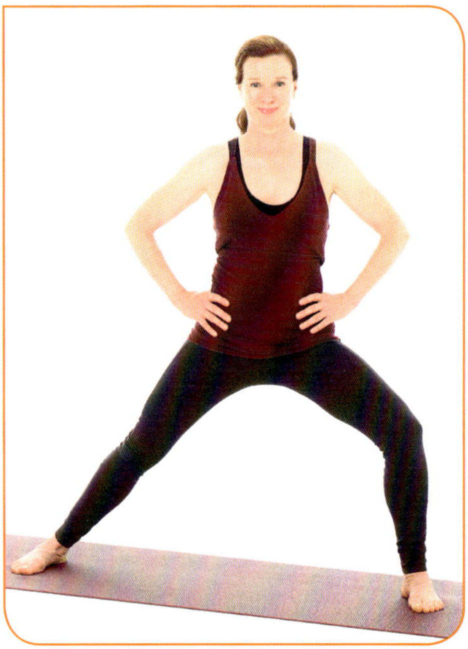

Becken senken

I mobilisieren und stärken I

- Nehmen Sie einen weiten Spreizschritt ein. Die Hände stützen Sie locker in die Hüften.

- Ausatmend bewegen Sie Ihr Becken sanft nach rechts unten, einatmend zurück in die Mitte. Dann ausatmend nach links unten, und einatmend wieder zurück in die Mitte.

- Wiederholen Sie diesen Ablauf mehrmals.

- Achten Sie darauf, dass Ihr Knie nicht über die Fußspitze hinausragt. Bewegen Sie sich bewusst zur Seite, und spüren Sie die Dehnung in den Oberschenkelinnenseiten wie auch die Mobilisation des Beckens und der Beine. Der Oberkörper bleibt während der gesamten Ausführung aufrecht und trotzdem locker.

- Kommen Sie wieder in die Mitte zurück, und spüren Sie nach. Dann schütteln Sie Ihre Beine aus.

In die Hocke gehen

I sanft die Hüften öffnen I

■ Stellen Sie sich aufrecht hin, und spüren Sie für ein paar Momente Ihren Körper und den fließenden Atem.

■ Öffnen Sie dann die Beine etwas weiter als schulterbreit, und drehen Sie die Zehen nach außen. Stützen Sie die Hände in die Hüften. Mit dem Ausatmen gehen Sie nach unten in die Hocke, so als wollten Sie sich auf einen Stuhl setzen. Kommen Sie einatmend wieder nach oben. Wiederholen Sie die Bewegungsfolge mehrmals.

■ Gehen Sie so weit mit der Hüfte nach unten, dass Sie sich gut fordern, ohne sich zu überfordern. Der Rücken bleibt die ganze Zeit über langgestreckt. Konzentrieren Sie sich ganz bewusst auf die Bewegung in der Hüfte.

■ Achten Sie darauf, dass Ihre Knie nach außen zeigen, wenn Sie in die Hocke gehen. Dadurch öffnen Sie Ihre Hüften auf sanfte Art.

■ Wiederholen Sie diese Übung noch einige Male in Ihrem eigenen Atemtempo.

■ Kommen Sie ein letztes Mal einatmend nach oben. Dann lösen Sie Ihre Hände von den Hüften, schließen die Beine und spüren nach.

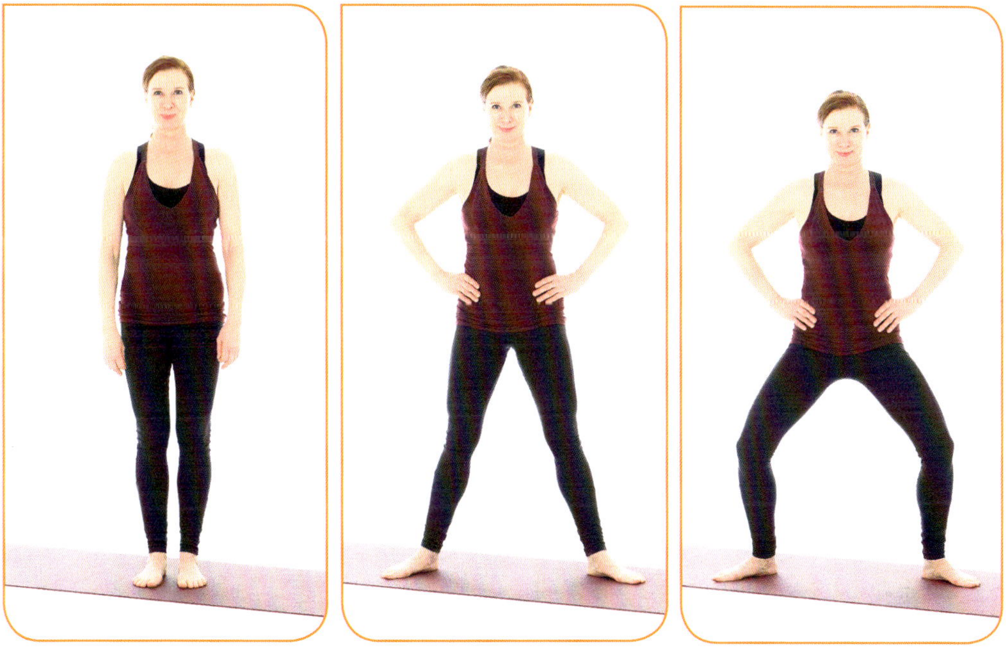

Entspannt stehen, dann die Beine öffnen, Hände in die Hüften und ausatmend in die Hocke. Einatmend die Beine strecken und wieder nach oben kommen.

Kraftvolle Haltung

I Ardha Utkatasana I

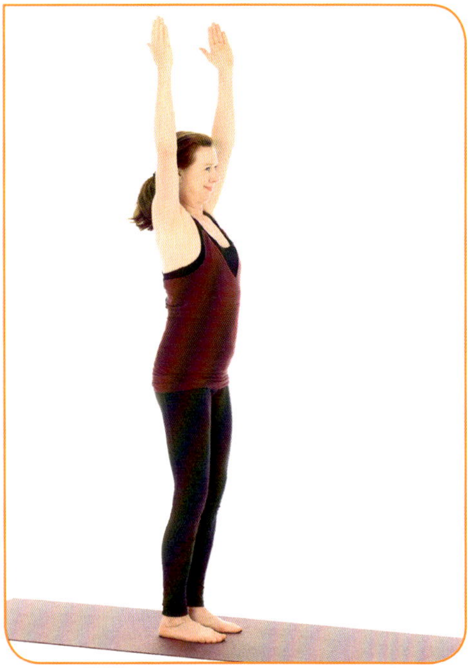

Einatmend die Arme über vorne nach oben heben, ausatmend mit geradem Rücken in die 'Kraftvolle Haltung' kommen.

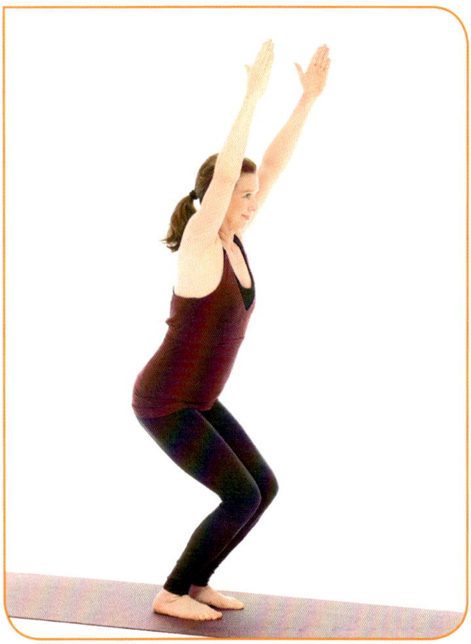

- Stehen Sie aufrecht, Ihre Beine sind leicht geöffnet. Die Füße zeigen nach vorne, und die Schultern sind entspannt. Atmen Sie tief ein und aus, und stellen Sie sich mental auf die 'Kraftvolle Haltung' ein.

- Mit dem Einatmen bringen Sie die gestreckten Arme vor dem Körper nach oben bis über den Kopf. Achten Sie darauf, dass Sie Ihre Schultern tief lassen. Dann beugen Sie Ihre Knie und kommen mit geradem Rücken ausatmend aus der Hüfte heraus nach unten, so als wollten Sie sich auf einen Stuhl setzen. Der Oberkörper neigt sich dabei leicht nach vorne. Bleiben Sie mehrere Atemzüge in dieser Haltung.

- Beim Einatmen weitet die Atemluft jedes Mal spürbar den Brustkorb, und Ihr Rücken wird länger. Achten Sie darauf, dass das Gewicht Ihres Körpers gleichmäßig über die Fußsohlen verteilt ist. Die Knie ragen dabei nicht weiter nach vorne als bis zu den Zehenspitzen. Beckenboden-, Bauch- und Rückenmuskulatur sind aktiv. Der Kopf wird in Verlängerung der Wirbelsäule gehalten, der Blick geht nach vorne-unten.

- Widerstehen Sie der Versuchung, in der Haltung zu wippen. Wenn Sie sich mehr fordern wollen, gehen Sie einfach weiter nach unten.

- Kommen Sie einatmend kontrolliert zurück in den aufrechten Stand, indem Sie zuerst Ihre Beine strecken. Mit dem Ausatmen bringen Sie die Arme wieder über vorne nach unten. Spüren Sie nach.

Brett

I Chaturanga Dandasana I

■ Sie befinden sich im Vierfüßlerstand. Vergewissern Sie sich, dass die Schultern über den Handgelenken und die Knie leicht geöffnet unter den Hüften sind. Der Kopf ist in Verlängerung der Wirbelsäule ausgerichtet, der Nacken lang, und der Blick geht gerade nach unten. Aktivieren Sie bewusst die Handflächen und Finger und spüren Sie, wie diese einen sanften Druck auf den Boden ausüben.

■ Spannen Sie den Bauch bewusst an, und ziehen Sie den Bauchnabel nach innen zur Wirbelsäule. Strecken Sie ein Bein nach hinten aus, und stellen Sie die Zehen auf. Behalten Sie die Körperspannung bei. Dann stellen Sie das andere Bein dazu. Ihr Körper bildet von den Fersen bis zum Scheitel eine Linie. Bleiben Sie einige Atemzüge in dieser Haltung, und atmen Sie trotz der Kraftanstrengung ruhig weiter.

■ Achten Sie darauf, dass Becken und unterer Rücken nicht durchhängen. Atmen Sie tief und gleichmäßig. Bleiben Sie für einige Atemzüge in der Haltung.

■ Kommen Sie aus dem Brett heraus, indem Sie die Knie absetzen. Dann lassen Sie auch den Oberkörper sinken und legen sich flach auf den Boden. Entspannen Sie sich in der Bauchlage. Spüren Sie, wie sich die Muskulatur im ganzen Körper entspannt, und warten Sie, bis sich Ihr Atem beruhigt.

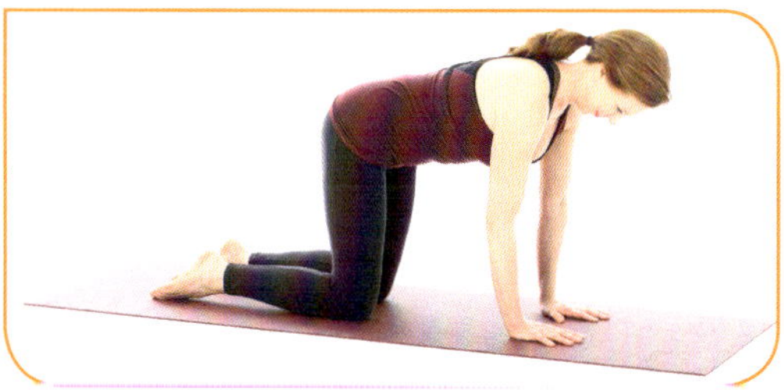

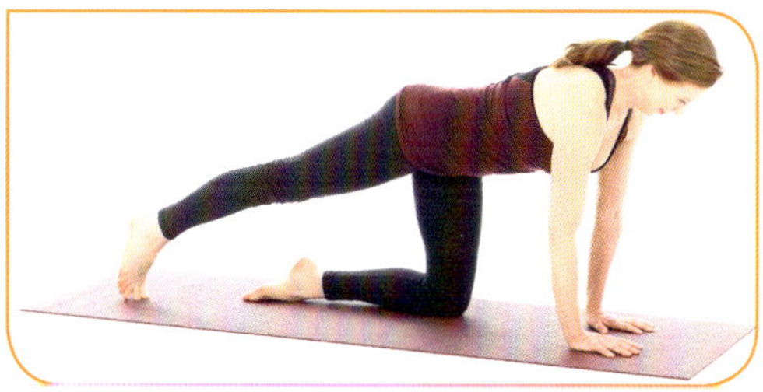

Hände aktivieren, Rücken langmachen … Beine strecken und Zehen aufstellen.

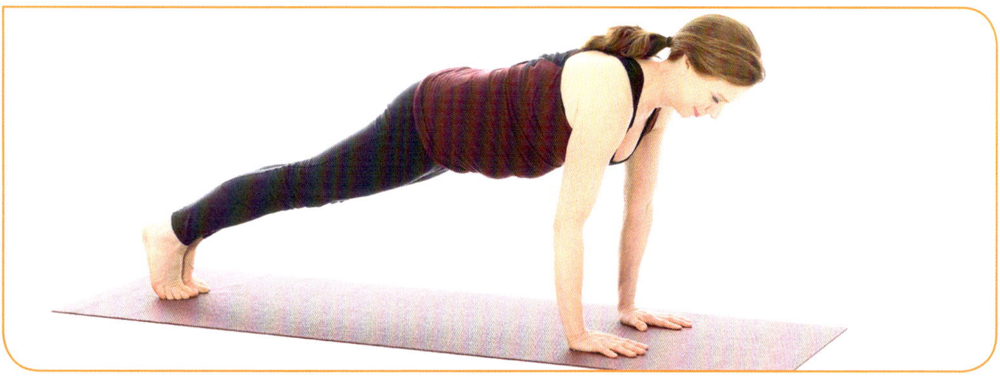

Im Brett das Becken oben halten und die Schultern zurücknehmen.

Literatur

Ali, A., Katz, D. L. & Bracken, M. B. (2007). Mind-body practices for hypertension: Systematic review and meta-analysis. *Conference Paper 135st APHA Annual Meeting and Exposition.*

Beena, R. K., Rani, K. & Sreekumaran, E. (2013). Yogic practice and diabetes mellitus in geriatric patients. *International Journal of Yoga, 6,* 47-54.

Bhavanani, A. B. (2014). Role of yoga in health and disease. *Journal of Symptoms and Signs, 3,* 399-406.

Bleis, C. (2014). *Yoga im Büro – fit und entspannt am Arbeitsplatz.* Norderstedt: BoD-Books on Demand.

Bormanns, L. (2011). *Glück. Das Wissen von 100 Glücksforschern aus aller Welt.* Köln: DuMont.

Chaya, M. S., Kurpad, A. V., Nagendra, H. R. & Nagarathna, R. (2006). The effect of long term combined yoga practice on the basal metabolic rate of healthy adults. *BMC Complementary and Alternative Medicine, 6,* 28.

Cichon, P. & Fichtl, G. (2005). *Yoga für Beruf und privat.* Planegg: Haufe.

Cramer, H. (2015). Yoga in Prävention und Therapie. Eine wissenschaftliche Bestandsaufnahme. *Berufsverband der Yogalehrenden in Deutschland e.V., 5,* 1-23.

Cramer, H. (2016). Haltung bewahren: Yoga bei Rücken- und Nackenschmerzen. *Deutsches Yoga-Forum, 4,* 38-41.

Cramer, H., Lauche, R. & Dobos, G. (2014). Characteristics of randomized controlled trials of yoga: A bibliometric analysis. *BMC Complementary and Alternative Medicine, 14,* 328.

Czotscher, E. & Hetjens, D. (2011). *Yoga-Tools für Super-Manager.* Frankfurt: Frankfurter Allgemeine Buch.

Esch, T. (2012). *Die Neurobiologie des Glücks.* Stuttgart: Thieme.

Fessler, N. (2015). *Einfach. Yoga. 6 Asana-Reihen für mehr Gesundheit, Achtsamkeit und Energie.* Stuttgart: Trias.

Fessler, N. & Knoll, M. (2019). *Achtsamkeitstraining für Kinder. Konzentriert und entspannt in Kita & Grundschule mit fantasievollen Geschichten und Körper-Achtsamkeitsübungen* (3. Aufl.). Aachen: Ökotopia.

Fessler, N. & Linder, V. (2018). *Yoga der Achtsamkeit – für jedes Alter jeden Tag.* Schorndorf: Hofmann.

Fishman, L. (2009). Yoga for osteoporosis. A pilot study. *Topics in Geriatric Rehabilitation, 25,* 244-250.

Freedman, M. & Hankes, J. (1997). *Streßfrei und entspannt. 10-Minuten-Übungen am Arbeitsplatz.* Freiburg: Herder.

Friedeberger, J. (1994). *Yoga im Büro. Übungen für den Arbeitsplatz.* Frankfurt: Fischer.

Garg, R., Malhotra, V., Tripathi, Y. & Agarawal, R. (2016). Effect of left, right and alternate nostril breathing on verbal and spatial memory. *Journal of Clinical and Diagnostic Research, 10* (2), cc01-cc03.

Gendlin, E. T. (1981). *Focusing.* Salzburg: Müller.

Goenka, S. N. (1994). Moralische Lebensführung, Sammlung und Weisheit. In S. Bercholz, & S. Chödzin (Hrsg.), *Ein Mann namens Buddha* (S. 123-150). München: Scherz.

Gothe, N. P., Keswani, R. K. & McAuley, E. (2016). Yoga practice improves executive function by attenuating stress levels. *Biological Psychology, 121,* 109-116.

Greendale, G. A., Huang, M.-H., Karlamangla, A. S., Seeger, L. & Crawford, S. (2009). Yoga decreases kyphosis in senior women and men with adult-onset hyperkyphosis: Results of a randomized controlled trial. *Journal of the American Geriatrics Society, 57,* 1569-1579.

Hauptmann, S. (2010). *Yoga – Mehr Energie für Beruf und privat.* München: C. H. Beck.

Höhnke, O. & Ramme-Wichmann, A. (1990). *Bewegung und Entspannung am Arbeitsplatz.* Stuttgart: TRIAS.

Iding, D. & Kaiser, K. (2005). *Business-Yoga.* München: Knaur.

Kabat-Zinn, J. (1994). *Gesund durch Meditation. Das vollständige Grundlagenwerk.* München: O.W. Barth.

Kabat-Zinn, J., Lipworth, L. & Burney, R. (1985). The clinical use of mindfulness meditation for the self-regulation of chronic pain. *Journal of Behavioral Medicine, 8,* 163-190.

Kaiser, A. (2017). *Entwicklung und Evaluation selbstinstruktiver Körper-Achtsamkeitsprogramme zur Gesunderhaltung und Erholung am Arbeitsplatz.* Dissertation, Pädagogische Hochschule Karlsruhe.

Krampen, G. (1991). *AT-EVA - Diagnostisches und evaluatives Instrumentarium zum Autogenen Training.* Göttingen: Hogrefe.

Krampen. G. (2002). *Entspannungstraining und Therapie. Teil 1 des diagnostischen und evaluativen Instrumentariums für Entspannungstraining und Entspannungstherapie.* Manual. Göttingen: Hogrefe.

Krampen, G. (2006). *ASS-SYM. Änderungssensitive Symptomliste zu Entspannungserleben, Wohlbefinden, Beschwerden- und Problembelastungen.* Göttingen: Hogrefe.

Kühnemann, B. (1998). *Der Einfluß des Hatha-Yoga, insbesondere seiner Atemformen, auf den Skelettmuskeltonus.* Dissertation, Universität Leipzig.

Kugler, H. (2015). *Business Yoga Sutras für Dynamik und Balance.* Bad Meinberg: Yoga Vidya.

Kuhnt, U. (2004). Eingangsfragebogen für die allgemeine, präventive Rückenschule. In U. Kuhnt (Hrsg.), *Präventive Rückenschule - Das Rückenschulmodell des Bundesverbandes der deutschen Rückenschulen (BdR) e.V..* Hannover: BdR e.V. Zugriff am 06.05.2020 unter: http://www.uni-mainz.de/FB/Sport/physio/pdffiles/RueckenAnamnese04-III.pdf

Lichtblau, B. (2009). *Bürobics. 100 unauffällige Übungen für Fitness, Konzentration und Entspannung.* Stuttgart: TRIAS.

Linnartz, K. (2015). *Business Yoga. Mit leichten Übungen zu Leistungssteigerung und Stressabbau.* Hilden: Becker - Joest - Volk.

Lipton, L. (2008). Using yoga to treat disease: An evidence-based review. *Journal of the American Academy of Physician Assistants, 21,* 34-41.

Lohmann-Haislah, A. (2012). *Stressreport Deutschland 2012. Psychische Anforderungen, Ressourcen und Befinden.* Dresden: Bundesanstalt für Arbeitsschutz und Arbeitsmedizin (BAuA). Zugriff unter: https://www.baua.de/DE/Angebote/Publikationen/Berichte/Gd68.pdf%3F.

Manjunath, N. K. & Telles, S. (1999). Improvement in visual perceptual sensitivity in children following yoga training. *Journal of Indian Psychology, 17,* 41-45.

Michalsen, A., Grossman, P., Acil, A., Langhorst, J., Lüdtke, R. & Dobos, G. (2005). Rapid stress reduction and anxiolysis as a consequence of 3-months intensified Yoga in women with mental distress. *Medicine Science, 11,* 555-561.

Montalbetti, M. & Eggenschwiler, C. (2016). *Yoga. Monatsthema 02/2016.* www.mobilesport.ch (2), S. 1-26.

Müller, B. & Basler, H.-D. (1993). *Kurzfragebogen zur aktuellen Beanspruchung (KAB).* Göttingen: Hogrefe.

Müller, M. (2016). *Körperbasiertes Entspannungstraining im Elementarbereich.* Schorndorf: Hofmann.

Niessen, G. (2013). Yoga und Therapie, Teil 4: Muskulatur und Muskeldysbalancen. *Deutsches Yoga-Forum. 4,* 28-31.

Oellerich, H. & Wessels, M. (2013). *Soforthilfe-Yoga. Beschwerden lindern durch gezielte Übungen.* München: BLV.

O'Neill, H., Comber, M. & Macdonald, C. (2015). Nutzen für die Fitness. Yoga für die Fitness. *Fitness 4 Women extra, 4,* 16-19.

Patanjali (2010). *Der Yogaleitfaden des Patanjali.* Stuttgart: Reclam.

Paul, N. C. (1851). *A treatise on the yoga philosophy.* Benares: Recorder Press.

Posadzki, P., Cramer, H., Kuzdzal, A., Lee, M. S. & Ernst, E. (2014). Yoga for hypertension: A systematic review of randomized clinical trials. *Complementary Therapies in Medicine, 22,* 511-522.

Posadzki, P., Ernst, E., Terry, R. & Lee, M. S. (2011). Is yoga effective for pain? A systematic review of randomized clinical trials. *Complementary Therapies in Medicine, 19,* 281-287.

Rangan, R., Nagendra, H., & Bhat, G. R. (2009). Effect of yogic education system and modern education system on memory. *International Journal of Yoga, 2,* 55-61.

Rathgeber, T. (2017). *Spannungsregulierende Wirkungen von moderaten körperlichen Aktivitäten.* Saarbrücken: SVH.

Reiche, U. (2017). *Meine Yoga-Pause für den Job.* München: Knaur.

Ritzel, W. (1985). Immanuel Kant. Eine Biographie. Berlin: Walter de Gruyter.

Rocha, K. K. F., Ribeiro, A. M., Rocha, K. C. F., Sousa, M. B. C., Albuquerque, F. S., Ribeiro, S. & Silva, R. H. (2012). Improvement in physiological and psychological parameters after 6 months of yoga practice. *Consciousness and Cognition, 21,* 843-850.

Rohnfeld, E. (2004). *Yoga auf dem Stuhl. Ein Übungsbuch für Beruf und Alltag.* Petersberg: Via Nova.

Ross, A. & Thomas, S. (2010). The health benefits of yoga and exercise: A review of comparison studies. *Journal of Alternative & Complementary Medicine, 16,* 3-12.

Saltzwedel, K. (2005). *Schnelle Stresskiller fürs Büro.* Stuttgart: Urania.

Schoen, J. & Pearl, L. (2013). *At Office Yoga. Your at work yoga guide for stiff bodies that sit all day.* o.O.: Eigenverlag (Printed in Great Britain by Amazon).

Sherman, K. J., Cherkin, D. C., Wellman, R. D., Cook, A. J., Hawkes, R. J., Delaney, K. & Deyo, R. A. (2011). A randomized trial comparing yoga, stretching, and a self- care book for chronic low back pain. *Archives of Internal Medicine, 171,* 2019-2026.

Sterzenbach, K. (2012). *30 Minuten Business Yoga* (2., aktualisierte und überarbeitete Auflage). Offenbach: GABAL.

Streeter, C. C. et al. (2007). Yoga asana sessions increase brain GABA levels: A pilot study. *Journal of Alternative and Complementary Medicine, 13,* 419-426.

Streeter, C. C. et al. (2010). Effects of yoga versus walking on mood, anxiety, and brain GABA levels: A randomized controlled MRS study. *Journal of Alternative and Complementary Medicine, 16,* 1145-1152.

Streeter, C. C. et al. (2012). Effects of yoga on the autonomic nervous system, gamma-aminobutyric-acid, and allostasis in epilepsy, depression, and post-traumatic stress disorder. *Medical Hypotheses, 78,* 571-579.

Subramanya, P. & Telles, S. (2009). Effect of two yoga-based relaxation techniques on memory scores and state anxiety. *BioPsychoSocial Medicine, 3,* 8.

Svatmarama, S. (2004). *Hatha-Yoga-Pradipika. Die Leuchte des Hatha Yoga.* Hamburg: Pänomen.

Tabaray, C. (2018). *Yoga-Übungen im Alltag, im Büro zum Abnehmen.* Bad Zwischenahn: Eigenverlag.

Thomä, D., Henning, C. & Mitscherlich-Schönherr, O. (2011). *Glück. Ein interdisziplinäres Handbuch.* Stuttgart: Metzler .

Vuccino, A.-C. (2018). *Yoga im Büro. 70 leichte Übungen fürs Büro und unterwegs.* Königswinter: Heel.

Weiler, A. & Fessler, N. (2012). *Fragebogeninstrumentarien zur Evaluation selbstinstruktiver Körper-Achtsamkeitsprogramme in der Betrieblichen Gesundheitsförderung.* Unveröffentlichtes Skript, Pädagogische Hochschule Karlsruhe.

West, J., Otte, C., Geher, K., Johnson, J. & Mohr, D. C. (2004). Effects of Hatha yoga and African dance on perceived stress, affect, and salivary cortisol. *Annals of Behavioral Medicine, 28* (2), 114-118.

Wüllner, C. (2016). *YogaBreak. Überleben im Büro.* Hamburg: tredition.

Yadav, R., Magan, D., Mehta, M., Mehta, N. & Mahapatra, S.C. (2012). A short-term, comprehensive, yoga-based lifestyle intervention is efficacious in reducing anxiety, improving subjective well-being and personality. *International Journal of Yoga, 5,* 134-139.

Zylla, A. & Mießner, W. (2008). *Yoga Quickies. Kurze Übungen für den Alltag.* München: BLV.